2판

치료사를 위한 인간공학

ERGONOMICS for THERAPISTS

Karen Jacobs 저

정동훈 · 손병창 역

도서출판 대학서림

This edition of Ergonomics for Therapists, 2e by Karen Jacobs is published by arrangement with Elsevier Inc., New York, NewYork, USA

Translated version ISBN : 9812595031

Translated by Dai-Hak Publishing Co.
Printed in Korea

PREFACE....

선진 산업사회가 되면서 산업재해로 질병에 시달리고 후유장애로 고통 받고 있는 사람들이 늘어나고 있는 추세이다. 현대 의과학 기술의 진보로 이들의 장애를 최소화하기 위한 각종 시도가 이루어지고 있으며, 재활 분야의 치료사들도 여러 가지 치료기법의 도입과 활용으로 기능회복 및 잔존기능의 극대화에 노력을 경주하고 있다.

최근에는 국내에서도 산업계 물리·작업치료의 중요성이 인식되고, 실제 산업 현장에서의 수요도 증가하고 있다. 작업관련 질환의 치료를 위해서 각종 제도가 만들어지고 치료기법이 다양화되고 있지만 누적외상성 질환 같은 산업질환자의 수는 해마다 증가하고 있다. 이는 치료사뿐만 아니라 고용주와 근로자 모두에게 새로운 시각과 접근법으로 문제 해결의 실마리를 풀어나가야 함을 암시하고 있다. 즉, 사후 문제 해결 중심의 치료접근법이 아니라 문제의 근원을 찾아 해결해 줌으로써 문제 발생 자체를 억제하고, 치료사의 물리적 중심의 사고에서 벗어나 심리사회적 요인까지도 고려한 다양한 해결책을 요구하고 있다. 이 책은 이러한 측면에서 인간공학에 대한 기초적인 소개와 치료사들이 알아야 할 인간공학적 접근법을 설명하고 있다. 치료 행위 그 자체에만 집중해왔던 우리에게 인간공학적인 작업장 설계와 신체계측, 그리고 작업관련 근골격계 질환의 예방과 치료를 위한 다른 차원의 접근을 강조하고 있다.

재활치료와 인간공학의 접목을 시도한 서적은 국내에 전무하다. 이 책은 작업치료 및 물리치료학을 공부하는 학생들과 산업보건 관련 전공자들에게 새로운 사고와 문제 해결 능력을 신장시키는데 도움이 되리라 생각된다.

끝으로 이 책이 출판될 수 있도록 도움을 주신 대학서림 임직원 여러분들에게 깊은 감사를 드리고, 독자 여러분들의 애정 어린 충고와 조언을 기대하면서 역자를 대표하여 감사 인사를 드린다.

2007년 2월

역자대표 정 동 훈

CONTENTS

PART 1

PART 2

제3장 인체측정

제5장 인식적 작업 부하와 정신적 작업 공간의 구조화

제6장 작업관련 근골격계 질환의 심리사회적 요소

제7장 환경 디자인

PART 3

제9장 들기 작업 분석

제10장 앉기

제14장 인간공학 자격증

제15장 마케팅

PART 1

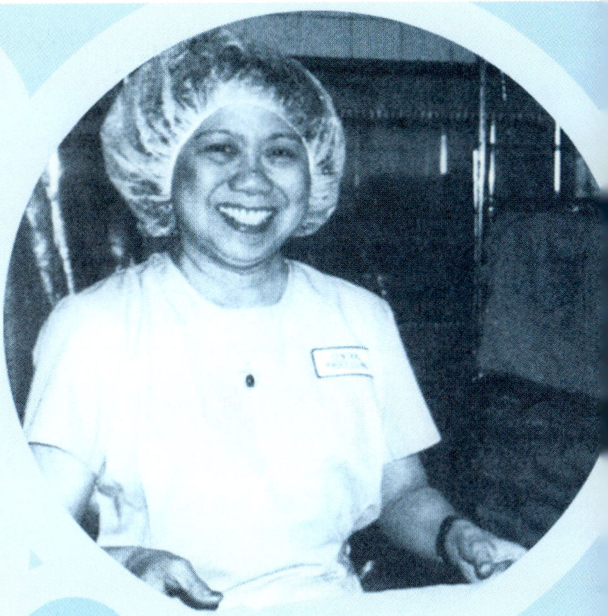

제1장

인간공학과 재활치료 : 소개

개요

이 장에서는 인간공학의 소개와 작업치료 및 물리치료, 그리고 인간공학의 역사에 대해 간단히 살펴보기로 한다. 또한 다음 세 가지 분야에서 치료사와 인간공학자가 실질적으로 어떠한 관련이 있는지를 살펴본다. : (1) 작업장 분석(workplace analysis), (2) 환경과 제품 설계 및 재설계(environment and product design and redesign), (3) 연구(research).

치료와 인간공학의 원리를 장애인과 비장애인, 그리고 작업관련 근골격계 질환과 같이 일시적인 손상을 입은 사람에 대해서 생각해 볼 것이다. 또한 이 장에서는 치료사와 인간공학자의 공동 관심사에 대해서도 살펴볼 것이다.

역사적 배경

작업치료(Occupational Therapy)

작업치료는 질병 자체의 치료만으로는 완전한 치유를 기대할 수 없다는 믿음에 근거를 두고 있다. 작업치료가 출현하기 전에는 손상이나 질병으로 입원하여 치료를 받고 퇴원한 사람도 육체적 · 정신적 피로로 인해 기능적 능력의 회복이 충분하지 못하였다. 작업치료의 창시자인 George Barton은 결핵을 치료하기 위해 병원에서 오랜 시간을 보내면서 보충적인 치료가 필요함을 깨달았다. 건축가였던 그는 퇴원 후 도구를 이용한 활동을 통하여 정신적 · 육체적 기능강화를 위한 자신만의 재활 프로그램을 개발하였다. 1914년, 그는 다른 사람에게도 유사한 프로그램을 제공하는 회복의 집(Consolation House)을 만들었다. 작업치료 분야의 다른 개척자들도 비슷한 믿음을 가지고 있었다. 즉, 평가의 목적이든 근력강화와 힘의 비축, 그리고 신경과 정신의 안정이 목적이든 간에 어떠한 것에 시간을 보내고 일을 한다는 것은 의미 있는 일이라는 것이다(Brush 1923). 작업치료의 개척자들에게 중요했던 것은 환자들에게 작업치료의 중요성을 인식시키는 것이었다. 목적의식을 가지고 작업치료에 참여하면 질환과 손상으로 인한 근력 약화의 속도를 지연시키고 가족과 사회의 생산적인 일원으로서 재복귀할 수 있게 된다.

작업치료의 또 다른 창시자인 Adolph Beyer 박사는 동료들과 1893년 시카고 병리학회에서 환자 치료에 응용할 수 있는 가장 좋은 작업의 유형에 관하여 의견을 나누었다. 라피아야자 담기 작업, 뜨개질, 제본업, 목공예 작업, 금속과 가죽 관련업 등을 포함한 원예업과 가게 관리 및 관련 작업이 언급되었다(Meyer 1921). 이러한 수작업은 레저 활동이라기보다는 퇴원 후 가족의 생계를 위하여 전일제 직업으로써 활용될 수 있을 뿐만 아니라 환자의 재활치료에 도움을 준다. 작업치료를 통한 재활과정은 신체적 · 정신적 기능의 향상은 물론이고 환자를 생산적인 상태로 사회에 복귀시키는데 초점을 두고 있다. 이러한 활동은 퇴원 후 특정 직업을 갖기 위한 목적으로 환자들에게 훈련되었다. 또한 치료사는 환자들이 줄곧 해왔던 이러한 수작업을 항상 하려고 하지는 않는다는 사실을 처음으로 깨닫기도 하였다. 훈련에 소요되는 시간과 노력, 그리고 비용이 헛되지 않는가라는 의문이 제기되고 있지만, 작업에 기초한 수작업 활동이 주의 깊게 선택되고, 재활 및 고용에 필요한 습관과 기술을 배울 수 있게 되며, 이러한 활동을 통하여 다수의 환자들이 직업을 구할 수 있게 된 것은 주목할 만한 일이다(Report of the Committee on Installations and Advice 1928). 수작업은 물리적 운동(상지와 하지, 체간, 두부, 경부)과 균형 그리고 요구되는 협응 수준에 따라 분류되며 작업의 복잡성과 속도, 자극의 수준(단조로움, 변화가 많음), 문제 해결을 위한 기술 수준, 초기 비용, 최종 생산물의 사용, 필요한 집중력의 수준, 독창력, 발생되는 소음, 요구되는 정신 수준, 환자의 유형에 따라서도 분류되었다(Bowman 1928). 이로 인해 예전처럼 회복되기를 원하거나 새로운 훈련을 경험하고 싶은 모의작업에 대한 필요성이 없어졌다. 그러나 재활을 위해 엄선된 수작업 활동이 개개의 직무 시뮬레이션보다 우수한지에 대한 분명한 연구결과는 없는 상황이다.

작업 모의훈련(work hardening)과 기능 회복 수단으로써 작업 환경의 시뮬레이션은 최상의 재활 및 직업 복귀 프로그램을 제공하기 위하여 필요하다는 의견이 제기되고 있다. 그러나 가십거리를 제외하고는 그에 대한 어떠한 논의도 되어오지 못하였다. 분명한 것은 신체적 · 사회적으로 주의 깊은 그러한 활동이 환자를 더욱 성공적으로 직업에 복귀시키는데 도움을 줄 수 있다는 것이다.

작업치료의 근본적인 목적은 "전 생애를 통하여 자기 자신과 환경을 스스로 제어할 수 있고 생산적인 삶의 역할을 수행하며 자신과 타인을 만족시킬 수 있는 능력"을 강화하는데 있다(Hopkins 1978). 또한 작업치료는 가정생활과, 여가활동 그리고 직장생활 등 삶의 모든 분야에서, 환자들이 최고의 기능을 발휘할 수 있도록 도와준다.

작업치료사와 인간공학자 모두 정상적인 인체의 기능에 대한 지식이 필요하다. 특히 치료사는 환자가 현재 처한 신체적, 인지적, 심리적 한계와 능력에 대해 잘 알고 있어야 하며, 환자의 잠재적 능력과 장애 그리고 생리적·심리적 요구사항에 대해서도 알고 있어야 한다. 또한 환자가 정상적인 범위 내에서 기능하는지 평가할 수 있어야 하며 손상이 없는 사람의 기능수준에 대해서도 알고 있어야 한다. 1917년 작업치료가 전문적 직업으로 시작된 이후 최적의 기능 수행은 지금까지 줄곧 지향해 온 목표이다. 치료수단으로써의 합목적 활동들이 통합되고 전문적으로 발전되어 오늘날의 '작업치료'라는 이름이 탄생하였다. 그러나 치료법으로 사용되는 작업 또는 활동은 인간공학이 아니며, 인간공학 분야의 작업 모의훈련 역시 아니라는 것을 기억해야 한다.

작업치료 관련 문헌으로 인간공학적 원리를 사용한 최초의 기사는 1920년대 후반에서 1930년대 초 Hass에 의해 출판되었다. 그 첫 번째 기사에는 "특별한 사람들을 위한 인간공학"이라는 내용이 포함되어 있다(Rice 1998). Hass는 병상에 있는 사람들이 사용할 직조 구조물을 디자인하고 제작하였다(1925). 두 번째 기사는 작업치료의 원리(치료 활동)를 병원의 요구(작업 효율을 증가시키는 것. 예를 들면, 환자들은 접어서 들고 다닐 수 있는 의자를 지급받았다)에 부합시키는 내용에 대해 기술하였다(Hass 1928)(그림 1.1).

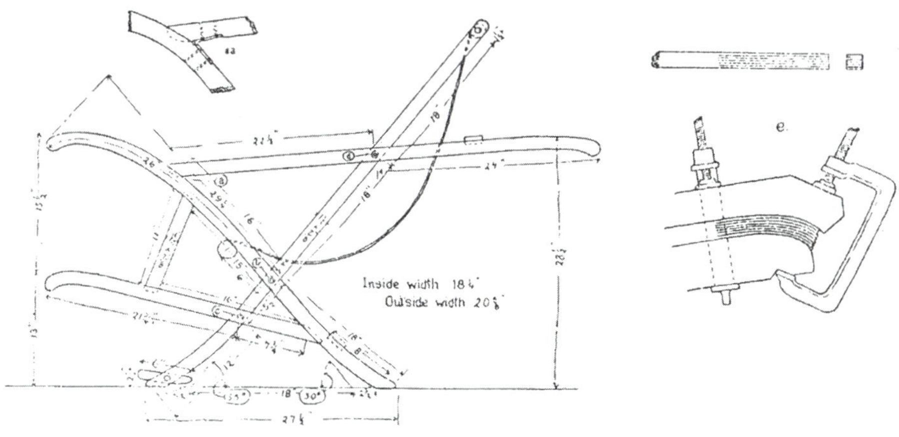

[그림 1.1] Plan of the folding conveying chair. (Reprinted with permission from LJ Hass. A folding conveying chair. Ther Rehabil 1928; 7[1]: 23.)

이후의 기사에 기술된 바와 같이, 좋은 자세를 조장하는 조절할 수 있는 의자의 사용은 환자의 회복을 빠르게 하고 건강을 유지시키며 생산성을 향상시켰다(Hass 1930). 초기의 문헌에는 장애인을 위한 내용만 있었으며 비장애인에게 적용하기 위한 내용은 없었다.

물리치료(Physical Therapy)

물리치료의 초기 목표는 "전반적인 운동과 기능의 향상을 위하여 운동기능 이상과 신체장애를 평가하고 치료하며 예방하기 위함"이었다. 손상 예방의 측면에서 물리치료의 목표는 물리적 안전과 효율적 작업 수행을 위해 작업장을 디자인하는 인간공학자들의 관점과 거의 일치한다. 예를 들면, 산업 컨설턴트로서 물리치료사들은 인간의 운동에 관한 지식을 안전하고 효과적으로 작업할 수 있는 자세를 평가하기 위하여 이용하였다. 산업 현장에 종사하는 물리·작업치료사는 작업자의 능력과 한계를 평가하고(기능적 역량 평가), 치료 요법을 확립하기 위해 작업 규칙(작업장 분석)의 필요성을 평가한다.

평가와 치료의 역할은 때때로 요통의 치료, 근력 강화 훈련 또는 작업 모의훈련 등과 같은 전문적인 영역으로 초점이 맞추어진다. 인간공학 팀에서 작업치료사와 물리치료사의 협력 작업은 종업원이 작업 이전의 상태로 더 빨리 되돌아 갈 수 있도록 하며 작업 요구와 작업자의 능력을 일치시키고 상해를 예방하는데 도움을 준다. 이러한 장점들은 회사의 이윤 증가로 환원된다(Key 1989). 치료사들은 미국 장애인법에 근거하여 손상과 질병의 예후에 대한 정보를 제공하기도 한다.

인간공학(Ergonomics)

인간공학(Ergonomics, Human Factors)의 개념은 석기 시대(사냥과 곡식의 수확을 위하여 도구를 그들의 손에 맞추어 사용)부터 시작되었지만, 문서로 언급된 것은 1857년 Wojciech Jastrzebowski가 출판한 "An Outline of Ergonomics, or The Science of Work Based upon the Truths Drawn from the Science of Nature(Jastrzebowski 1857)"이 시초이다.

놀라워라! 당신의 무한한 아이디어여. 성서를 통해 우리를 가르치신 하나님은, 아버지의 마음으로 인간을 벌하였고, 인간들에게 수고로운 일을 하며 살도록 하였다. 그러나 처벌과 함께 위로가 있었다. 인생에 대해 알지 못하고 그들의 수고로운 일을 불평하는 인간들아! 일은 만물을 움직일 수 있는 위대한 힘이다. 휴식은 죽음이며, 일은 생명이다.

Jastrzebowski는 "감정(affections) [예를 들면, 확신(beliefs), 감동(emotions)]은 행위의 부속물일 뿐이다"라는 자신의 신념을 위하여 일(작업)의 개념에 대한 연구의 필요성과 자신의 생애를 더욱 철학적인 연구에 전념하며 이를 전파해야 한다고 느꼈다. Jastrzebowski는 작업연구 또는 인간공학은 인간이 수행하는 작업의 모든 측면을 포함하는 것이며 신체적, 미적, 이성적, 윤리적인 네 가지 요소로 구성된다고 하였다(Table1.1). 작업의 네 가지 구성 요소를 각기 적용하는 것은 그러한 활동의 장점을 기하급수적으로 향상시킨다. 예를 들어, 임의의 작업에 신체적인 요소를 강화한다면 기존에 비해 두 배의 결과를 얻을 수 있다. 만약 신체적인 요소와 미적 요소를 동시에 고려한다면 네 배나 높은 결과를 얻을 것이다. 또한 신체적, 미적, 이성적 요소를 고려한다면 여덟 배의 결과를 얻을 수 있다. 그의 논문은 이 책에서 소개하는 것보다 훨씬 더 복잡하다. 그는 작업의 모든 영역을 더욱 세분화하였고, 또한 다음의 영역들을 새롭게 찾아내었다. (1) 가축을 이용한 작업 (2) 인간의 각 연령대에 적합한 작업 유형 (3) 수작업 (4) 개인과 사회 공동의 행복을 위한 작업에서 산출되는 이익. 그의 견해는 작업치료 창시자들과 매우 유사하였다. 작업치료는 손상 또는 질환이 있는 환자들에게 적용되었지만, 반면에 Jastrzebowski의 이론은 건강한 사람들에게 적용되었다. 인간공학은 특히 산업혁명 시기에 기술적인 발전을 거두었다. 인간공학의 시초라고 할 수 있는 시간–동작 연구는 작업 방법과 워크스테이션 디자인, 그리고 설비 디자인에 초점이 맞추어져 있었다. 이 연구는 Gilbreths, Taylor, Muensterberg 그리고 Binet를 포함한 다양한 과학자에 의해 수행되었다(Christensen 1987).

인간의 운용능력을 초과한 복잡한 군용설비가 등장하기 시작한 제 2차 세계 대전 동안 인간공학은 특히 주목을 받게 되었다(Damon and Randall 1944) : "Man had become the weak link"(Daman et al 1966). 제 1차 세계 대전 동안의 인간공학의 초점은 요원들의 선발 및 훈련에 대한 것이었다. 그러나 고비용의 훈련을 받은 요원이라 하더라도 항상 작업 수행이 완벽하지는 못하였다(Sanders and McCormick 1987). 요원의 선발과 훈련이 납득할 만한 성과를 거두지 못하였기 때문에 디자인 과정의 요소로서 인간의 신체 치수와 능력, 그리고 제한점 등으로 초점이 변하게 되었다.

세계 2차 대전이 끝난 후, 영국에서 Ergonomic Research Society(현재의 Ergonomic Society)가 창립되었으며, 1914년 첫 번째 인간공학 단행본인 "Applied Experimental Psychology : Human Factors in Engineering Design"이 Chapanis와 Garner 그리고 Morgan에 의해 출판되었다. 1957년에는 Human Factors Society가 미국에서 창립되었고, Ergonomic Research Society의 "Ergonomics"라는 학회지가 출간되었다. 1959년에는 몇몇 나라의 인간공학 전문가들의 참여로 세계 인간공학회가 발족하였다. 그로부터 현재까지 인간공학은 성장을 거듭해 왔으며, 많은 전문적인 영역이 개발되었다. 최근에는 인간과 컴퓨터의 인터페이스가 인간공학의 새로운 영역으로 나타났으며, Three Mile 섬의 사고로 핵발전소에서 인간의 역할에 대한 연구가 급속하게 진전되었다. 또한 제품 신뢰성에 대한 관심의 증대로 디자인과 구조, 경고 표지의 결함에 대처하는 인간공학 전문가들이 더욱 필요하게 되었다(Sanders and McCormick 1987).

[표 1.1] Jastrzebowski's Divisions of Useful Work

Physical	Aesthetic	Rational	Moral
Kinetic or motor	Emotional or sensory	Intellectual or rational	Spiritual
Labor or toil	Entertainment or pastime	Thinking or reasoning	Devotion or dedication
Breaking stones	Playing with stones	Investigation of a stone's natural properties	Removing stones from the road to remove untidiness and possible suffering for other persons and animals

인간공학은 엔지니어링과 심리학, 그리고 의학과 같은 많은 직업의 공통적인 관심사로부터 발달하였다. 또한 아직까지 학제간의 연구가 필요한 분야로 남아있다. 인간공학자들은 심리학, 공학, 인간공학, 산업 디자인, 교육, 생리학, 의학, 보건 및 재활공학, 경영학, 컴퓨터 공학, 산업 위생학 분야의 전문적인 지식을 갖춘 자들로 구성되어 있다. 그러나 학사와 석사, 그리고 박사 과정의 교육과정은 Human Factors and Ergonomics Society에서 인가된 프로그램을 따르고 있다.

인간공학의 정의

인간공학(Ergonomics : Greek ergon[work]+nomos[law])은 특히 작업자의 안전성과 생산성을 강조한 작업 수행 연구에 초점을 두고 있다. 여러 가지 정의 중에서 가장 적절한 정의는 인간공학과 인간요소(human factors) 용어를 호환성 있게 사용한 Chapanis(1991)에 의한 것이다. "인간요소(human factors [ergonomics])는 디자인과 관련된 인간 능력과 인간 한계, 그리고 인간 특성에 대한 지식의 실체이다. 인간요소 엔지니어링(인간공학 완성[ergonomics implementation])은 사람이 안전하고 편안하며 효과적으로 사용할 수 있도록 도구, 기계, 시스템, 직무, 작업, 그리고 환경 등에 인간요소에 대한 정보를 응용시킨 분야이다."

인간공학과 인간요소 정의에 관한 논쟁은 계속되어 왔다. 특히 이 용어를 같은 것으로 보아야 할지 다른 것으로 보아야 하는 것인지에 대한 논쟁이 치열하였다. 이 두 용어를 다른 것으로 보는 사람들은 인간요소라는 용어는 초기에 심리학적인 의미로 사용되었고 인간과 공학의 연결적 의미를 우선시 하였다. 반면, 인간공학이라는 용어는 인간의 생리학적, 생물학적 의미에서 근원하였고, 그 때문에 물리적인 것을 요구하는 작업을 우선시 한다는 점을 주장하였다(Fraser 1989). 차별성에 대한 이러한 논쟁은 항상 변화하므로, 인간요소와 인간공학에 관한 서적에서 두 용어는 상호 호환성 있게 사용되고 있다(Gay 1986 ; Fraser 1989; Kroemer et al. 1994 ; Meister 1989 ; Wilson and Corlett 1990). Sanders와 McCormick(1998)이 집필한 교재 서문에서는 "실제로 두 용어의 개념 차이가 크지 않으므로 동의어라고 보아도 된다"라고 하였다.

이 장 뿐만 아니라 이 책 전반에서 두 용어는 호환성 있게 사용 될 것이다. 이는 미국과 캐나다에서는 ergonomics라는 용어가 다른 나라 만큼 그다지 많이 사용되지 않기 때문이다. 미국에서는 human factors engineering, human engineering, engineering psychology, human factors라는 모든 용어가 사용된다. 하지만 요즘에는 human factors라는 용어를 선택하여 사용하는 추세이다. Chapanis(1991)는 "우리가 인간요소 공학 또는 인간공학이라는 용어 중 어느 것을 사용 하느냐는 것은 우리가 어디에 살고 있는지 혹은 어디에서 공부하였는지에 의해 좌우될 뿐이다."라고 하였다. Ergonomics라는 용어는 일반 대중에게 급속도로 전파된 용어이다. 이것은 미국에서도 마찬가지이다.

인간공학은 인간과 환경과의 상호 연결적인 측면에 초점을 둔다. 도구나 장비, 소비자 제품, 작업 방법, 업무, 설명서, 설비 그리고 조직 등과의 상호작용도 연관된다. Kantowitz와 Sorkin(1983)은 "인간공학의 첫 번째 계율은 '사용자를 위하는 마음(Honor Thy User)'이다."라고 말했다. 인간공학은 인간의 물리적(시각, 청각, 촉각, 근력, 인체계측), 정신적(습득, 정보 처리, 기억) 그리고 심리적(문화적 영향, 행동, 배경) 특성에 따라 환경과 제품을 설계하는 것이다. 그러므로 인간공학의 영역은 단지 생산현장만이 아니다. 제품과 환경은 그것을 사용하는 사람의 능력과 필요, 인식 등에 알맞아야 한다. 자조활동(self-care)을 위해 인간공학적으로 설계된 칫솔과 수도꼭지가 있는데, 이 수도 꼭지는 사용자의 기대에 부응한 것이다(예를 들어, 꼭지를 반시계 방향으로 돌리면 뜨거운 물이 나오고, 찬물은 꼭지를 사용자의 오른쪽으로 돌리면 나온다.). 자전거와 스키는 타는 사람의 숙련도에 따라 혹은 남녀 성별에 따라 인간공학적인 설계를 하게 된다. 또한 인간공학적 설계 측면에서 잘된 디자인일 수도 있고 그렇지 않을 수도 있지만, 집이나 사무실 등에 수많은 인간공학적 설계가 숨어있다. 설비와 시스템을 "고객 친화적"으로 한다는 의미는 작업장 그 이상의 의미를 내포한다.

고객 친화적 설비 및 시스템의 설계라는 목표달성을 위해서, 인간공학자는 다양한 기후와 환경에서 인간의 한계와 능력, 그리고 반응 정도를 증명하기 위한 과학적인 연구를 수행해야 한다. 이러한 자료가 인간 특성을 고려한 디자인에 반영된다. 이 책의 제 2편에서는 물리적인 요소와 정신적인 요소를 예로 들어 지식과, 도구, 그리고 기술이 작업장에서 어떻게 적용될 수 있는지를 보여준다. 제 3편에서는 인간의 특성을 특별한 상황에 적용시키는 특수 고려사항에 관한 내용이다. 인간공학은 작업자의 목적에 부합하는 장비와 업무, 작업 방법 그리고 환경을 평가한다. 8장에서는 유용성 검사로, 재활 장비의 인간공학적 평가 수행을 위한 과정을 보여준다.

인간공학은 안전하고, 사용이 편리하며, 편안하면서도 효율적인 제품을 공급하는 측면에 초점을 둔 설계 철학이라 생각해도 될 것이다. 물리치료와 작업치료가 단일 학문 분야인 것처럼, 많은 저명 인간요소 학자와 인간공학자들은 인간공학도 독특한 특성을 가진 하나의 단일 학문 분야로 주장하고 있다(Meister 1989,1997).

왜 인간공학을 사용하는가?

인간공학이 없을 때 인간공학의 좋은 원리가 가장 잘 부각된다. 인간공학은 사람과 주위환경의 관계를 최적화 시키는 것이기 때문이다.(Kantowitz and Sorkin 1983). 인간공학적으로 잘 설계된 곳에서 작업을 할 경우, 작업자는 작업장에서 불편한 점을 찾을 수 없으므로 현재의 작업에만 집중할 수가 있다. 예를 들어, 인간공학적으로 잘 설계된 사무실에서 일하는 작업자는 잘 보이지 않는 것을 보기 위해 목을 앞으로 내미는 등의 불편한 자세를 취하지 않아도 되며 목과 어깨가 불편한 경험도 하지 않는다. Osborne(1982)에 의하면, 인간공학적으로 설계된 작업장은 "생산성 저하, 쾌적함 저하, 편안함 저하, 안전성 저하 등을 야기하는 환경에서 작업할 때 발생하는 불필요한 에너지를 극복한 승리"라는 의미가 있다.

작업량에만 관심이 있던 과거 산업 환경은 작업자가 원하는 것에 대한 요구는 항상 두 번째로 밀려 있었다. 그러나 인류주의와 경제적 측면, 그리고 소송에서 점차 작업자를 고려한 산업 환경이 더 많은 이익을 내는 길이라는 것이 받아들여지고 있다. 인간공학 원리의 적용으로 작업자의 생산성과 안전성이 증가하는 많은 사례를 찾아볼 수 있다. 한 가지 사례를 들면(Chaney and Teel 1967), 작업자의 능력을 고려하여 제작된 장비는 훈련 시간이 더 적게 소요되었다. 이 사례에서는 부품 검시자의 검출 능력을 평가하였다. 이 검시자들은 4시간의 불량품 검출 훈련을 받은 경우와 시각 교구와 디스플레이 시범으로 불량품 검출을 하는 경우로 나뉘어졌다. 불량품 검출에 있어 훈련을 통한 경우 32%

의 증가가 있었으며, 적절한 시각적 교구를 사용한 경우 42%의 증가가 있었다. 그리고 시각적 교구와 훈련을 병행한 경우 71%의 증가가 있었음을 알 수 있었다. 훈련이 유용하긴 하나 작업자를 위해 작업 환경을 적절히 함으로써 놀라운 결과를 가져올 수 있었다.

치료사와 인간공학자의 상호관계

재활과 인간공학의 상호관계가 굉장히 큰 관심사가 되고 있다(Bogner 1994,1996a 1996b ; Rice 1992,1998a). 치료사와 인간공학자는 어느 정도의 공통 관심사를 공유하고 있다. 치료사는 인간공학 원리의 5개 부문을 실제적으로 적용할 수 있다. (1) 장애인을 위한 인간공학 ; (2) 특수 집단을 위한 인간공학 ; (3) 근골격계 손상의 예방 ; (4) 장비의 설계 ; (5) 미국 장애인법의 적용(Rice 1998a). 이 다섯 가지를 세 개의 주요 응용 분야로 단순화 할 수 있다. : (1) 작업장 분석은 작업관련 근골격계 손상을 예방하는데 목적이 있다. (2) 장애인을 위한 작업장 및 장비의 설계, (3) 데이터베이스의 개발 및 사용을 통한 연구.

작업장 분석

치료사는 사용되는 용어의 전반적인 이해를 위해서, 치료사 자신의 전문지식을 잘 설명하기 위해서, 그리고 인간공학자의 조언을 구하기 위해서 인간공학 분야를 잘 알고 있어야 한다(Rader Smith 1998 ; Rice 1998b, 1998c). 인간공학을 소개하는 서적(작업치료와 물리치료, 그리고 인간공학에 관한 대학 인정 서적도 포함)의 머리말에는 인간공학자와 비교하여 치료사의 기본 지식에 대해서 설명한다(Kantowitz and Sorkin 1983 ; Konz 1995 ; Kroemer 1994; Osborne 1982 ; Sanders and McCormick 1987).

감각 신경계의 고려, 인체측정학, 운동학, 인간 발달학, 해부학과 생리학, 작업능력 분석, 기본적 연구 등의 몇 분야가 치료사들이 잘 알고 있는 인간공학의 분야이다. 의사소통, 학습, 동기(motivation), 심리학과 이상심리학(스트레스의 영향도 포함), 일과 업무 분석, 그리고 업무 만족도 측정이 작업치료사(훈련 정도에 따라 물리치료사에게도)에게 익숙한 분야이다. 작업장 설계, 앉기 및 자세, 그리고 안전은 초보 수준의 치료사가 알아야 할 지식에 포함될 수도 있고 그렇지 않을 수도 있다. 사람-기계 상호관계, 표시와 제어, 작업장 설계, 진동, 소음, 온도, 조명, 교육, 점검과 유지, 실수와 책임, 신호감지 이론, 시각 디스플레이, 제품 책임의 법적 관점, 진보된 통계적 조사와 같은 분야 또한 초보 수준의 치료사가 친숙한 인간공학 주제이다. 예를 들어, 치료사 자신이 안전 분야의 교육을 잘 받았다고 생각하더라도 인간공학 커리큘럼에서의 안전 분야는 잘 모르는 것이 사실이다. 이 커리큘럼에서의 안전 분야는 사고손해 ; 작업안전 및 보건법(Occupational Safety and Health Act); 표준 코드, 안전 문서 ; 설계, 계획, 생산 에러; 위험요소 ; 가속, 추락, 그 외의 충돌 ; 압력, 전기적 위험요소 ; 폭발과 폭약; 유독물질 ; 방사능 ; 진동과 소음 ; 안전 분석 방법(Hammer 1985) 등을 포함한다.

치료사는 문제 확인, 면담, 관찰, 그리고 기록의 절차 등에 대해서는 교육을 잘 받는다. 해부학과 생리학, 신경해부학과 신경생리학, 운동학, 인체측정학, 그리고 손상의 메커니즘 및 치료에 관한 지식은 인간공학을 아주 훌륭하게 적용할 수 있도록 한다. 인간공학에 관한 지식은 치료사 자신의 전문성을 작업관련 근골격계 손상 예방과 같은 산업분야에 적용할 수 있도록 해준다. 치료사의 인간공학적 적용은 일차적으로 근골격계 손상 예방을 위한 작업장 상담을 의미한다. 이것은 안전성의 향상과 작업시간 감소, 의료적 처치, 재훈련 비용의 감소를 목표로 한다. 상담 서비스는 그 자체 또는 고객 치료와 결합되어 제공될 수 있다. 치료 서비스를 포함한 상담 서비스를 제공할 때에 치료사는 작업장 평가와 함께 수행능력 테스트와 작업 모의훈련(work hardening), 그리고 작업 복귀 등급을 제공할 수 있다. 인간공학적 작업장 평가에는 작업분석, 비디오테이핑, 작업장 및 설비의 측정과 분석 그리고 작업공간 분석 등이 포함된다(Lopez 1998; Sanders 1997). 상담은 일차적으로 신체적 고려사항을 기본으로 하거나 심리사회적 요인이 포함되기도 한다(Haims and Carayon 1998). 이 책의 마지막 부분에는 문제 확인과 분석, 그리고 수행을 통해서 시작(프로그램 개발, 마케팅)부터 마지막(평가와 결과 보고)까지의 인간공학적 중재 과정을 다루고 있다.

장애인을 위한 디자인

4천3백만 이상의 미국인이 신체적, 정신적 장애를 가지고 있다. 장애 예방을 위한 국민협의위원회(The Committee on a National Agenda for the Prevention of Disabilities)에 따르면, 미국인 7명 중 한 명이 장애를 가지고 있다고 한다(Bello 1991 ; Pope and Tarlov 1991). Vanderheiden(1990)은 Kraus와 Stoddard(1989)의 연구를 인용하여, 미국의 장애 인구를 전체 인구의 12~20%로 추정하였다. Nickerson(1992)이 지적한 대로, 이들 장애인의 삶의 질을 향상시키기 위해서 인간공학적 중재 방안이 매우 중요하다.

콜로라도의 인간공학 컨설턴트인 Cannon은 시각장애인을 위한 장비를 디자인하였다. 그는 "대부분의 사람들은 자신이 가진 장애 때문이 아니라 인간공학적이지 못한 제품 디자인 때문에 더욱 고통을 받고 있다"라고 주장하였다(Gay 1986). 인간공학과 건강관리의 중첩되는 영역 안에는 장애인을 위한 많은 기회가 있다. 예를 들면, 건물과 자동차 그리고 전기 기구들의 개조와 특색 있는 디자인은 신체, 정신, 정서 장애인의 독립적인 일상생활을 촉진시켜 준다(Nickerson 1992).

많은 요인들이 정보 소실의 원인이 된다 : 해당자원의 비유용성, 자료의 부족, 보건과 재활에서 인간공학적 개념의 부족, 재무비용, 이 영역에 자금을 지원하기 위한 사회적 지원 부족, 특수한 모집단을 위한 디자인의 기초가 되는 데이터베이스의 부족. 미국 장애인법(1990)은 작업장과 숙박시설, 운송시스템, 그리고 통신 서비스의 초기 디자인 시, 신체 장애인을 위한 공공의 요소와 개인적 요소를 고려하도록 권장하고 있다. 컴퓨터를 사용하는 장애인을 위해 하드웨어와 소프트웨어적인 데이터베이스를 이용할 수 있다(Casali and Willigies 1990). 노인성 질환의 증가로 지출이 늘고 있으며, 미국 노인들에게 필요한 사항에 대한 연구도 증가하고 있다. 그러나 데이터베이스에는 다양하게 변하는 기후와 환경 안에서 장애인들과 노인들의 능력과 한계, 인체측정학적 특성에 관한 정보는 거의 존재하지 않는다. 이렇듯 정보 수집이 어려운 이유는 인간의 능력과 한계가 질병의 진행과정과 사람에 따라 서로 다르다는 것이다. 이러한 주장은 논란의 여지가 있다. 개인적 차이는 비장애인은 물론이고, 장애인에게도 존재한다. 그러나 그 차이는 장애인들의 잔존능력에 현저한 차이가 있기 때문에 나타난다. 장애인과 노인의 기능수준 및 기능제한 정도를 증명할 수 있어야 그들에게 꼭 맞는 맞춤형 제품이 개발될 수 있을 것이다. 주목할 만한 것은, 노인인구의 증가는 노인성 질환에 대한 연구 및 관심을 증진시켰다. 그러나 장애인에 대한 연구는 그와 비례하여 증가하지 않았다는 사실이다. 앉아서 작업을 하는 장애인 작업장 디자인에는 손과 발로 조절하는 제어장치의 형태 및 위치뿐만 아니라 좌석의 깊이와 폭이 장애인의 장애 유형과 정도에 따라 각기 다르게 디자인 되어야 한다. 치료사는 환자를 치료하기 위한 기술을 가지고 있으며, 장애인을 위한 데이터베이스를 구축하기 위해 여러 가지 정보를 수집하게 된다. 장애인에 대한 정보가 부족하지만 Das(1998)에 의해 수행된 하반신마비 작업자에 대한 연구는 매우 훌륭한 사례연구가 된다. Das는 하반신마비 작업자들을 위한 디자인 지침을 만들기 위하여 인체측정학적 정보를 수집하였으며, 그 정보에 자신의 견해를 기술하였고 남성과 여성 하반신마비 장애인들의 등척성 수축 시 나타나는 근력 분석표를 개발하였다(Das 1998 ; Kozey and Das 1992). 또 다른 연구에서는 휠체어 사용자들의 손상을 조사하였고, 휠체어 사용으로 인한 손상을 예방하기 위한 디자인과 선택 기준을 마련하였다(Gaal et al. 1997).

소규모의 제품을 생산하는 것은 비용-효과 측면에서 효율적이지 못하기 때문에 장애인을 위한 보조공학적 기기는 비용이 많이 소요된다. 비록 고급공학 기기에도 이러한 상황은 마찬가지이지만, 장애인을 위해 설계된 보조기기가 비장애인에게도 유용하고 매력적일 수 있다(일명, 유니버설 디자인). 예를 들어, 번호판이 큰 전화기, 크고 구별이 잘 되는 리모컨, 문 개폐를 위해서 손잡이보다는 레버를 사용하는 것 등은 장애인과 비장애인 모두에게 편리할 것이다. 단지 사용성 평가측면만 생각한다면 이러한 정보는 유용하게 사용될 수 있을 것이다. 치료사와 의사는 사용성 평가의 필요성을 인식하고 평가 기술을 습득하여야 한다. 의료장비와 재활장비는 반드시 사용자(의료계 종사자, 환자, 환자 가족, 도우미)를 고려하여 디자인 되어야 한다. 인간공학적으로 적합하게 디자인된 장비는 사용자의 거부감을 감소시키고 오류발생을 줄이며 효율성을 향상시킨다.

치료사는 인간공학자와 디자인 엔지니어에게 환자의 기능수준과 기능제한 정도, 환경의 효과 그리고 전반적인 예후에 관한 유용한 정보를 제공할 수 있다. 그러한 정보는 필요한 편의시설이 무엇인지를 알기 위하여 반드시 필요한 것이며, 미국 장애인법을 지속적으로 이행하기 위해서도 특히 중요하다(Kornblau 1998a, 1998b).

비록 이 책이 작업치료와 물리치료, 그리고 재활치료에 인간공학의 적용을 다루고 있지만, 다른 직업에서도 인간, 도구, 환경의 상호작용이 이루어지기 위해서는 공히 적용되어야 할 것이다. 그러므로 치료사와 인간공학자는 여가활동과 운송수단, 또는 가정환경의 설계 및 디자인에 대해서 서로 논의하고 협의하여야 할 것이다.

연구 분야

치료사와 인간공학자는 흔히 인간의 수행력에 관한 동일한 정보를 필요로 한다. 치료사는 인간공학적 정보를 임상 치료와 예방 프로그램으로 사용할 수 있다. 예를 들어, 환자를 치료할 때 환자의 근력을 측정하는 동안 낮 시간 동안의 근력 변화에 대하여 인식하고 있어야 하며, 수면 부족으로 인한 인식, 지각-운동 능력, 학습 효과에 대한 인식도 필요하다. 치료사는 환자의 치료와 평가, 목표의 설정에 인간공학적 데이터를 사용한다. 인간공학자는 동일한 데이터를 비장애인과 장애인에 적합한 장비의 디자인 개발을 위해 사용한다(Sanders and McCormick 1987). 또한 치료사는 인간의 수행력, 감각-신경의 기능, 그리고 근력 평가에 대한 지식 함양에 공헌한다.

분명히 국가적 연구의 목표는 인간공학과 건강관리, 재활의 공통적인 영역에서 수립되어야 한다. 이 목표에는 특수한 모집단을 위한 인체측정 자료와 근력(기능과 기능제한)에 대한 데이터베이스 구축과 이들을 위해 사용되어야 할 기술, 손상에 대한 조사와 장애인들의 질환을 예방하기 위한 제안, 인간공학의 개념을 적용하여 성공한 사례 등이 포함된다(Rice 1988a).

결론

인간공학자와 치료사의 공통적인 관심과 임상 영역의 지식 융합을 통해 장애인과 비장애인 모두의 삶의 질이 개선될 수 있다. 공통적인 관심 영역인 세 가지 임상 분야는 근골격계 질환의 예방을 위한 작업장 평가 ; 환경, 작업 공간 그리고 제품 디자인 ; 연구이다. 넓은 의미의 인간공학은 생산성을 증진시키는 아이템과 일자리를 창출함으로써 사용자 친화적인 환경과 제품을 디자인하는 것이다. 이를 통해 사용에도 좋고 미관상에도 좋을 뿐만 아니라 사용자에게도 손상을 주지 않게 된다. 이밖에도 인간공학에 대해서 더욱 구체적인 정의들이 있지만, 인간공학이 아닌 것을 인식하는 것 역시 중요하다. 인간공학은 간단한 것이 아니다. "1) 체크리스트와 가이드라인의 적용, 2) 물체를 디자인하는 것의 모델로서 자기 자신을 사용하는 것, 3) 상식" (Sanders and McCormick 1987). "상세 설명서"를 사용한 인간공학적 접근법은 그것을 사용하는 치료사 또는 인간공학자에게 방해가 되고 본질적으로 위험할 수 있다. 비록 작업 관련 근골격계 질환이 치료사의 영역이지만 인간공학자들 역시 이 분야에서 치료사들 보다 더욱 많은 기여를 하고 있다.

인간공학은 치료사의 전문 분야를 만족시키는 영역일 수 있다. 또한 인간공학은 손상 예방을 위한 치료사들의 전문성을 발전시킨다. 인간공학은 환자들을 위하여 더 좋은 장비와 환경을 디자인하는 상당히 어려운 문제를 해결해야 하는 영역이다. 환자와 모든 사람들은 장비와 환경을 디자인할 때 고려해야 할 대상이다. 치료사는 인간공학 분야에 공헌할 수 있는 기술과, 지식, 그리고 능력을 보유하고 있다. 이 책은 치료사의 이러한 능력을 강화하기 위한 정보와 수단을 제공한다.

제2장

인간공학에 있어서 치료사를 위한 고객-중심체계

개요

이 장은 다음 내용들에 대해 독자의 이해를 돕기 위한 장이다.

(1) 작업 인간공학(occupational ergonomics)의 이론적 체계를 임상치료에 통합하는 이유와 방법을 이해

(2) 현재 치료사에 의해 사용되는 인간공학 영역의 이론적 접근방법의 확인

(3) 작업 인간공학과 고객중심 치료의 이해와 적용

(4) 분석을 위한 도구, 계획의 중재, 고객-중심적인 구조 내에서 의사소통을 위한 인간-환경-직무(PEO)모델의 사용

치료사들은 고객-중심적인 가치와 작업치료 이론을 임상에 통합시키기 위하여 노력해 왔다(Canadian Association of Occupational therapists[CAOT] 1991; Christian and Baum 1991, 1997). 역사적으로 인간공학은 시간·동작 연구와 인체측정, 생체역학, 운동학적 측정을 통하여 인간-기계 인터페이스 연구를 수행하여 왔다. 고객-중심의 임상은 특정한 작업장의 상태에 따라 작업자에게 맞는 작업을 강조하였다. 안전하고 효율적이면서도 지속적으로 양질의 제품을 생산할 수 있는 작업자의 능력은 작업자 사이의 복잡한 관계와 업무, 그리고 작업 환경에 달려 있다. 치료사는 이들 관계의 상호작용 측면에서 인간공학적 이슈를 연구하기 시작하였다(Jequier et al.1989, Webb 1989).

오늘날 비용은 제한되고 책임은 증가하는 환경에서 치료사는 의뢰인의 목표를 효과적으로 달성하는데 초점을 맞추어야 한다. 고객-중심 치료의 기본적인 전제는 고객(작업자와 조직)이 가장 중요하다는 것과 과정 전체에 고객을 염두에 두고 시간과 자원을 효율적으로 사용하는 것이다. 고객-중심의 접근과

더 많은 고객 참여는 효과적인 결과와 고객의 만족도 증가를 가져온다. 조직은 행복하고 만족도가 높은 작업자의 결과물이 더 우수하다는 것을 인식하기 시작하였다. 고객-중심의 치료는 좋은 사업 성과로 이어진다.

이론적 체계

이론적 체계는 치료사에게 개념화된 인간공학적 이슈와 실무적인 가이드라인을 제공한다. 그 체계는 다음과 같다.

- 치료사가 인간공학적 문제를 이해하는데 에 도움이 된다. 예를 들어, 작업자 사이의 관계, 작업장, 작업. 체계는 치료사로 하여금 인간공학적 문제를 구조화하고 명명하는 것을 가능하게 해준다.
- 작업장에서 생산력에 영향을 주는 다양한 인자와 복잡한 문제에 접근하는 포괄적인 평가를 가능하게 한다. 치료사는 손상 입은 작업자의 평가와 생체역학적인 문제들을 폭 넓게 평가할 수 있다.
- 치료사의 정보 수집 과정과 그 결과의 해석을 지도하고 통합한다. 이를 통해 치료사는 비판적인 사고와 임상적 추론과정이 가능하게 된다. 체계 없이는 단순한 도구 수집 및 인간공학적인 접근법에 대한 "상세 설명서" 수준에 그치게 된다.
- 그 방법이 결과에 어떻게 영향을 미치는지, 그리고 그 과정에서 치료사의 역할이 무엇인지에 대하여 상호 의사소통을 가능하게 한다.
- 치료사의 역할, 범위, 그리고 인간공학자와의 관계에 대하여 설명한다.
- 치료사들이 상담과정에서 객관성을 유지하도록 돕는다. 구조적 체계에서 경험적으로 얻은 지식을 과학적 지식으로 통합한다.
- 치료사는 임상 영역의 증진을 위해 완벽한 계획을 세울 수 있다. 체계를 통해 여러 관점의 견해를 수용할 수 있는 계기가 된다. 치료사는 다른 전문가의 권고 사항 등을 포함하여 포괄적인 계획을 형성할 수 있다.
- 숙련된 기술을 더욱 발전시키는데 기여한다.

인간공학적 접근방법(Ergonomic Approaches)

인간공학에서는 다양한 이론적 접근법들이 사용되고 있다. 치료사는 소개된 이러한 접근법들을 임상치료나 작업 인간공학 상황에서 사용하여 왔다. 어떤 인간공학적 접근 방법들은 다른 학문 분야의 이론과 합병되어 졌다. 이 장에서는 다음에 열거하는 여섯 가지의 인간공학적 접근법에 대해 설명한다. (1) 작업 생체역학(Chaffing and Anderson 1991), (2) 기능적 접근법(Iserhagen 1995), (3) 시스템 접근법(Woodson et al. 1992), (4) 인간공학적 평가 도구에 의한 접근법(Burke 1998), (5) 다분야 접근법(Jequier et al. 1989) (6) 인간-변환과정-환경 모델에 의한 접근법(Webb 19889). 이들 접근법들에 대한 목적과 이론적 초점, 그리고 내용을 표 2.1에서 비교 설명하였다.

목적과 적용

생체역학은 인간공학의 토대가 된다. Chaffin and Anderson(1991)은 작업 생체역학의 여러 부분을 인간공학에 적용하려고 시도하였다. 작업 인간공학의 목적은 조직의 생산 목표를 달성하는데 있어서 작업자의 작업수행력을 향상시키는데 있다.

작업 생체역학은 1) 작업의 선택 2) 수공구 디자인 3) 작업장 디자인과 기계의 배치 4) 좌석 디자인 5) 수동 물자 취급 한계 계산(그림 2.1)의 5가지를 안내하기 위해 사용된다. 기능적 접근법과 인간-변환과정-환경 접근법(Person-Process-Environment, 이하 PPE)은 작업 선택을 돕는다. 또한 PPE는 제품 디자인에 적용할 수 있다.

[표 2.1] Comparison of Ergonomic Approaches

Approach	Purpose/Application	Focus	Content/Components
Occupational biomechanics (Chaffin and Anderson 1991)	Applicant selection/ training Hand tool design Workplace and machine control design Seating design Materila handling limits	Biomechanics Enhancement of performance Minimization of risk of mechanical trauma Evaluation of human capabilities and job performance requirements	Physical interaction of workers, tools, machines, and materials Kinematics/kinetics Anthropometry Mechanical work capacity evaluations Bioinstrumentation Time/motion studies

[표 2.1] 계속

Approach	Purpose/Application	Focus	Content/Components
Functional (Isernhagen 1995)	Job analysis for functional job descriptions Functional capacity evaluations Injury prevention deucation Prework screening Modified work and return to work programs Injury management and prevention Role of ergonomics in systems development	Coordination of multiple specialists Comparison of functional abilities of workers with physical demands of job	Assess worker, work, and workplace : 1. Functional components of work 2. Coordination 3. Kinesiologic evaluation of work motions 4. Compare abilities of workers with physical job demands
Systems (Woodson et al. 1992)	Role of ergonomics in systems development	Design of system and machines adapted to workers User satisfaction based on worker comfort and pride of ownership	Reallocation of tasks within jobs and jobs within teams Consider system objectives, functional demands, critical tasks, allocation of functions, grouping of tasks in job descriptions, and teams
Ergonomic Tool Kit(Burke 1998)	Workplace-based ergonomics Workstation design or modification Change in work process Worker-based programs	Client's goals(reducing obstacles to productivity, consistently producing quality products, and removing threats to worker comfort and safety)	Analysis process : 1. Plan approach and delegate responsibilities 2. Assess ergonomic needs 3. Gather background 4. Identify risk factors 5. Explore potential intervention strategies 6. Present report 7. Plan intervention strategies 8. Implement intervention 9. Report on project progress and effectiveness
Multidisciplinary (Jequier et al. 1989)			
Person-Process Environment (Webb 1989)			

[표 2.1] 계속

Approach	Purpose/Application	Focus	Content/Components
Multidisciplinary (Jequier et al. 1989)	Desing return-to-work programs for workers with injuries Injury prevention	Vocational rehabilitation and health promotion Incompatibilities between worker's abilities and job requirements Worker and corporate levels(micromeso-, and macrolevels)	Framework for intervention 1. Description of restrictions 2. Ergonomic analysis of work(nature of work, task division, work organization, flexibility of work relations, technology, human resources) 3. Intervention protocol
Person-Process Environment (Webb 1989)		Vocational rehabilitation Matching task demands with individula's abilities	Interacting relational systems: 1. Person(sensory, cognitive, physical) 2. Process(tasks, work) 3. Work environment Use with systems approach

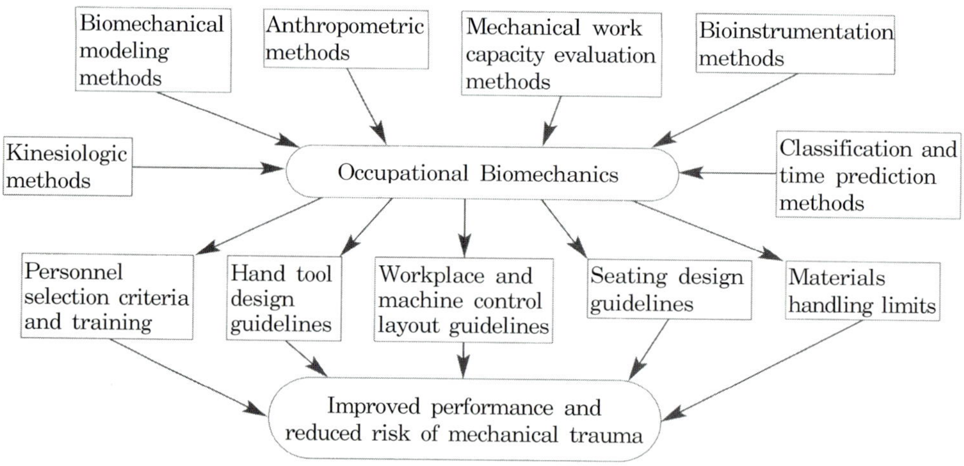

[그림 2.1] The six methodologic areas of occupational biomechanics(top), with some major application areas(bottom). (Reprinted with permission from DB Chaffin, G Anderson. Occupational Biomechanics[2nd ed]. New York : Wiley, 1991 ; 5.)

앞에서 열거한 모든 접근법들은 손상 예방에 초점을 두고 있다. 작업으로 인한 손상 관리는 기능적 접근법, 다분야 접근법, 그리고 PPE 접근법의 일차적 목적이다. PPE 접근법은 시스템 접근법과 합병하여 시스템을 운용하고 조직적 발전을 꾀할 수 있다.

전망 또는 초점

인간공학적 접근의 초점은 작업이 요구하는 바에 따라 인간의 능력을 조화시키는 것이다. 여러 접근방법들은 상황과 관심이 되는 집단, 범위, 이론적 견해, 그리고 의뢰인의 역할에서 차이가 있다. 예를 들어, 인간공학적 평가 도구에 의한 접근법에서 치료사는 조직의 문화와 동기유발 요인, 그리고 설비에 따르는 문제들을 고려해야 한다. 치료사는 의뢰인과 함께 인간공학적 문제와 우선적으로 해결하여야 할 문제들을 정의한다. 조직 구성원에게는 지각과 제언이 요구된다. 관리를 위한 입력은 전반적인 과정에서 요구된다. 대조적으로 기능적 접근법은 다양한 전문가들과의 협력을 필요로 한다. 중요한 점은 이러한 접근법들을 통해 손상을 예방할 수 있다는 사실이다(Burke 1998 ; Chaffin and Anderson 1991 ; Woodson et al. 1992). 반면 다른 접근법은 손상을 입은 사람 또는 장애인의 직업재활을 위해 디자인되었다(Isernhagen 1995 ; Webb 1989)(Jequier et al. 1989 ; Webb 1989 ; Woodson et al 1992).

아마도 각 접근법의 가장 큰 차이점은 성과물의 초점을 어디에 두고 있는가이다. 작업 생체역학은 작업 수행 시 기계적 외상과 관련된 위험 요인을 감소시키고 최소화하는데 전력을 기울인다. 작업 생체역학에 관련하여 사용되는 기능적 접근법은 작업에 필요한 근로자의 능력을 검사한다(Table2.2). 인간공학적 평가도구에 의한 접근법에서는 작업자의 스트레스 수준, 안락감 그리고 안전을 고려한다. 시스템적 접근법은 안락감에 대한 만족도와 사용되는 기계 및 시스템에 대한 소유 의식을 조사한다. 인간-변환과정-환경 접근법과 인간공학적 평가 도구에 의한 접근법은 광범위한 작업환경을 고려한다. 인간-변환과정-환경 모델(그림 2.2)은 조직의 각기 다른 수준에서의 정보 처리와 문제 해결 과정을 연구한다. Jequier와 Colleagues(1989)는 작업자와 회사 간의 중재를 micro-(작업자), meso-(직무분할, 테크놀로지의 사용), 그리고 macro수준(통합)으로 묘사하고 있다(그림 2.3). 시스템적 접근법은 인간과 기계 사이의 제품 생산 과정과 직무배치를 연구하는 meso수준에서 작동하기도 하며, 어느 정도는 시스템 발전에 초점을 맞추는 macro수준에서 수행되기도 한다.

내용과 구성요소

표 2.1과 같이 인간공학적 접근의 구성요소는 다양하다. 어떤 접근들은 단순한 일차원이지만(Chaffin and Anderson 1991; Woodson et al. 1992), 다차원적인 접근을 보이는 것도 있다(Burke 1998; Jequier at al. 1989; Webb 1989). 인간공학적 평가 도구에 의한 접근법은 작업자, 작업과정, 작업조건, 그리고 조직의 환경과 관련된 위험 요인을 개선하기 위하여 의뢰인을 위주로 한 분석적인 체계로 구성된다. Webb(1989)의 접근법은 시스템에 포함된 인간과 작업과정, 그리고 작업환경의 상호작용에 초점을 맞추고 있다. 이러한 포괄적 체계(Burke 1998; Jequier at al. 1989; Webb 1989)의 개별적 사용은 Chaffin과 Anderson의 생체역학적 테크닉과 Isernhagen(1995)의 직무분석, Woodson 등(1992)의 시스템 방식에 의해 보완될 수 있다.

클라이언트 중심 치료

클라이언트 중심의 치료는 클라이언트와 치료사 사이의 협력이 필요하다. 치료사는 클라이언트의 작업 수행 목표를 향하여 그들의 복합적 기술, 힘과 자원을 사용하기 위하여 치료과정을 설계하여야 한다.

작업치료사는 클라이언트를 존중하여야 하고, 의사결정 과정에 그들을 포함시켜야 한다. 이 과정에서 클라이언트의 욕구를 옹호하여야 하며, 그들의 경험과 지식을 인정하여야 한다(CAOT 1997, p49).

[표 2.2] Three Components of Work Analysis

Ⅰ. Worker
- A. Gender variables
- B. Age variables
  1. Musculoskeletal system
  2. Cardiorespiratory system
  3. Neurologic-sensory system
- C. Research on combination of age and gender
- D. Anthropometric data
- E. Skill level
- F. Pre-existing conditions
- G. Boeing studies
- H. Conclusion

[표 2.2] 계속

Ⅱ. Work	
A. Forces	B. Angles
C. Speech	D. Repetitions
E. Rest breaks	
F. Rodgers Maximum Voluntary Contraction Chart	
G. Borg Scale	H. Stress level
I. Boredom level	J. Conclusion
Ⅲ. Work site	
A. Workstation	
1. Work area 2. Seating	3. Stand/kneel
B. Objects of work	
1. Materials to be handled	
2. Objects to be used/manipulated	
3. Controls	
4. Tools	5. People
C. Environment	
1. Lighting	2. Temperature
3. Noise	4. Other

Source: Reprinted with permission from SJ Isernhagen. The Comprehensive Guide to Work Injury Management. Gaithersburg, MD: Aspen Publications, 1995; 73.

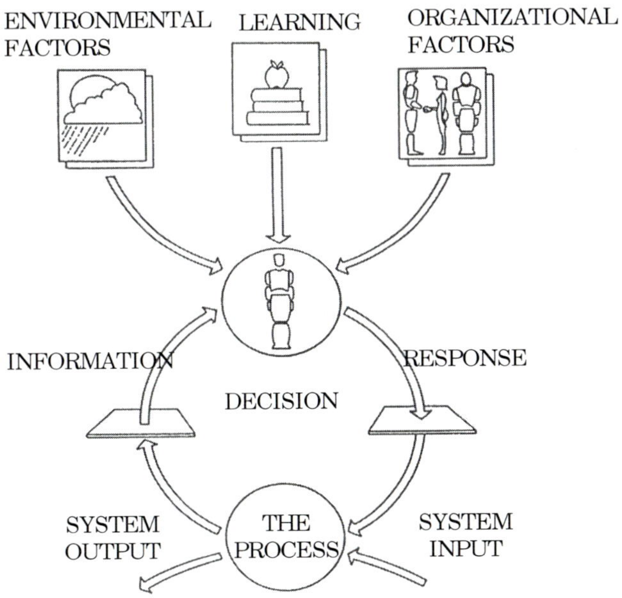

[그림 2.2] The Person Process Environment model. (Reprinted with permission form RDC Webb. Rehabilitation of the Injured Worker. In F Poirier

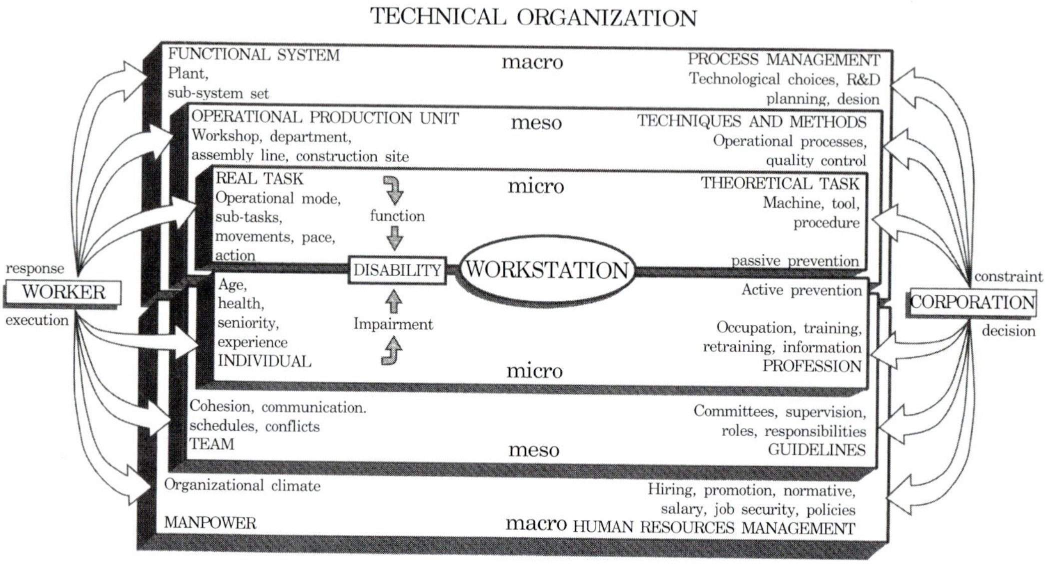

[그림 2.3] Diagram of the technical and human organization of a corporation (structure and concepts). (R&D = research and development.) (REprinted with permission from JC Jequier, JM Gauthier, C Lapointe, et al. Model for a Multidisciplinary Approach. In FPoirier[ed], Rehabilitation and Ergonomics. Mississauga, ON: Human Factors Association of Canada, 1989 ; 137-149.)

클라이언트는 개인, 단체, 회사, 정부, 또는 가족과 비즈니스, 기구 그리고 지역사회와 같은 시스템일 수도 있다. "작업 수행은 선택 및 조직화 능력, 그리고 자신을 스스로 돌볼 수 있는 나이와 삶의 영위, 사회공헌, 그리고 경제적 기여 등 문화적으로 정의할 수 있는 의미 있는 작업을 만족스럽게 수행하는 것을 말한다"(CAOT 1997, p30). 클라이언트 중심의 치료는 작업수행력과 건강, 그리고 웰빙을 강화하는 것이다.

치료사는 작업 인간공학 영역에서 일을 하다보면, 비즈니스 혹은 기타 성격의 조직에서 작업수행과 관련하여 효율을 떨어뜨리는 문제들을 간접적으로 경험하게 된다(작업자들이 요통으로 인하여 특정임무를 수행할 수 없는 경우). 또한 조직체의 다양한 분야에서 생산성의 감소, 매우 춥거나 더운 작업환경, 잦은 결근율, 수작업을 위한 계획적인 매뉴얼의 부재, 효율적이지 못한 의사소통, 분쟁 조절 전략 등 다양한 문제를 경험하게 된다.

계약에 따라 치료사는 개인과 조직 또는 외부 대행회사(예를 들면, 보험회사)와 상담하게 된다. 클라이언트 중심의 치료는 치료를 위한 선택권과 장애요인의 확인을 위하여 의사와 환자와의 협력관계를 촉진시키며, 이를 위하여 인간이 아니라 시스템의 관계에 비중을 둔다. 이것은 개인의 작업 수행에서 안정성, 능률 그리고 효과적으로 조직의 목표를 달성하기 위한 개인의 변화를 관리하는 전반적인 과정을 지원한다는 것을 뜻한다. 치료사의 역할이 무엇이든 간에, 환자중심의 치료는 "치료를 받는 환자와의 협력과 그들이 기대하는 바를 포함한 치료법" 이다(Law et al. 1995, p.253).

환자중심 모델의 명확한 이해를 위해 환자중심 모델과 메디컬 모델을 각각 사용하였을 때의 차이점을 설명한 Chewing과 Sleath(1996)의 연구를 살펴보자. 환자중심 모델은 메디컬 모델에서 강조하는 것과 달리 서비스 제공자(치료사)에 의해 판단되어지는 임상적 상태를 강조한다. 환자는 스스로의 관리에 중점을 두고 치료사와 치료의 우선권을 결정한다. 메디컬 모델은 치료에 있어 환자들이 잘 따르게 하기 위하여 교육(훈련)을 강조한다. 환자 중심의 치료법은 환자의 선택권을 공식화하기 위하여 환자와 치료사가 서로 정보를 공유한다. 환자 중심의 치료법은 환자와 치료사가 함께 치료의 결과를 평가하며, 메디컬 모델은 치료사가 독단적으로 치료의 결과를 평가한다.

"고객중심 작업치료"에서 Law와 Mills(1998)는 고객중심 치료의 여섯 개의 구조와 이들 구조에 통용될 수 있는 일곱 가지의 개념에 대해 재검토 하였다. 각 개념들과 이에 대한 인간공학적 응용은 다음절에 소개한다.

환자 및 가족을 위한 배려와 그들 자신의 선택권

환자중심 치료의 구조에서 환자가 결정한 내용과 결정 과정에 대한 배려를 해야 한다. 또한 환자의 다양한 일상 경험과 그들만의 배경에 대한 이해가 필요하다.

인간공학적 개념에서, 치료사는 조직의 구조에 대한 이해와 조직의 문화에 대한 관심이 필요하다. 특히 치료사에게는 조직의 가치관, 사고방식, 과거의 인간공학적 경험과 조직 내에서 어떻게 의사결정이 이루어지는가에 대한 이해가 요구된다. 치료사는 임의의 사건에 대하여 환자가 대처하는 방식에까지 관심을 두어야 한다. 시스템이 어떻게 인간공학적 문제를 해결하였는지, 인간공학적 문제들을 어떻게 다루어 왔는가에 관심을 가지는 것이 중요하다.

환자와 가족은 일상의 작업과 작업치료의 내용을 결정할 궁극적인 책임이 있다

환자는 누구보다 자신의 문제와 그 문제들이 일상생활에 미치는 영향에 대하여 잘 알고 있다. 치료사는 그들의 현실을 떠날 수 있지만, 환자들은 자신들의 문제에서 벗어 날 수 없기 때문이다. 그러므로 환자들은 일상작업과 제공받을 치료에 대하여 선택권을 행사할 책임이 있다. 환자는 치료의 주안

점과 속성을 고려하여 의사를 결정하여야 한다.

작업장에서 조직의 각 단계에서는 서비스를 하기 위하여 인간공학적 필요성과 우선권을 확인하여야 한다. 치료사는 옵션을 통해 이 과정을 보다 원활히 수행할 수 있다. 바로 그 출발점에서, 치료사는 제공할 수 있는 서비스가 무엇이며, 누가 무엇을 제공하는지에 대하여 분명히 해야 할 필요가 있다.

정보와 육체적 편안함, 그리고 정서적 지원의 제공

정보에 근거한 효과적인 의사결정이 이루어지지 위해서 환자들은 정서적으로 편안함을 느껴야 하며, 작업 수행 결과에 대하여 충분한 정보를 얻어야 한다. 환자중심 치료 모델의 각 부분에서는, 치료사들은 개방적이고 상냥한 태도를 가져야 하며 환자의 문제와 요구사항을 경청하여야 한다고 강조한다. 환자들은 친숙하지 않은 환경이나 상황에 직면하였을 때 편안해하지 않게 된다.

치료사는 조직 내의 다른 구성원(조합의 대표자, 경영간부, 작업자, 인적자원, 안전·보건 대표자)과의 관계 유지와 개발에 주의를 기울여야 한다. 정보는 이해할 수 있고 유용한 형태로 제공되어야 한다. 조직 내에서 인간공학적 평가와 관련된 참여자는 독특한 필요성, 우선권 그리고 전망을 가진다. 안락감의 제공은 일반적으로 문제가 되지 않는데, 환자의 집이 치료 장소로 사용될 수 있기 때문이다. 그러나 작업자의 안락감은 평가에 있어서 조합 대표자의 참석이 필요하다. 환경이 어떠하든지 치료사와 환자와의 관계는 궁극적으로 치료의 효과를 높인다.

작업치료 서비스의 모든 과정에 환자의 참여 촉진

치료는 치료사와 환자가 공동으로 협력할 때 이루어진다. 이러한 협력은 치료사와 환자의 강력한 변화를 필요로 하며, 서로 안전하게 활동하는 약속과 환자의 참여를 가능하게 한다.

서로 다른 서비스와 치료사의 상호작용에서 환자들의 참여 수준을 확인 할 수 있고 참여를 촉진시킬 수 있다. 예를 들어, 치료사는 같은 병원의 멤버와 정보를 분석하고 해답을 구하기 위한 공동회의를 통하여 정보와 의사결정이 용이하게 수행되도록 한다. 이것은 1 : 1 상담과 그룹회의, 인터뷰 또는 이들 방법을 공동으로 사용하여 성취할 수 있다.

유연하고 개별화된 작업치료

의료전달 시스템의 구조에 주의를 기울이는 것의 중요성은 프레임워크에서 확인되었다. 치료에서는 불필요한 관료주의를 피하여야 하며 서로 협력하고 거리감이 없어야 한다. 환자들을 치료에 참여할 수 있게 하려면 환자들이 치료과정을 이해하고 있어야 한다.

산업현장에서 일을 할 때, 치료사들은 그들이 고용주와 매니저에게 제공하는 것이 무엇이며, 논의 중인 인간공학적 문제를 해결하는데 있어서 그들이 도움이 될지, 안될지에 대한 명확한 의사전달이 필요하다. 효율성을 위해 치료사들은 클라이언트의 요구를 유연하게 받아들여야 하고, 각 조직에 적합한 유용한 서비스와 자원을 고려하여야 한다.

클라이언트가 작업 수행시 문제를 해결할 수 있도록 하라

치료사는 작업 수행시 문제 해결을 위해 해결방안을 적용하는 전문가가 아니다. 치료사는 다만 클라이언트가 해결방안을 쉽게 찾을 수 있도록 도움을 주며, 해결방안의 수행이 원활하도록 도움을 준다. 그러므로 클라이언트가 해야 할 일은 문제해결 방안을 미래에 적용할 수 있도록 기술을 익히는 것이다.

산업현장에서 치료사들은 조직의 여러 곳에서 문제 해결을 위한 요청을 받을 것이다. 특히, 작업자와 관리인은 매우 중요한 정보에 접근할 수 있으며, 종종 실용적인 해결방안을 도출하기도 한다. 회의는 산출물의 질적 향상과 작업 수행의 최적화를 통하여 생산성의 향상을 도모하는 방향으로 개최되어야 한다.

개인-환경-작업 관계의 초점

일상생활과 작업 수행시 환자들은 그들의 환경과 직업에 따라서 차이를 나타낸다. 환경은 광범위하며 다차원적인이다. 작업 변화에 신체적, 감정적, 인식적 요구에 대응하기 위하여 작업자들에게 기술과 능력이 요구된다. 그러므로 치료사는 작업 수행시 나타나는 문제점을 찾아내고 해결방안을 제시할 수 있도록 작업 공정들 사이의 관계와 작업자의 능력, 작업환경의 다양한 요인에 대하여 많은 지식을 보유하여야 한다.

작업수행과정 모델

Fearing과 Colleagues는 작업치료의 지침을 마련하기 위하여 환자중심 치료와 작업의 기본적인 개념을 통합하여 작업수행과정 모델(1997)을 개발하였다. 이 모델은 주기적인 문제 해결 과정을 제공한다(그림 2.4). 환자의 완전한 치유를 목적으로 하기 보다는 환자가 일상생활을 유지하거나 또는 활동적으로 참여하고, 운동량을 유지하는 것에 더 큰 목적이 있다. 7가지 단계는 상호 복합적이거나 환자나 상황에 따라서 순서가 바뀔 수도 있다. 이 모델은 작업치료의 캐나디언 모델(Canadian Model)로 채택되었다(Candian Assiciation of Occupational Therapists 1997).

작업수행과정 모델의 사례 연구

이 시나리오는 치료사들이 환자중심 치료법을 통하여 작업인간공학 과정을 작업수행과정 모형(Fearing et al. 1997)에 적용하는 방법을 보여준다. 작업수행과정 모형의 7단계는 환자중심 치료를 인간공학적 실무에 적용하기 위하여 사용된다(표 2.3). 표의 각 단계에서는 인간공학의 영역에서 치료사의 역할을 개괄적으로 보여준다. 7가지의 각 단계는 이러한 접근법이 필요하다고 인식되거나 혹은 이 접근법으로 해결하여야 하는 문제를 위하여 제시된 예제에 각각 적용된다.

배경

치료사에게 한 예약서비스 회사로부터 컨설팅 의뢰가 들어왔다. 이 회사는 내・외국인을 위해 병원 예약을 대행하는 소규모의 회사이다. 종업원 수는 100명이며 24시간 예약 서비스를 수행한다. 컨설팅을 의뢰한 이유는 사무근로자의 인간공학적 문제를 해결하고, 작업자를 손상 이전의 상태로 회복시키기 위해 마련된 수정 프로그램을 개발하고 수행하기 위함이다.

상담을 하는 동안 다음의 정보들을 얻게 되었다.

1. 최근에 회사는 사무원들의 근골격계 질환으로 인한 작업시간의 손실을 줄이고, 작업시 쾌적감과 능률의 향상을 위하여 사무용 집기를 새로 구매하였다. 그 후 6개월이 지났지만 상해율이나 결근율, 생산성이 향상되지 않고 있다. 사무원들도 여전히 새로운 워크스테이션에 대하여 만족을 하지 못하고 있다.

2. 교통사고로 인해 결근했던 사무원들은 작업내용의 변동없이 일터로 돌아가기를 원했다. 사무원은 오른손에 다발성 압좌 손상과 영구적인 시지각 장애를 초래하는 뇌손상을 입었다.

3. 동료 사무원들은 작업부하가 공평하게 이루어지길 원하였다. 모든 사무원들은 12시간을 기본으로 교대 근무를 한다. 3일간 근무후 3일은 쉬며, 3일간의 야간근무이며, 3일은 주간근무이다. 사무원들은 국가와 국제 네트워크를 경유하여 수천개의 회사와 조직을 위해 전산화된 일정계획을 세우고 예약을 하는 임무를 수행한다. 질문과 고객 서비스와 관련된 전화를 하는 동안 고객에게 청구서와 계산서를 발행한다.

인간-환경-작업 모델

환경과의 작용과 환자중심 치료의 원리로부터 유도된 PEO 모형은 개인과 환경의 각 수준에서 환자중심 치료를 계획하기에 적합하다. 환경은 문화, 사회경제, 제도 혹은 구조, 사회의 구성요소 등을 포함하여 폭 넓게 정의된다. 모형은 다양한 세팅에 의해 여러 가지의 역할로 치료사에 의해 사용된다. 또한 이 모형은 작업치료의 개입을 개념화하고, 정보를 교환하며, 계획하고 평가하는 효과적인 도구임을 보여준다(Strong et al. 1998).

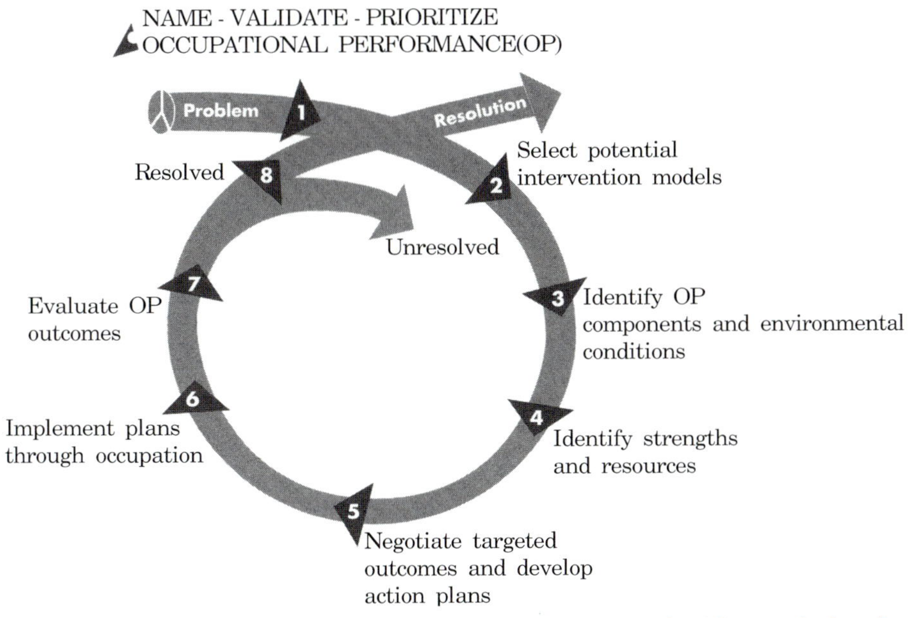

[그림 2.4] The occupational performance(OP) process model. (Reprinted with permission from VG Fearing, M Law, J Clark. An occupational performance process model : fostering client and therapist alliances. Can J Occup Ther 1997 ; 64 : 7-15.)

[표 2.3] Application of Client-Centered Approach to Ergonomics

Occupational performance process	Relation of Occupational Performance Process to Ergonomics	Case Application
1. Name, validate, and prioritize occupational performance issures	The therapist identifies the client or clients(e.g., worker with an injury, employer, coworkers, union, human resource personnel. health and safety representatives, and other workplace parties) and establishes a relationship with each client. Expectations of the therapist and the outcome of services are negotiated. Interviews with each client are used to define, validate, or clarify the ergonomic issues considered to be priorities. If no ergonomic issues are defined by the clients, the process stops.	The therapist names and clarifies ergonomic issues with clients : 1. A worker with and injury requests modified duties and specific duties not identified or agreed on by the employer. 2. Workers report ongoing unresolved musculoskeletal pain. The workers also have concerns of workload equity related to modified duty programs. They believe each person must rotate and perform duties in the assigned shift 3. The organization experiences problems with lost time and lowered productivity due to unresolved ergonomic issues, despite purchasing expensive ergonomic workstations. The employer requests external consultation regarding coordination of a return to work plan for an individual.
2. Select theoretical approach(es)	The therapist chooses a framework to guide and justify decisions throughout the ergonomic intervention process. Approaches guide selection of measures and application of procedures, which helps maintain objectivity toward and focus on the needs of the client. Approaches are selected that match the organization's management philosophy and decision making style.	Examples of potential approaches include the following : 1. A biomechanical approach analyzes the demands of tasks and the physical abilities of the person. 2. The Person Environment Occupation model addresses the multiple dynamic interactions of the clients, tasks, and work environment over time. 3. A psychosocial approach examines emo-

[표 2.3] 계속

Occupational performance process	Relation of Occupational Performance Process to Ergonomics	Case Application
	Several approaches may be necessary to deal with issues surrounding the workers, organization, work environment, and work process.	tional factors, the social context of the work, the workplace culture, and cognitive demands. 4. Organizational behavior theories assist in understanding political issues(i.e., power and influence in the workplace), governance(i.e., policies and procedures), communication(i.e., decision making and conflict resolution processes), and the relationships between individuals and organizations as related to perceptions, values, and beliefs. 5. Health promotion supports positive human resources management and safety in the workplace.
3. Identify occupational performance components and environment	The therapist evaluates work performance and the environment for risk factors by focusing on the ergonomic issues that clients have identified as priorities(e.g., obstacles to productivity, the quality of production, worker comfort, safety, and long-term well-being). Perceptions of contributing ergonomic factors are solicited, clients are interviewed, and work processes are observed. Therapists must also understand ergonomic problems within the contest of organizational and legislative systems.	The therapist identifies risk factors such as 1. Environment(e.g., workstation lighting, work surfaces, noise). 2. Absence of ergonomic practices(e.g., use of unsupported awkward postures). 3. Human factors(e.g, the match of worker's abilities and limitations with work demands) 4. Organizational factors(e.g., collective agreements, inadequate workplace policy regarding disability management). 5. Legislative system(e.g., disability-related legislation, health and safety legislation)

[표 2.3] 계속

Occupational performance process	Relation of Occupational Performance Process to Ergonomics	Case Application
4. Identify strengths and resources	The therapist identifies strengths(e.g., attitudes, awareness, experience, problem-solving skills, communication skills, leadership style) and resources(e.g., monetary, personnel, partners, equipment). The therapist uses this information and ideas	1. A worker returning to work dientifies the duties he or she can perform and flexibility in organization of taskes. 2. Coworkers suggest improvements in workstation design and work processes to reduce musculoskeletal strains and need for training. The therapist contacts the office equipment supplier to determine the options for training and mechanical adjustments.
5. Negotiate goals and develop plan of implementation	Directed by the clients needs, the therapist analyzes the gathered information. A report outlines recommended intervention strategies and their rationale. The recommendations are discussed with the clients. The establishment of ergonomic goals and negotiation of the plan and responsibilities may be done individually or in a group depending on the situation.	Ergonomic issues are often interrelated. The therapist must collaborate with all groups involved when developing a plan and delegating responsibilities. For example : 1. The development of modified duty programs to guide work re-entry requires collaboration from all workplace parties. 2. The reduction of lost-time injuries requires the development of an acceptable plan and a commitment to participate in health-promotion programs by everyone in the workplace. 3. The identification of duties the worker can perform requires the collaboration of the worker, the manager, and coworkers.
6. Implement plans through occupation	Implementation involves delegating responsibilities, establishing a time frame	The organization, workers, and therapist work together to implement recommendations.

[표 2.3] 계속

Occupational performance process	Relation of Occupational Performance Process to Ergonomics	Case Application
	for completion, and determining modification strategies for possible difficulties	For example: 1. The organization identifies who will provide ergonomic training(e.g., the therapist). 2. The organization identifies a team to develop a modified duty and work re-entry policy. 3. The worker desiring to return to work confers with the therapist, management team, and worker representatives to agree on a return-to-work program that accommodates all parties.
7. Evaluate occupational performance outcomes	A time frame is used to evaluate the effectiveness of intervention strategies. The evaluation is used to modify strategies to optimize worker comfort and maximize productivity in safe environment. Outcomes are evaluated in relation to the initial ergonomic concers.	A program evaluation of ergonomic recommendation is conducted by measuring outcomes for each initial problem. Data to be surveyed include 1. Length of time until an injured worker successfully rehabilitates. 2. Worker satisfaction with ergonomic changes to workstation. 3. Lost time over the 6-month period after implementation of recommendations.

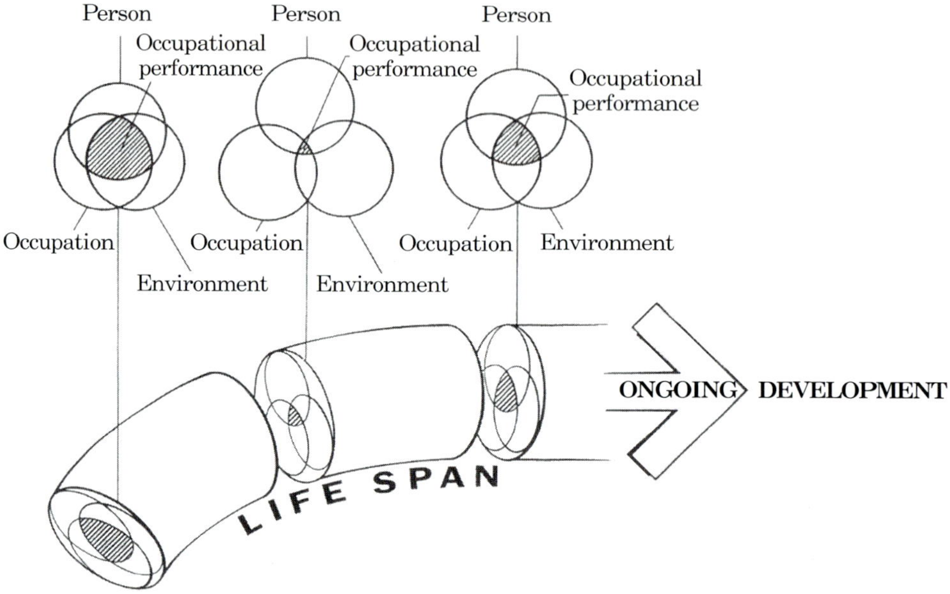

[그림 2.5] The Person-Environment-Occupation model.(Reprinted with permissin from M Law, B Cooper, S Strong, et al. The Person-Environment-Occupation model : a transactive approach to occupational performance. Can J Occup Ther 1996 ; 63 :9-46.)

그림 2.5의 모형은 사람, 환경, 작업의 세 가지 요소로 구성되어 있다. 그림에서 상호작용하는 관련이 있는 요소들은 원으로 묶여 있으며, 이 원은 인간과 환경과 작업이 어떻게 상호작용 하는지를 보여준다. 사람, 환경, 작업은 서로에게 효과를 주거나 서로를 제약한다. 그리고 각 구성요소는 서로를 형성한다. 동일한 시간 내에 독립적인 한 점의 횡단면은 서로 다른 상호작용을 나타낸다.

세가지 구성요소의 중복정도가 커지면 협력이 증가하고, PEO가 조화롭게 연결되어 있다는 것을 의미하며, 향상된 작업 결과를 나타낸다. 작업수행은 PEO의 변화를 일으킨다. 중재 목적은 작업효율의 향상과 장애요소의 제거로 인한 PEO 협력 작용의 강화와 PEO의 관계를 더욱 조화롭게 하는 것이다. PEO모형에서의 인간, 환경, 작업, 환경과 작업 수행의 정의는 작업수행과정 모델(Fearing et al. 1997)과 작업수행의 캐나디언 모형(CAOT 1997)에서와 동일하다.

인간공학적 접근을 위한 인간-환경-작업 모형의 응용

인간공학에서 치료사를 위한 실제적인 도구로서 PEO 모델을 설명하기 위해, 전문 예약서비스 회사의 예는 앞서 확인한 바와 같이 세가지 인간공학적 문제에 적용되었다. 이 모델은 특히 작업자의 태도, 시스템 이슈, 조직적인 이슈, 조직내 개인간의 관계 등과 같은 인간공학적 문제를 해결하기 위하여 그에 대한 장애요인을 찾아내고 명확히 할 수 있기 때문에 치료사들에게 특히 유용하다. PEO 모델은 이론적인 접근(stage 2), 작업 수행 요소의 인식과 환경적 조건(stage 3), 의뢰인의 자원, 근력(stage 4), 계획의 수립, 이행, 그리고 결과 평가(stage 5-7)의 각 단계를 선택하는 것에 의해 작업 수행 과정 모델내에서 사용된다.

인간공학적 문제 1

자동차 사고로 영구적인 손상을 입은 사무원은 일시적으로 직무를 바꾸거나 주간 근무를 위주로 교대하여 작업하기를 원한다. 그러나 동료 작업자들은 이를 원하지 않으며 또한 손상을 입은 사무원이 수정된 작업을 수행할 수 있을 지에 대한 확신이 필요하다.

분석과 평가

치료사는 작업자의 현재 상태(신체적, 정신적, 정서적, 감성적)에 관한 정보를 수집한다. 추가적으로 치료사는 작업환경, 작업자와 작업조직의 실제 요구사항에 대한 정보를 수집하여야 한다. 인간과 작업, 작업과 인간 그리고 환경과 작업 사이의 관계에서 나타나는 다수의 이슈들을 분석한다.

인간-작업의 이슈

작업에 필요한 신체적 요구사항과 신체적 능력 그리고 신체적 제약이 일치하지 않는다(즉, 오른손의 반복적이고 지속적인 자세로 인한 통증, 일반적인 컴퓨터 스크린으로 인한 시-지각상의 문제).

인간-환경의 이슈

- 작업 요구와 신체적 능력의 부조화 (예를 들면, 수면부족으로 인한 피로 등과 같이 일시적인 무능력 상태
- 손상을 입은 작업자에 대한 과거의 경험에 기반한 동료 작업자의 예상되는 협력의 부재

환경-작업의 이슈

- 손상을 입은 작업자의 재활과 작업 프로그램의 수정을 위한 정책의 부재
- 동료 작업자가 불평등하다고 생각하는 작업 프로그램의 수정기간 동안의 작업부하
- 모두가 교체되고 교대될 수 있다는 비공식적인 작업장의 기대
- 관리자는 손실 시간이 줄어들기를 바란다
- 관리자는 작업장 손상을 감소시키는 프로그램을 원한다
- 관리자는 직원들 사이의 관계가 향상되기를 바란다

인간-작업-환경의 중재

치료사는 모든 부서, 작업자, 동료작업자 그리고 관리자들과의 상담을 통하여 계획을 수립한다. 치료사는 작업자와 조직(인간)사이의 관계, 그리고 작업(일)과 작업장(환경)에 미칠 영향을 고려하여야 한다. 치료사의 개입은 모든 조직원이 납득할 만한 가이드라인을 통해 수정 작업 프로그램을 공동으로 개발하여야 하고, 손실 시간의 지각과 감소된 작업 효율을 향상시킬 수 있도록 하여야 한다.

방침이 결정되고 합의점에 도달하였다면, 치료사는 손상을 입은 환자들을 둘러싸고 있는 문제들에 초점을 집중할 수 있다. 방침은 모든 교대작업(야간 근무에 이은 오후 교대 작업)으로의 점차적인 복귀와 더불어 주간근무로의 작업 전환을 포함하고 있는 수정 작업 프로그램을 통하여 작업자를 복귀시킬 계획의 수립에 도움이 되어야 한다. 그 계획은 작업자의 현재 능력과 작업이 요구하는 작업자의 능력을 고려하여 수립한다. 또한 이때 수립되는 계획은 어떤 작업이 작업자에게 맞으며, 환경을 어떻게 해주어야 하는지를 관리자와 작업자의 협의를 통하여 수립되어야 한다. 그리고 환자가 통증을 조절할 수 있도록 하고 지구력을 향상시켜 점차 작업의 양을 늘려 나가는 방향으로 관리자, 작업자, 치료사가 계획을 수립하여야 한다. 치료사와 작업자는 컴퓨터 작업을 보다 효율적으로 할 수 있도록 공동으로 노력하여야 한다.

인간공학적 문제 2

사무용 가구를 인간공학적 디자인으로 교체하였음에도 불구하고 작업자들은 계속해서 경부, 어깨, 요부, 허리 등의 근골격계 통증을 호소하였다.

분석 및 평가

치료사는 직원들을 대상으로 근골격 통증의 원인에 대한 면담을 실시하였다. 또한 새로 설치한 사무용 가구를 대상으로 조사를 수행하였다. 다음은 조사를 통하여 도출된 문제들이다.

인간-작업의 이슈

- 작업 수행 동안의 통증, 무능력감의 증가로 인한 공포 그리고 어떤 작업에 관한 거부감
- 스트레스는 작업의 내용과 교대 작업으로 인한 것이다.
- 모든 작업자는 순환작업으로 인한 작업의 내용에 대해 교육받지 못하였다.

환경-작업의 이슈

- 각 근로자의 작업 부하 증가
- 장기 결근으로 인해 작업 교대의 제한(예를 들면, 스탭은 고부하의 스트레스를 장기간 경험하게 된다.)
- 새로운 설비가 설치되었지만 작업자들은 그것들을 관리하거나 조정하기 위한 교육을 받지 못하였다.

인간-작업-환경의 중재

치료사는 인간공학적 기본원리와 작업 설비를 스스로 관리할 수 있는 기술을 습득시키기 위하여 교육을 추천하였다. 판매자는 작업자에게 작업설비의 조정과 기계적인 관리 내용을 교육하였고, 치료사는 작업자와 관리자에게 인간공학적 기본 개념(예를 들면, 작업장 스트레인을 예방하는 방법)에 입각한 작업장 훈련을 교육하였다. 스트레칭과 운동 프로그램을 교육에 일부분 포함하였다.

인간공학적 문제 3

전문 예약서비스 회사는 손실 시간으로 인한 지속적인 불만과 장기 결근, 작업자들의 생산성의 감소를 초래하는 불만족과 불편함, 효율의 감소, 직원들의 어려움, 직원들 사이의 전반적인 관계 악화 등을 인지하였다.

분석과 평가

치료사는 클레임 경험과 상해의 유형, 작업 흐름 과정에 대한 정보를 수집하고 작업장 상해 관리 프로그램을 이해하고 평가하였다. 부가적으로, 치료사는 강화되는 법률과 작업장의 공동 합의, 작업장 방침, 건강과 안전에 관한 법률과 같은 점차 증대되는 조직 시스템 내에서 인간공학적 문제를 고려하여야 한다.

인간-작업의 이슈

- 사무실 세팅 작업시 건강과 안전 교육의 부족과 관리 경험의 부족
- 관리자는 작업자에게 작업 복귀를 위한 동기부여를 하였다. 그러나 이전의 경우를 보면 결과가 성공적이지 못하였다.
- 작업 부하와 직무로 인한 작업자의 만족도 부족

환경-작업의 이슈

- 시간과 인력의 제약은 작업자의 원활한 교대 근무를 불가능하게 하며, 작업자의 적응력을 제한하였다.
- 인간공학적 설비의 구매만으로는 상해로 인한 손실 시간을 줄이지 못하였다.
- 작업장 상해 관리 전략이 부족하였다.

인간-작업-환경의 개입

치료사는 교대 근무 전략의 확인을 위하여 공동으로 접근하기를 추천하였고, 효과적인 교대 근무 순서를 제시하였다. 이때 치료사는 작업자의 대리인이라는 인식과 적절한 교대 작업의 설계를 위한 관

리력이 요구된다. 이 전략을 통하여 직원의 기술력이 발전하고 모든 작업으로의 교대 근무가 가능하게 되었으며 스트레스가 있는 작업의 시간이 최소화되었고, 극한 작업에서도 휴식 시간을 갖을 수 있었다. 치료사는 작업 순서와 시험적인 프로토콜을 수립하는 관리대표자 및 사무실 스탭 모임을 주선하였다.

추가적으로 관리기술의 개발과 교육 프로그램은 상해의 예방과 관리를 위한 관리팀의 기술력과 지식을 강화하였다.

결론

PEO 모델은 복잡한 작업 수행 이슈 들을 시스템적으로 고찰하기 위한 환자와 치료사의 협력 도구로 사용할 수 있었다. 이 모델은 문제 해결을 위한 전략을 수립하기 위해 작업자, 작업 환경, 작업들 사이의 관계에 초점을 둔다. 치료사들은 해결안을 분명하게 표현하여야 하고 치료사들의 처방이 결과에 어떤 영향을 미칠지에 대하여 설명하여야 한다. PEO 모델은 작업장내의 모든 조직원들의 의사소통을 돕기 위하여 설계되었다.

환자중심 접근법과 윤리

인간공학 영역에서 환자중심 접근법을 사용할 때 윤리적 딜레마가 발생한다. 예를 들면, 집단의 우선순위가 서로 충돌할지도 모른다. 작업자는 잘못된 설비를 인간공학적으로 해결하여야 하는 긴급한 과제라고 인식할 것이며, 고용주는 작업자의 불만족스러운 작업수행과 적응이 문제라고 생각할지도 모른다. 치료사는 환자들의 이슈와 그들이 직면한 문제의 우선권을 결정해야 하는 상황에 직면해 있다. 환자를 중심에 둔다는 것은 치료사들이 단순히 환자에게 동의하거나 편드는 것은 아니다. 오히려 치료사는 환자가 지향하는 문제에 초점을 맞추고 공동적인 협력 작업을 위하여 환자의 세계로 몰입한다는 것이다.

치료사는 집단의 우선권과 필요성을 재확인하고 어떤 문제에 대해 공동 협력을 할 것인지와 언제 수행할 것인지에 대하여 명확히 하여야 한다. 시나리오 전개를 위해, 모든 참가자들의 관심사에 대한 객관적 평가는 문제의 범위를 파악하기 위하여 중요하다. 치료사는 모든 이슈가 모든 관점에서 다루어 진다는 점을 확신한다. 목표는 각 집단의 모든 관점을 보는데 도움이 된다.

치료사는 또한 재정문제로 인해 윤리적 딜레마에 빠지게 된다. 고용주나 보험회사는 환자와 치료사가 인간공학적 문제를 해결하기에 충분하다고 생각되는 자금을 지급하지 않을지도 모른다. 치료사는 자금 조달에 관한 다른 방법을 환자와 함께 의논해야 할지도 모른다.

변화에 대하여 쉽사리 동의하지 못하는 고용인 또는 작업자의 태도도 치료사를 딜레마에 빠지게 하는 요인이다. 환자중심의 접근법은 협력 작업을 촉진하고, 의미있는 계획에 중요 집단을 참여하게 하는 것이다. 이러한 방법을 통하여 환자들이 순응하지 못하는 상황을 종종 피할 수 있다. 효과적인 구조는 목표사정을 확정하고 변화를 감지하고 재평가하는 책임이 전적으로 개인에게 있음을 보여준다(예를 들면, 치료사, 관리인, 고용인). 만약 문제가 효과적으로 완전히 해결되지 않는다면 개인은 조직에 그러한 문제를 제기할 책임이 있다.

치료사는 감독자와 작업자와의 관계에 부정적인 영향을 미치는 태도에 직면할 수도 있다. 환자중심의 접근법을 통하여 이들 문제는 객관적이고 정중하게 다루어져야 한다. 부정적인 태도는 효과적인 해결을 위한 장애물이다. 관리자는 이러한 태도를 가진 작업자를 "동기가 없거나", "게으른" 작업자라고 분류할지도 모른다. 따라서 손상입은 근로자가 수정된 직무로 복귀할 때, 관리자는 근로자의 나태가 그 원인이라고 생각할지도 모른다. Niemeyer(1991)은 어떻게 관찰자의 믿음을 분류하고 정형화할 수 있는지에 대해서 설명하였고, 만약 개인이 이 분류를 받아들인다면 어떻게 그들의 회복이 지연되는지 설명하였다. 계획이 수포로 돌아가기 전에 치료사는 빨리 이를 파악하고 조치를 취하여야 한다. 예를 들어, 치료사는 오보에 대항한 정보를 제공할 수 있고 회의를 개최하여 대화를 촉진할 수 있으며 집단의 이해를 돕기 위하여 포럼을 개최할 수 있다.

결론

인간공학은 계속해서 발전하고 있다. 조직은 건강과 안전, 인간의 권리, 작업장의 환경이 건강을 해치지 않도록 변화하는 법률에 순응하여야 한다. 극도로 경쟁적인 시장상황 때문에 생산성을 최대화하고 효율을 위한 재설계에 인간공학적 원리가 적용되고 있다. 또한 작업자를 가치 있는 자원으로 취급하기 시작하였고, 고용주는 작업자들의 보건과 건강에 관심을 기울이기 시작하였다. 인간공학의 수행은 증거를 기반으로한 평가를 통하여 환자의 복잡하고 변화하는 요구를 충족시키고자 끊임없이 발전하여야 한다(13장 참고). 이론적인 접근법과 구조를 사용하여 치료사들은 인간공학적 문제에 대하여 비판적으로 생각할 수 있고 혁신적인 해결안을 만들어 내며, 나아가 인간공학적 실천을 발전시킬 수 있을 것이다.

치료사는 직무요구(인식적, 감정적, 정서적, 심리적, 물리적)와 작업환경(micro-, meso-, macrolevels), 환자의 입장(작업자, 조직) 사이의 복잡한 관계를 고려하여 접근하여야 한다. 환자중심적 원리는 작업수행과정 모델과 PEO모델을 지원한다. 환자중심적 접근법은 치료사에게 조직간의 관계 시스템 그리고 태도의 영향에 주목하기를 요구한다.

PART 2

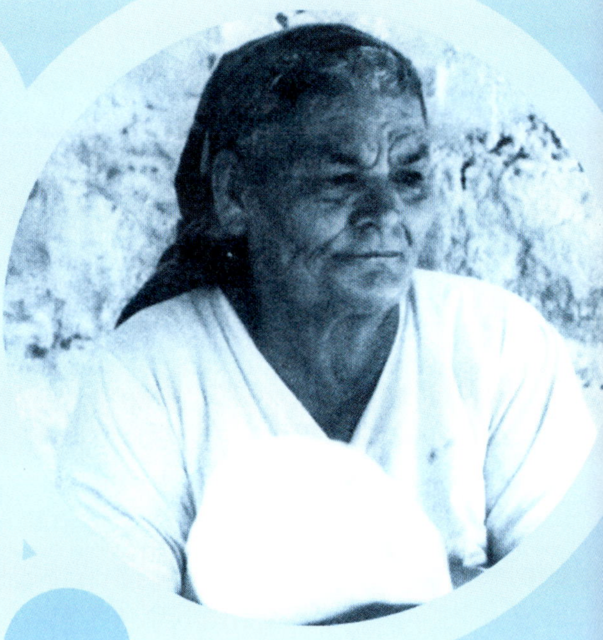

지식과 도구, 그리고 테크닉

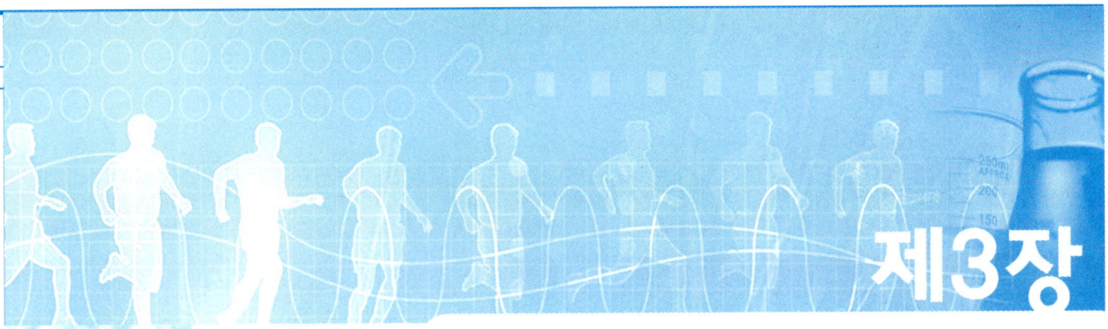

제3장 인체측정

개요

인체측정이란 신체를 물리적으로 측정하는 것으로, 치료사는 이를 통해 복잡한 인간의 형상에 대해서 알게 되고 인체가 어떻게 환경과 상호작용 하는지에 대해서도 알게 된다. 이번 장에서는 정적 인체측정의 방법 및 원리에 대해서 살펴 볼 것이다. 팔을 뻗었을 때의 도달범위와 여유율(clearance), 그리고 자세 등에 대해서 논의하고 실제 측정된 인체측정 자료도 살펴볼 것이다. 또한 인체측정의 원리들을 응용하여 워크스테이션 디자인 방법을 살펴볼 것이다.

사람들은 인간의 형상에 대하여 끊임없이 연구하고 분석하여 왔다. 도량법은 인체의 각 부분을 근거로 하는데, 인간의 발의 길이를 풋(foot)이라 하고, 야드(yard)는 손의 중앙으로부터 손가락 끝부분까지의 길이를 나타낸다. 고대 그리스 사람들은 인체 각 부분의 비율이 현저하게 일관성이 있다는 것과 인체의 같은 분절로 나누어질 수 있다는 것을 발견하였다. 이것으로부터 황금 분할 비율이 공식화되었다. 황금분할 비율은 기념비(탑), 조각물, 그림 등의 제작에 적용되고 있다. 그리스인들은 인체의 비율이 그 어떤 것 보다 아름답고 조화롭다고 믿었다(Diffrient et al. 1981). 이러한 초기의 연구들을 통해 현대의 인체측정학이 발달하였다. 인체 측정에 대한 자료는 인간이 사용하는 모든 도구와 공간의 설계를 위해 기본적으로 필요하였다. 인간공학은 작업자의 능력을 최적화하기 위해 환경을 설계하는 것이다. 그러므로 인체측정학의 이해는 인간공학의 적용을 위하여 필수적인 것이다.

디자이너는 작업공간을 설계하기 위하여 매우 복잡한 선택을 하여야 한다. 또한 공간의 기능, 인간의 형상과 관련된 모든 변수 그리고 공간 안에서의 활동 등에 대한 이해가 필요하다. 그러므로 디자이너는 신체 형태에 관계없이 모든 잠재적 사용자들에게 적합한 작업공간을 창조하여야 한다. 그러나 종종 디자이너는 사용자들을 자신들과 동일시하고, 결과적으로 디자인된 공간은 디자이너 자신에게는 적합하지만 다른 사람에게는 맞지 않는 오류를 범하게 된다. 이러한 디자인은 극히 소수의 사람들에게만 적합한 것으로 인간공학적 디자인은 아니다.

디자이너는 어떻게 자신의 디자인을 사용할 사람들을 이해할 수 있을까? 디자이너들은 그들이 디자인한 것을 사용하는 모든 것을 측정할 수 있다. 그러나 이는 현실적으로 불가능한 경우가 많다. 따라서 대안으로 디자이너는 인체측정 자료를 사용하게 된다. 인체측정 자료는 디자이너에게 많은 사용자들에게 적합한 작업장을 설계하기 위한 구체적이고 과학적인 정보를 제공한다. 인체측정 자료는 인체의 크기와 모양에 대한 정보를 제공하고, 디자이너는 그것을 통하여 안락감과 기능성을 모두 갖춘 공간을 설계할 수 있다. 인체측정학을 배제하고는 과학적인 작업공간의 설계가 불가능하며, 오직 디자이너의 직관에 의지할 수밖에 없게 된다. 인체측정학을 통해 작업자들에게 적합한 작업공간의 설계가 필요한 이유와 작업공간이 작업자에게 적합하지 않을 경우 발생할 수 있는 문제를 쉽게 알 수 있다.

인체측정학은 가능한 많은 수의 사람들에게 적합하게 하기 위하여 작업환경을 형성하는 방법에 관한 중요한 정보를 제공한다(이것이 인간공학의 본질이다). 인체측정자료는 NASA에서 우주선의 설계에 이용되고(Anthropology Research project 1978), 생체역학자들은 수동 운반 작업의 한계를 추정하는데 이용한다(Chaffin and Anderson 1991). 또한 의상학자들은 여성 장신구의 하나인 긴 장갑을 디자인하는데 이용한다(Rosenbld-Wallin 1987).

인간공학적 디자인을 위하여 인체측정자료를 이용하는 방법은 매우 쉽다. 많은 자료들이 이미 수집되고 정리되어 표에 나타나 있다. 인체의 치수 측정은 이미 장애인, 어린이, 노인, 다양한 인종들을 위해 필요한 하다는 사실이 입증되었다. 이 장에서는 작업공간의 설계를 위한 정적 인체측정에 대해 살펴보고, 서로 다른 인종들의 50~95 %의 치수자료를 살펴본다. 인체 각 부분의 크기를 결정하기 위한 대안으로서 분절 모델(link-model)의 사용에 대하여 간단히 소개하고, 인체측정의 모든 측면을 고려한 사례연구를 통하여 데이터를 사용하는 방법에 관한 것 이상의 정보에 대하여 살펴본다.

정적 인체측정학

정적 인체측정학은 인체의 길이, 너비, 폭을 측정하는 학문분야이다. 인체측정학자들은 인체의 크기와 형상에 영향을 미친다고 생각되는 몇 개의 범용적인 인자들을 보고하였다. 성별, 민족, 연령, 직업은 인체의 치수에 영향을 미치는 인자들이다(Al-Haboubi 1992; Anthropology Research Project

1978; Marras and Kim 1993; Pheasant 1986).

아무리 안정적인 인구집단이라 하더라도 형체는 세대를 거듭할수록 변화한다. 이러한 현상을 연속적 경향(secular trend)이라 한다(Anthropology Research Project 1978; Pheasant 1986). 일반적으로 인구는 점차 체형이 커지는 경향에 있다. 이러한 연속적 경향은 영양의 개선과 같은 환경의 변화와 감염성 질환의 감소에 의한 것으로 많은 연구가들은 설명한다.

성별 차이

남성과 여성의 차이는 단지 겉으로 보이는 피부의 차이 이상이다. 남성은 일반적으로 여성에 비해 전반적으로 크고 팔다리는 길다. 일반적으로 남성들의 지방은 복부에 축적되며, 여성들은 엉덩이(hip)와 허벅지(thighs), 그리고 둔부(buttocks)에 축적된다.

인종 차이

인종에 따라서 인체 측정치는 다르다. 정밀하게 측정하지 않더라도 열대기후에 사는 사람들은 추운 지방의 사람들에 비해 하체의 무게가 무겁다(Roberts 1973). 인체의 비율은 인종에 따라서 차이를 보인다. 예로써 아프리카의 흑색인종은 유럽인들에 비해 하체의 비율이 길고, 반면 아시아인들은 하체가 짧다(Pheasant 1986). 이러한 인종별 차이는 인구의 이주가 늘어가고 인종간 결혼이 늘어감에 따라 점차 감소하고 있다.

연령

성인과 아동을 비교하여 보면 신체의 크기와 체형의 변화를 찾기는 쉬운 일이다. 성인기의 인체 치수의 변화는 크지 않다. 일반적으로 연령이 30세를 지나면서 신장은 줄어들고 체중은 증가한다. 또한 남성은 50세 이후에, 여성은 60세 이후에 체중이 다시 감소한다.

작업능력의 차이

사회적 계층과 직업에 따라서 인체측정치 및 인체의 비율이 서로 다른 특성을 나타내지만 이를 소홀히 다루는 경향이 있다. 군인과 기수의 경우는 그들의 직무를 수행하기 위하여 특정한 신체크기와 체중을 필요로 한다. 왜 다른 직업들이 신체의 크기에 의해 구분되는지는 의문이다. 작업이 사람의 형태를 만드는가? 아니면 적당한 크기의 사람이 작업을 선택하는가?

신체장애인

신체장애는 인체측정치에 영향을 미치지만 흔히 간과되기 쉽다. 장애는 신체의 크기와 형태를 변화시킬 뿐만 아니라 작업수행의 능력도 변화시킨다. 휠체어 사용자들은 휠체어를 사용해야만 하는 장애를 극복해야 할 뿐만 아니라 대부분의 성인들 보다 대략적 16인치 정도 낮고 크며 부피가 큰 휠체어를 사용해야 하는 불리함을 동시에 극복하여야 한다.

경증 장애인의 경우를 생각해 보자. 경증장애로 인해 충분한 동작과 근력을 발휘할 수 없는 사람들, 예를 들면 나이가 많은 고령자들은 류머티즘과 같은 관절염으로 인해 의자에서 일어설 수 없다. 왜냐하면 의자의 높이가 너무 낮기 때문이고 또한 약해진 손의 근력으로 인해 자동차의 문을 열지 못한다. 좋은 디자인 원리에 대한 이해는 개인에게 적합한 공간을 확보하기 위해서도 중요하다. 적합하게 디자인된 환경은 개인의 능력을 최대로 발휘하기 위해서도 중요하다. 그러나 잘못 디자인된 환경은 개인의 능력을 충분히 발휘하지 못하게 한다. 그러므로 환경의 디자인은 개인의 장애를 극복하게 하기 위해서 무엇보다 중요하다. 인체측정치의 사용은 장애인에게 최적의 환경을 제공하고, 때때로 장애를 갖지 않은 사람들에게도 최적의 환경을 제공한다.

중증 장애인을 위하여 디자인을 할 때에는(특히, 척추후만증, 척추의 회전변형 또는 다리길이의 차이가 있는 신체장애인) 이들 집단의 통계적 변수의 자유도가 크기 때문에 기본적인 인체 측정 자료를 사용할 수 없다. 장애 유형은 신체 차원의 분포에 현저한 영향을 미칠 수 있다.

중증 장애인의 인체측정치의 조사에서는 공간적 요구를 포착하기 위해서 적어도 4개의 선형 측정이 필요하고, 또한 많은 장애인이 표준적인 앉기 자세에서의 기능제한을 표현하기 위해 5개의 각 측정이 이루어져야 한다(Hobson and Molenbroek 1990). 그러므로 개인의 인체 측정은 항상 신체적인 제한을 염두에 두어야 한다.

정적 인체계측

대부분의 과학과 마찬가지로 정적 인체측정 또한 정해진 규칙에 따라야 한다. 정적 인체측정은 항상 2개중 1개의 평면을 기준 −(1)신체를 좌, 우로 나누는 시상면(sagittal), (2)신체를 앞, 뒤로 나누는 관상면(coronal)− 으로 인체의 치수를 측정한다. 정적인 인체를 측정하기 위해서는 역시 두가지 기본적인 측정자세가 있다.

- 선 자세(standing posture) : 자연스럽게 선 자세에서 고개는 들어 앞을 바라본다. 이때 팔을 자연스럽게 늘어뜨린 상태에서 양쪽 재봉선에 붙인다(그림 3.1).
- 앉은 자세(seated posture) : 자연스럽게 앉은 자세에서 고개는 들고 앞을 바라본다. 의자는 허벅지가 바닥과 평행되도록 유지하고 발바닥을 바닥에 붙인 상태에서 무릎은 90도가 되도록 한다. 상완은 자연스럽게 수평면과 수직이 되도록 구부린다. 이때 전완은 상완과 90도가 되도록 하고, 역시 바닥면과 전완의 평행이 유지되도록 한다. 측정은 앉은 자세에서 실시하며 바닥 또는 의자를 수평선상의 참고지점으로 한다. 그리고 수직선상의 참고지점은 대상자의 어깨뼈와 엉덩이의 뒷면을 지나는 가상의 라인을 기준으로 한다. 이렇게 기본적인 앉은 자세에서 발목, 무릎, 엉덩이, 그리고 팔꿈치의 관절각도가 90도가 되어야 한다(그림 3.2).

측정을 위한 부가적인 규정은 아래와 같다.

- 신장(heights)은 바닥면 또는 의자의 면과 수직으로 측정한다.
- 길이(Lengths)는 시상면과 수평이 되도록 측정한다.
- 폭(breadths)은 관상면과 수평이 되도록 측정한다.

다음은 통상적으로 측정되는 24곳의 측정 부위 및 측정 방법이다. 그림 3.1과 3.2는 측정자세 및 측정 부위를 상세히 도식화 한 것이다.

1. Stature : vertical distance from the floor to the crown of the head
2. Eye height : vertical distance from the floor to the inner corner of the eye
3. Shoulder height : vertical distance from the floor to the acromion fo the shoulder

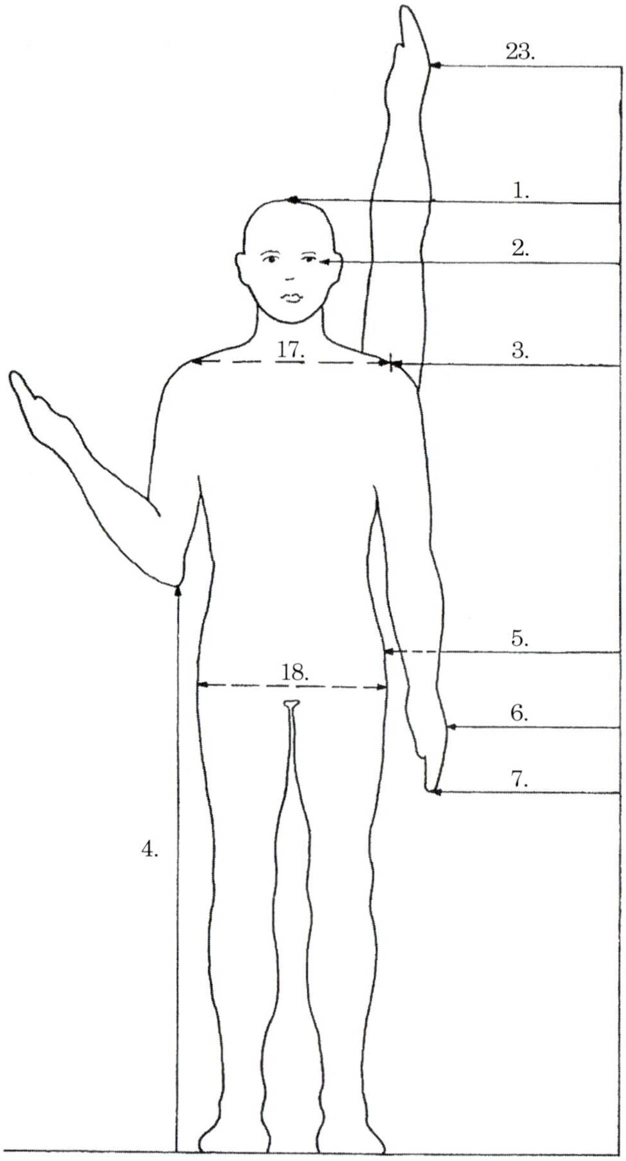

[그림 3.1] Static anthropometric dimensions for the standard standing posture. The numbers correspond to data in Tables 3.1-3.4

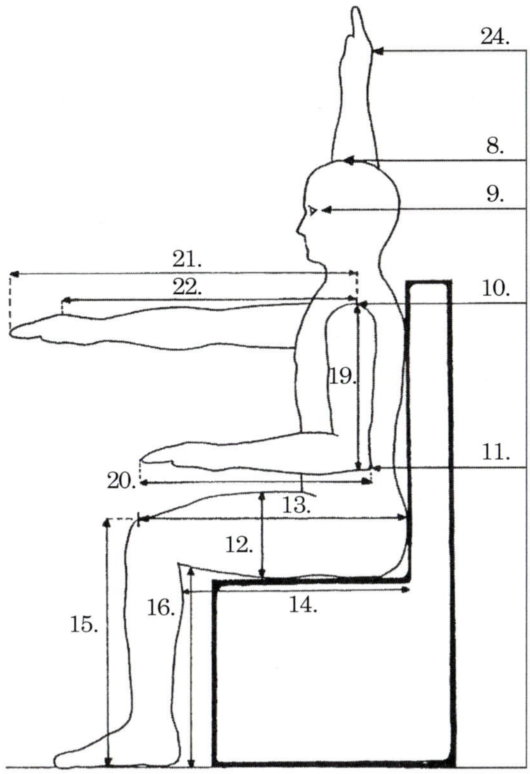

[그림 3.2] Static anthropometric dimensions for the standard sitting posture. The numbers correspond to data in Tables 3.1'3.4

4. Elbow height : vertical distance from the floor to the oclecranon process of the elbow

5. Hip height : vertical distance from the floor to the greater trochanter

6. Knuckle height : vertical distance from the floor to the knuckle of the third metacarpal

7. Fingertip height : vertical distance from the floor to the tip of the third digit

8. Sitting height : vertical distance from the seat to the to the crown of the head

9. Sitting eye height : vertical distance from the seat to the inner corner of the eye

10. Sitting shoulder height : vertical distance from the sitting surface to the acromion of the shoulder

11. Sitting elbow height : vertical distance from the seat to the ocecranon process of the elbow

12. Thigh thickness : vertical distance from the seat to the top of the thigh at the thickest part

13. Buttock-Knee length : horizontal distance from the uncompressed buttock to the patela while in the standard sitting position

14. Buttock-popliteal length : horizontal distance from the uncompressed buttocks to the underside of the knee at the popliteal angle while in the standard sitting position

15. knee height : vertical distance from the floor to the top of the patella while in the standard sitting position

16. Popliteal height : vertical distance from the floor to the underside of the knee at the popliteal angle while in the standard sitting position

17. Shoulder breadth : horizontal distance across the shoulder from acromion to acromion

18. Hip breadth : horizontal distance at the broadest place on the hips when in the standard sitting position

19. Shoulder-elbow length : vertical distance from the acromion to the olecranon process in the standard sitting position

20. Elbow-fingertip length : vertical distance from the olecranon process to the tip of the third digit while in the standard sitting position

21. Upper limb length : horizontal distance from the acromion to the tip of the third digit with the elbow and wrist extended, and the shoulder flexed to a 90-degree angle

22. Shoulder-grip length : horizontal distance from the acromion to the center of an object gripped in the hand with the elbow and wrist extended and the shoulder

flexed to a 90-degree angle

23. Standing vertical grip reach : vertical distance from the ground to the center of an object gripped in the hand with the shoulder flexed to a 180-degree angle(no excessive stretching)

24. Sitting vertical grip reach : vertical distance from the seat to the center of an object gripped in the hand with the shoulder flexed to a 180-degree angle(no excessive stretching)

측정은 서로 다른 모집단으로부터 수천명을 표본추출 하여 실시하였다. 수치들은 인체측정 평가표에 정리되어 있다. 이 표는 연령, 성별, 인종에 관계없이 가장 평균적인 작업공간을 설계하는데 사용할 수 있다. 이 표로부터 인간 형태의 범위와 복잡성을 이해할 수 있다.

표 3.1에서 3.4는 위의 방법에 의해 측정된 인체측정표이다. 표 3.1은 미국인의 인체측정 자료이며, 표3.2는 고령의 영국인들 자료이다. 표 3.3은 일본인들의 자료이며, 표 3.4는 스웨덴 사람들의 인체측정 자료이다. 이 표는 작업공간을 디자인할 때 민족간의 차이와 인종들 간의 차이를 분명하게 보여준다. 표 3.5는 그림 3.3과 3.4를 참조한 휠체어 사용자들의 일반적인 평가표이다. 이 수치의 대부분은 휠체어의 폭과 높이를 고려해야 한다는 것을 제외하면, 앉은 사람들을 위한 작업공간의 설계에 응용할 수 있을 것이다. 표 3.6은 그림 3.5에서 제시한 바와 같이 손을 보다 자세히 측정한 표이다.

인체분절 링크 모델

표준화되지 않은 인체의 크기와 형태를 묘사하는 또 다른 방법은 신체를 각 분절과 링크로 나누는 것이다. 인체의 링크(관절중심 사이의 거리), 관절의 위치, 그리고 분절의 표현은 Drillis과 Contini(1966)에 의해 개발되었고, Roebuck 등(1975)이 개조하였다.

이 모델은 인체 분절의 평균 길이를 추정할 수 있는데, 이것은 신장에 대한 인체 분절의 평균적인 비율을 근거로 한다. 1960년 미국 백인 남성들의 인체측정 결과 동양인(특히 일본인) 또는 흑인들과는 차이가 있다. 또한 이 비율은 시간이 지남에 따라 변하였을 것이다. 보다 현실적이지만, 여전히 이상적이라고 생각되는 인체 분절을 위한 링크의 묘사는 Dempster(1955)의 보고서를 참고하면 된다. 이 보고서의 자료는 인간공학과 생체역학의 연구에 지대한 공헌을 하고 있다.

각 관절의 회전중심은 그림 3.6에 작은 동그라미로 표시되어 있다. 그러나 이것은 실제 인체와 비교할 때 매우 단순화시킨 것에 불과하다. 머리까지의 높이는 신장을 나타낸 것이고, 가슴과 발의 폭은 수평선상에 표시되어 있다. 이 그림은 단지 선 자세에 국한된 것이며, 앉은 자세에서는 오직 엉덩이에서 머리끝까지의 높이에 대한 데이터만 자세에 응용될 수 있다.

기준이 되는 중요한 치수로 신장에 대한 비율을 사용하고 있는 것은 신장이 서로 다른 집단을 비교하기 위한 상대적인 값으로 용이하게 사용할 수 있기 때문이다. 비율이 유사할 때 측정에서 벗어나는 치수는 다른 보고서로부터 자료를 구할 수 있다. 유사한 비율은 평가와 디자인에 짐작하여 응용할 수 있다. 만약 어느 장소에서 근무하는 개인의 키를 알면 인체 각 부분의 크기는 추정할 수 있다. 예를 들어 67인치 신장을 가진 사람의 무릎까지의 높이는 19.10인치이다(67in. × the calf segment of 0.285). 또한 어깨에서 손가락 끝까지의 전체 팔 길이는 29.48인치이다([67in. × the upper arm link of 0.186] + [67in. × the dorearm link of 0.146] + [67in. × the hand link segment of 0.108]).

[표 3.1] Anthropometric Estimates for American Adults (Refer to Figures 3.1 and 3.2)

No in Figures	Dimensions	Men			Women		
		2.5th %ile	50th %ile	97.5 %ile	2.5th %ile	50th %ile	97.5 %ile
1.	Stature(In.)	63.58	68.82	74.02	58.70	63.58	68.50
	(cm)	161.5	174.8	188.0	149.1	161.5	174.0
2.	Eye height(In.)	59.61	64.41	69.29	54.68	59.61	64.09
	(cm)	151.4	163.6	176.0	138.9	151.4	162.8
3.	Shoulder height(In.)	51.89	56.61	61.42	47.80	51.89	56.18
	(cm)	131.8	143.8	156.0	121.4	131.8	142.7
4.	Elbow height(In.)	38.58	42.01	45.31	35.20	38.58	41.81
	(cm)	98.0	106.7	115.1	89.4	98.0	106.2
5.	Hip height(In.)	33.31	36.42	39.49	30.39	33.31	36.18
	(cm)	84.6	92.5	100.3	77.2	84.6	91.9
7.	Fingertip height(In.)	23.50	25.79	27.91	21.30	23.50	25.51
	(cm)	59.7	65.5	70.9	54.1	59.7	64.8
8.	Sitting height(In.)	33.11	35.79	38.31	30.79	33.11	35.59
	(cm)	84.1	90.9	97.3	78.2	84.1	90.4
9.	Sitting eye height(In.)	29.09	31.42	33.58	26.81	29.09	31.18
	(cm)	73.9	79.8	85.3	68.1	73.9	79.2
10.	Sitting shoulder height(In.)	21.42	23.39	25.31	19.88	21.46	23.31
	(cm)	54.4	59.4	64.3	50.5	54.5	59.2
11.	Sitting elbow height(In.)	23.66	26.02	28.11	21.57	23.70	25.79
	(cm)	60.1	66.1	71.4	54.8	60.2	65.5
12.	Thigh thickness(In.)	5.71	6.69	7.09	4.02	5.51	7.72
	(cm)	14.5	17.0	18.0	10.2	14.0	19.6
13.	Buttock-knee length(In.)	21.81	23.39	25.71	20.20	22.28	24.41
	(cm)	55.4	59.4	65.3	51.3	56.6	62.0
14.	Buttock-popliteal length(In.)	17.20	18.82	20.12	15.79	17.72	19.80
	(cm)	43.7	47.8	51.1	40.1	45.0	50.3

[표 3.1] 계속

No in Figures	Dimensions	Men			Women		
		2.5th %ile	50th %ile	97.5 %ile	2.5th %ile	50th %ile	97.5 %ile
15.	Knee height(In.)	19.80	21.61	23.50	18.11	19.80	21.61
	(cm)	50.3	54.9	59.7	46.0	50.3	54.9
16.	Popliteal height(In.)	15.59	17.01	18.50	14.29	15.59	16.89
	(cm)	39.6	43.2	47.0	36.3	39.6	42.9
17.	Shoulder breadth(In.)	15.98	17.72	19.41	14.41	15.98	17.72
	(cm)	40.6	45.0	49.3	36.6	40.6	45.0
18.	Hip breadth(In.)	12.40	13.90	15.79	12.28	14.61	17.72
	(cm)	31.5	35.3	40.1	31.2	37.1	45.0

Source : Adaped from N Diffrient, AR Tilley, JC Bardagly. Humanscale 1/2/3. Cambridge, MA : MIT Press, 1974

[표 3.2] Anthropometric Estimates for British Elderly (Refer to Figures 3.1 and 3.2)

No in Figures	Dimensions	Men				Women			
		5th %ile	50th %ile	95 %ile	SD	5th %ile	50th %ile	95 %ile	SD
1.	Stature(In.)	59.65	64.57	69.49	3.03	55.12	59.65	64.17	2.76
	(cm)	151.5	164.0	176.5	7.7	140.0	151.5	163.0	7.0
2.	Eye height(In.)	55.51	60.43	65.35	2.99	51.38	55.91	60.43	2.72
	(cm)	141.0	153.5	166.0	7.6	130.5	142.0	153.5	6.9
3.	Shoulder height(In.)	48.23	52.95	57.68	2.83	44.49	48.62	52.76	2.56
	(cm)	122.5	134.5	146.5	7.2	113.0	123.5	134.0	6.5
4.	Elbow height(In.)	36.81	40.35	44.09	2.24	33.86	37.20	40.55	2.05
	(cm)	93.5	102.5	112.0	5.7	86.0	94.5	103.0	5.2
5.	Hip height(In.)	30.91	34.45	37.99	2.17	17.56	30.71	33.86	1.93
	(cm)	78.5	87.5	96.5	5.5	70.0	78.0	86.0	4.9
6.	Knuckle height(In.)	25.20	28.15	30.91	1.77	24.02	26.77	29.33	1.61
	(cm)	64.0	71.5	78.5	4.5	61.0	68.0	74.5	4.1
7.	Fingertip height(In.)	21.65	24.41	27.17	1.65	20.28	23.23	25.98	1.69
	(cm)	55.0	62.0	69.0	4.2	51.5	59.0	66.0	4.3
8.	Sitting height(In.)	30.91	33.46	36.22	1.65	27.95	30.91	34.06	1.89
	(cm)	78.5	85.0	92.0	4.2	71.0	78.5	86.5	4.8
9.	Sitting eye height(In.)	26.57	29.13	31.69	1.57	24.02	26.97	29.72	1.77
	(cm)	67.5	74.0	80.5	4.0	61.0	68.5	75.5	4.5
10.	Sitting shoulder height(In.)	19.49	21.85	24.21	1.46	17.52	20.28	23.03	1.65
	(cm)	49.5	55.5	61.5	3.7	44.5	51.5	58.5	4.2
11.	Sitting elbow height(In.)	6.30	8.46	10.63	1.34	5.91	8.07	10.04	1.26
	(cm)	16.0	21.5	27.0	3.4	15.0	20.5	25.5	3.2
12.	Thigh thickness(In.)	4.72	5.71	6.89	0.67	4.13	5.51	6.69	0.75
	(cm)	12.0	14.5	17.5	1.7	10.5	14.0	17.0	1.9
13.	Buttock-knee length(In.)	20.08	22.24	24.41	1.34	19.29	21.46	23.62	1.34
	(cm)	51.0	56.5	62.0	3.4	49.0	54.5	60.0	3.4

[표 3.2] 계속

No in Figures	Dimensions	Men 2.5th %ile	Men 50th %ile	Men 97.5 %ile	Men SD	Women 2.5th %ile	Women 50th %ile	Women 97.5 %ile	Women SD
14.	Buttock-popliteal length(in.)	16.14	18.50	20.87	1.42	15.94	18.11	20.28	1.34
	(cm)	41.0	47.0	53.0	3.6	40.5	46.0	51.5	3.4
15.	Knee height(In.)	17.91	20.28	22.44	1.38	16.93	18.90	20.87	1.18
	(cm)	45.5	51.5	57.0	3.5	43.0	48.0	53.0	3.0
16.	Popliteal height(In.)	14.37	16.34	18.50	1.26	12.99	14.96	16.93	1.22
	(cm)	36.5	41.5	47.0	3.2	33.0	38.0	43.0	3.1
17.	Shoulder breadth(In.)	13.19	14.37	15.75	0.79	12.01	13.19	14.57	1.69
	(cm)	33.5	36.5	40.0	2.0	30.5	33.5	37.0	4.3
18.	Hip breadth(In.)	11.42	13.89	15.55	1.26	11.22	13.98	16.73	1.69
	(cm)	29.0	34.0	39.5	3.2	28.5	35.5	42.5	4.3
19.	Shoulder-elbow length(in.)	12.01	13.58	14.96	0.87	11.02	12.20	13.58	0.79
	(cm)	30.5	34.5	38.0	2.2	28.0	31.0	34.5	2.0
20.	Elbow-fingertip length(in.)	16.14	17.72	19.09	0.91	14.57	15.94	17.32	0.87
	(cm)	41.0	45.0	48.5	2.3	37.0	40.5	44.0	2.2
21.	Upper limb length(in.)	26.38	28.94	31.50	1.54	23.82	26.18	28.54	1.42
	(cm)	67.0	73.5	80.0	3.9	60.5	66.5	72.5	3.6
22.	Shoulder grip length(in.)	22.44	24.61	26.97	1.38	20.08	22.24	24.41	1.30
	(cm)	57.0	62.5	68.5	3.5	51.0	56.5	62.0	3.3
23.	Vertical grip reach								
	(standing)(in.)	69.68	75.39	81.10	3.46	64.57	69.68	74.80	2.36
	(cm)	177.0	191.5	206.0	8.8	164.0	177.0	190.0	6.0
24.	Vertical grip reach								
	(standing)(in.)	41.93	46.26	50.39	2.60	38.78	42.72	46.46	2.36
	(cm)	106.5	117.5	128.0	6.6	98.5	108.5	118.0	6.0

Source : Adaped with permission from S Pheasant. Bodyspace : Anthropometry, Ergonomics, and Design. Philadelphia : Taylor & Francis, 1986 ; 110.

[표 3.3] Anthropometric Estimates for Japanese Adults (Refer to Figures 3.1 and 3.2)

No in Figures	Dimensions	Men				Women			
		5th %ile	50th %ile	95 %ile	SD	5th %ile	50th %ile	95 %ile	SD
1.	Stature(In.)	61.42	65.16	68.90	2.28	57.09	60.24	63.39	1.89
	(cm)	156.0	165.5	175.0	5.8	145.0	153.0	161.0	4.8
2.	Eye height(In.)	56.89	60.63	64.37	2.24	53.15	56.10	59.06	1.85
	(cm)	144.5	154.0	163.5	5.7	135.0	142.5	150.0	4.7
3.	Shoulder height(In.)	49.21	52.76	56.30	2.13	42.32	45.08	47.83	1.73
	(cm)	125.0	134.0	143.0	5.4	107.5	114.5	121.5	4.4
4.	Elbow height(In.)	37.99	40.75	43.50	1.69	35.24	37.60	39.96	1.42
	(cm)	96.5	103.5	110.5	4.3	89.5	95.5	101.5	3.6
5.	Hip height(In.)	30.12	32.68	35.24	1.61	27.56	29.72	31.89	1.30
	(cm)	76.5	83.0	89.5	4.1	70.0	75.5	81.0	3.3
6.	Knuckle height(In.)	26.57	29.13	31.69	1.57	25.59	27.76	29.92	1.30
	(cm)	67.5	74.0	80.5	4.0	65.0	70.5	76.0	3.3
7.	Fingertip height(In.)	22.24	24.80	27.36	1.50	21.26	23.62	25.98	1.38
	(cm)	56.5	63.0	69.5	3.8	54.0	60.0	66.0	3.5
8.	Sitting height(In.)	33.46	35.43	37.40	1.22	31.50	33.27	35.04	1.10
	(cm)	85.0	90.0	95.0	3.1	80.0	84.5	89.0	2.8
9.	Sitting eye height(In.)	28.94	30.91	32.87	1.22	27.17	28.94	30.71	1.10
	(cm)	73.5	78.5	83.5	3.1	69.0	73.5	78.0	2.8
10.	Sitting shoulder height(In.)	21.46	23.23	25.00	1.10	20.08	21.85	23.62	1.02
	(cm)	54.5	59.0	63.5	2.8	51.0	55.5	60.0	2.6
11.	Sitting elbow height(In.)	8.66	10.24	11.81	0.91	8.46	9.84	11.22	0.79
	(cm)	22.0	26.0	30.0	2.3	21.5	25.0	28.5	2.0
12.	Thigh thickness(In.)	4.33	5.31	6.30	0.55	4.13	5.12	6.10	0.55
	(cm)	11.0	13.5	16.0	1.4	10.5	13.0	15.5	1.4
13.	Buttock-knee length(In.)	19.69	21.65	23.62	1.14	19.09	20.87	22.64	1.02
	(cm)	50.0	55.0	60.0	2.9	48.5	53.0	57.5	2.6

[표 3.3] 계속

No in Figures	Dimensions	Men 5th %ile	Men 50th %ile	Men 95 %ile	Men SD	Women 5th %ile	Women 50th %ile	Women 95 %ile	Women SD
14.	Buttock-popliteal length(in.)	16.14	18.50	20.08	1.22	15.94	17.72	19.49	1.02
	(cm)	41.0	47.0	51.0	3.1	40.5	45.0	49.5	2.6
15.	Knee height(In.)	17.72	19.29	20.87	0.91	16.54	17.72	18.90	0.71
	(cm)	45.0	49.0	53.0	2.3	42.0	45.0	48.0	1.8
16.	Popliteal height(In.)	14.17	15.75	17.32	0.94	12.80	14.17	15.55	0.83
	(cm)	36.0	40.0	44.0	2.4	32.5	36.0	39.5	2.1
17.	Shoulder breadth(In.)	13.78	14.96	16.14	0.71	12.40	13.39	14.37	0.59
	(cm)	35.0	38.0	41.0	1.8	31.5	34.0	36.5	1.5
18.	Hip breadth(In.)	11.02	12.01	12.99	0.55	10.63	12.01	13.39	0.79
	(cm)	28.0	30.5	33.0	1.4	27.0	30.5	34.0	2.0
19.	Shoulder-elbow length(in.)	11.61	12.99	14.37	0.83	10.63	11.81	12.99	0.55
	(cm)	29.5	33.0	36.5	2.1	27.0	30.0	33.0	1.4
20.	Elbow-fingertip length(in.)	15.94	17.32	18.70	0.79	14.57	15.75	16.93	0.67
	(cm)	40.5	44.0	47.5	2.0	37.0	40.0	43.0	1.7
21.	Upper limb length(in.)	26.18	28.15	30.12	1.14	23.82	25.39	26.97	0.98
	(cm)	66.5	71.5	76.5	2.9	60.5	64.5	68.5	2.5
22.	Shoulder grip length(in.)	22.24	24.02	25.79	1.02	20.28	21.65	23.03	0.87
	(cm)	56.5	61.0	65.5	2.6	51.5	55.0	58.5	2.2
23.	Vertical grip reach								
	(standing)(in.)	71.06	76.38	81.69	3.27	66.14	70.67	75.20	2.72
	(cm)	180.5	194.0	207.5	8.3	168.0	179.5	191.0	6.9
24.	Vertical grip reach								
	(standing)(in.)	43.50	46.65	49.80	1.93	40.55	43.11	45.67	1.61
	(cm)	110.5	118.5	126.5	4.9	103.0	109.5	116.0	4.1
25	Forward grip reach(in.)	24.80	27.17	29.53	1.46	22.44	24.41	26.38	1.22
	(cm)	63.0	69.0	75.0	3.7	57.0	62.0	67.0	3.1

Source : Adaped with permission from S Pheasant. Bodyspace : Anthropometry, Ergonomics, and Design. Philadelphia : Taylor & Francis, 1986 ; 117.

[표 3.4] Anthropometric Estimates for Swedish Adults (Refer to Figures 3.1 and 3.2)

No in Figures	Dimensions	Men				Women			
		5th %ile	50th %ile	95 %ile	SD	5th %ile	50th %ile	95 %ile	SD
1.	Stature(In.)	64.17	68.50	72.83	2.68	60.63	64.57	68.50	2.44
	(cm)	163.0	174.0	185.0	6.8	154.0	164.0	174.0	6.2*
2.	Eye height(In.)	59.84	64.17	68.50	2.68	56.50	60.43	64.37	2.44
	(cm)	152.0	163.0	174.0	6.8	143.5	153.5	163.5	6.2*
3.	Shoulder height(In.)	52.95	56.89	60.83	2.44	49.41	53.55	57.28	2.36
	(cm)	134.5	144.5	154.5	6.2	125.5	135.5	145.5	6.0*
4.	Elbow height(In.)	40.16	43.31	46.46	1.93	35.63	40.35	45.08	2.87
	(cm)	102.0	110.0	118.0	4.9	90.5	102.5	114.5	7.3*
5.	Hip height(In.)	32.09	35.04	37.99	1.77	29.33	32.68	36.02	2.05
	(cm)	81.5	89.0	96.5	4.5	74.5	83.0	91.5	5.2*
6.	Knuckle height(In.)	28.35	29.92	31.50	0.98	26.57	28.94	31.30	1.42
	(cm)	72.0	76.0	80.0	2.5	67.5	73.5	79.5	3.6
7.	Fingertip height(In.)	23.43	25.79	28.15	1.46	22.44	25.00	27.56	1.50
	(cm)	59.5	65.5	71.5	3.7	57.0	63.5	70.0	3.8
8.	Sitting height(In.)	32.68	35.43	38.19	1.69	31.69	33.86	36.02	1.30
	(cm)	83.0	90.0	97.0	4.3	80.5	86.0	91.5	3.3*
9.	Sitting eye height(In.)	28.15	30.91	33.66	1.65	27.76	29.72	31.69	1.18
	(cm)	71.5	78.5	85.5	4.2	70.5	75.5	80.5	3.0*
10.	Sitting shoulder height(In.)	21.46	23.62	25.79	1.34	20.67	22.64	24.61	1.18
	(cm)	54.5	60.0	65.5	3.4	52.5	57.5	62.5	3.0*
11.	Sitting elbow height(In.)	6.89	8.86	10.83	1.22	6.50	8.46	10.43	1.22
	(cm)	17.5	22.5	27.5	3.1	16.5	21.5	26.5	3.1*
12.	Thigh thickness(In.)	4.72	5.98	7.09	0.71	5.12	6.10	7.09	0.63
	(cm)	12.0	15.2	18.0	1.8	13.0	15.5	18.0	1.6*
13.	Buttock-knee length(In.)	21.46	23.43	25.39	1.18	20.67	23.03	25.39	1.38
	(cm)	54.5	59.5	64.5	3.0	52.5	58.5	64.5	3.5*

[표 3.4] 계속

No in Figures	Dimensions	Men 5th %ile	Men 50th %ile	Men 95 %ile	Men SD	Women 5th %ile	Women 50th %ile	Women 95 %ile	Women SD
14.	Buttock-popliteal length(in.)	16.93	18.90	20.87	1.18	16.93	19.09	21.26	1.30
	(cm)	43.0	48.0	53.0	3.0	43.0	48.5	54.0	3.3*
15.	Knee height(In.)	18.90	20.87	22.83	1.18	17.91	19.69	21.46	1.10
	(cm)	48.0	53.0	58.0	3.0	45.5	50.0	54.5	2.8*
16.	Popliteal height(In.)	15.16	16.93	18.70	1.06	13.78	15.75	17.72	1.14
	(cm)	38.5	43.0	47.5	2.7	35.0	40.0	45.0	2.9
17.	Shoulder breadth(In.)	14.37	15.75	17.13	0.79	12.80	13.78	14.76	0.59
	(cm)	36.5	40.0	43.5	2.0	32.5	35.0	37.5	1.5*(W)
18.	Hip breadth(In.)	12.20	14.17	16.14	1.14	27.17	29.72	32.28	1.50
	(cm)	31.0	36.0	41.0	2.9	69.0	75.5	82.0	3.8
19.	Shoulder-elbow length(in.)	12.99	14.37	15.75	0.79	12.01	13.19	14.37	0.67
	(cm)	33.0	36.5	40.0	2.0	30.5	33.5	36.5	1.7
20.	Elbow-fingertip length(in.)	17.32	18.70	20.08	0.79	6.30	6.89	7.48	0.39
	(cm)	44.0	47.5	51.0	2.0	16.0	17.5	19.0	1.0*
21.	Upper limb length(in.)	28.35	30.71	33.07	1.38	25.98	27.76	29.53	1.10
	(cm)	72.0	78.0	84.0	3.5	66.0	70.5	75.0	2.8
22.	Shoulder grip length(in.)	27.21	26.18	28.15	1.22	21.85	23.43	25.00	0.94
	(cm)	61.5	66.5	71.5	3.1	55.5	59.5	63.5	2.4
23.	Vertical grip reach								
	(standing)(in.)	75.98	81.10	86.22	3.07	71.85	76.38	80.91	2.76
	(cm)	193.0	206.0	219.0	7.8	182.5	194.0	205.5	7.0
24.	Vertical grip reach								
	(standing)(in.)	45.47	49.02	52.76	2.28	42.91	46.26	49.61	2.09
	(cm)	115.5	124.5	134.0	5.8	109.0	117.5	126.0	5.3

W=women only; m=men only
Note : All other measurements are estimates based on E codfficients. See Pheasant(1986) for further details of this method.
*Dimensions are quoted directly from the source
Source : Adaped with permission from S Pheasant. Bodyspace : Anthropometry, Ergonomics, and Design. Philadelphia : Taylor & Francis, 1986; 117.

[표 3.5] Anthropometric Estimates for Wheelchair Users (Refer to Figures 3.3 and 3.4)

No in Figures	Dimensions (Seated in Wheelchair)	Small Women	Avg. Women/ Small Man	Avg. Adult	Large Women/ Avg. Man	Large Man
1.	Stature*(In.)	58.3	63.2/63.2	65.8	68.1/68.4	73.6
	(cm)	148.1	160.5/169.5	167.1	173.0/173.7	186.9
2.	Top of head height(In.)	47.8	51.5	53.1	54.3	55.8
	(cm)	121.4	130.8	134.9	137.9	141.7
3.	Eye height(In.)	42.8	46.3	47.7	48.6	51.1
	(cm)	108.7	117.6	121.2	123.4	129.8
4.	Shoulder height(In.)	35.8	38.6	39.8	40.4	42.8
	(cm)	90.9	98.0	101.1	102.6	108.7
5.	Knuckle height(In.)	14.6	16.0	16.0	16.0	16.5
	(cm)	37.1	40.6	40.6	40.6	41.9
6.	Thigh height(In.)	23.5	24.5	25.0	25.5	26.5
	(cm)	59.7	62.2	63.5	64.8	67.3
7.	Toe height(In.)	8.8	6.5	6.2	5.8	8.5
	(cm)	22.4	16.5	15.7	14.7	21.6
8.	Easy forward reach(In.)	18.5	20.2	20.8	21.3	22.3
	(cm)	47.0	51.3	52.8	54.1	56.6
9.	Maximum forward reach(In.)	31.3	34.2	35.3	36.3	38.3
	(cm)	79.5	86.9	89.7	92.2	97.3
10.	Floor to high forward reach(In.)	45.5	51.5	53.5	55.5	59.2
	(cm)	115.6	130.8	135.9	141.0	150.4
11.	Easy side reach(In.)	16.2	17.3	18.6	19.9	22.5
	(cm)	41.1	43.9	47.2	50.5	57.2
12.	Maximum side reach(In.)	22.2	23.8	25.3	26.9	30.1
	(cm)	56.4	60.5	64.3	68.3	76.5
13.	Floor high side reach(In.)	53.0	59.3	62.0	64.6	71.2
	(cm)	134.6	150.6	157.5	164.1	180.8

*Stature refers to the height of the individual if standing

Source : Adapted N Diffrient, AR Tilley, JC Bardagly. Humanscale 1/2/3. Cambridge, MA : MIT Press, 1974

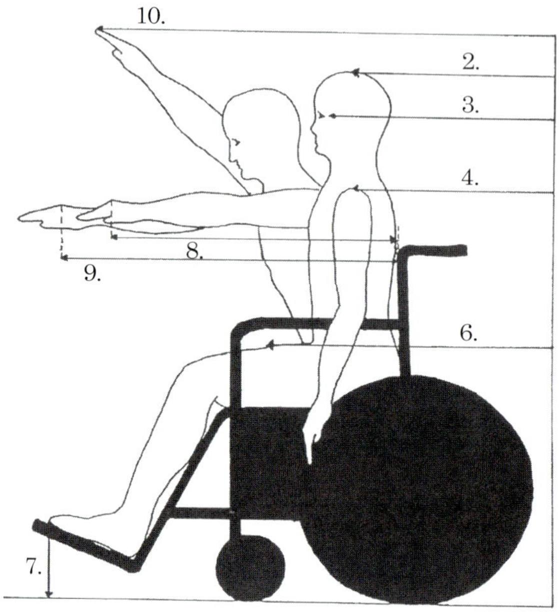

[그림 3.3] Static anthropometric dimensions for wheelchair users(side view). The numbers correspond to data in Table 3.5.

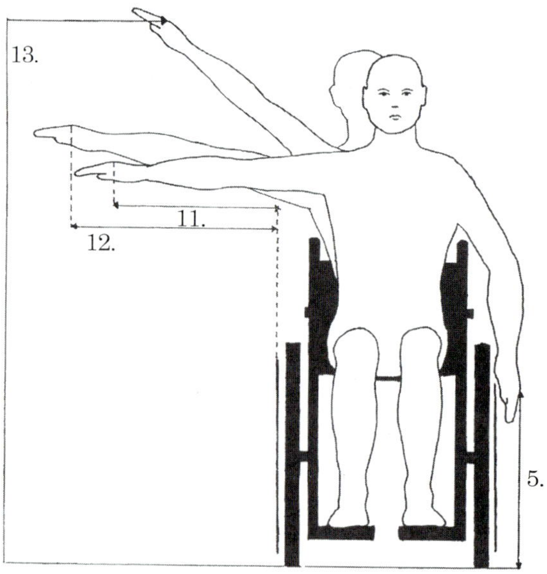

[그림 3.4] Static anthropometric dimensions for the wheelchair users(front view). The numbers correspond to data in Table 3.5.

[표 3.6] Anthropometric Estimates for the Hand (Refer to Figures 3.5)

# in Figures	Dimensions	Men				Women			
		5th %ile	50th %ile	95 %ile	SD	5th %ile	50th %ile	95 %ile	SD
1.	Hand length(In.)	6.81	7.44	8.07	0.39	6.26	6.85	7.44	0.04
	(cm)	17.3	18.9	20.5	1.0	15.9	17.4	18.9	0.9
2.	Palm length(In.)	3.86	4.21	4.57	0.24	3.50	3.82	4.13	0.20
	(cm)	9.8	10.7	11.6	0.6	8.9	9.7	10.5	0.5
3.	Thumb length(In.)	1.73	2.01	2.28	0.16	1.57	1.85	2.09	0.16
	(cm)	4.4	5.1	5.8	0.4	4.0	4.7	5.3	0.4
4.	Index finger length(In.)	2.52	2.83	3.11	0.20	2.36	2.64	2.91	0.20
	(cm)	6.4	7.2	7.9	0.5	6.0	6.7	7.4	0.5
5.	Middle finger length(In.)	2.99	3.27	3.54	0.20	2.72	3.03	3.31	0.20
	(cm)	7.6	8.3	9.0	0.5	6.9	7.7	8.4	0.5
6.	Ring finger length(In.)	2.56	2.83	3.15	0.16	2.32	2.60	2.87	0.16
	(cm)	6.5	7.2	8.0	0.4	5.9	6.6	7.3	0.4
7.	Little finger length(In.)	1.89	2.17	2.48	0.16	1.69	1.97	2.24	0.16
	(cm)	4.8	5.5	6.3	0.4	4.3	5.0	5.7	0.4
8.	Thumb breadth(IPJ)(In.)	2.79	0.91	1.02	0.08	0.67	0.75	0.83	0.08
	(cm)	2.0	2.3	2.6	0.2	1.7	1.9	2.1	0.2
9.	Thumb thickness(IPJ)(In.)	0.75	0.87	0.94	0.08	0.59	0.71	0.79	0.08
	(cm)	1.9	2.2	2.4	0.2	1.5	1.8	2.0	0.2
10.	Index finger bredth(PIPJ)(In.)	0.75	0.83	0.91	0.04	0.63	0.71	0.79	0.04
	(cm)	1.9	2.1	2.3	0.1	1.6	1.8	2.0	0.1
11.	Index finger thichness(In.)	0.67	0.75	0.83	0.04	0.55	0.63	0.71	0.04
	(cm)	1.7	1.9	2.1	0.1	1.4	1.6	1.8	0.1
12.	Hand breadth(metacarpal)(In.)	3.07	3.43	3.74	0.20	2.72	2.99	3.27	0.16
	(cm)	7.8	8.7	9.5	0.5	6.9	7.6	8.3	4
13.	Hand breadth(across thumb)								
	(In.)	3.82	4.13	4.49	0.20	3.31	3.62	3.90	0.20
	(cm)	9.7	10.5	11.4	0.5	8.4	9.2	9.9	0.5

[표 3.6] 계속

# in Figures	Dimensions	Men				Women			
		5th % ile	50th % ile	95 % ile	SD	5th % ile	50th % ile	95 % ile	SD
14.	Hand breadth(minimum)	2.80	3.19	3.35	0.24	2.48	2.80	3.11	0.20
	(In.)[a]	7.1	8.1	8.5	0.6	6.3	7.1	7.9	0.5
	(cm)								
15.	Hand thickness(metacarpal)								
	(In.)	1.06	1.30	1.50	0.12	0.94	1.10	1.30	0.12
	(cm)	2.7	3.3	3.8	0.3	2.4	2.8	3.3	0.3
16.	Hand thickness, (including								
	thumb)(In.)	1.73	2.01	2.28	0.16	1.57	1.77	1.97	0.12
	(cm)	4.4	5.1	5.8	0.4	4.0	4.5	5.0	0.3
17.	Maximum grip diameter								
	(In.)[b]	1.77	2.05	2.32	0.16	1.69	1.89	2.09	0.12
	(cm)	4.5	5.2	5.9	0.4	4.3	4.8	5.3	0.3
18.	Maximum spread(In.)	7.01	8.11	9.21	0.67	6.50	7.48	8.46	0.59
	(cm)	17.8	20.6	23.4	1.7	16.5	19.0	21.5	1.5
19.	Maximum functional spread								
	(In.)[c]	4.80	5.59	6.38	0.47	4.29	5.00	5.71	0.43
	(cm)[b]	12.2	14.2	16.2	1.2	10.9	12.7	14.5	1.1
20.	Minimum square access								
	(In.)[d]	2.20	2.60	2.99	0.24	1.97	2.28	2.64	0.20
	(cm)	56	6.6		0.6	5.0	5.8	6.7	0.5

IPJ=interphalangeal joint (i. e., the articulation between the two segments of the thumb), proximal interphalangeal joint(i.e., finger articulation nearest the hand)

[a]As for hand breadth(metacarpal), except that the palm is contracted to make it as narrow as possible

[b]Measured by sliding the hand down a graduated cone until the thumb and middle finger just touch.

[c]Measured by gripping a flat wooden wedge with the tip end segments of the thumb and ring fingers.

[d]The of the smallest equal aperture through which the hand will pace

Source : Adapted with permission from S Pheasant,. Bodyspace, and Design, Philadelphia : Taylor & Francis, Taylor & Francis, 1986 : 126

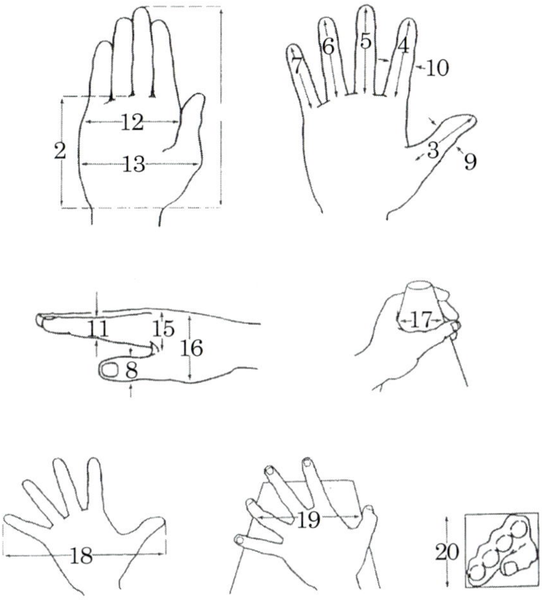

[그림 3.5] Static anthropometric dimensions for the hand. The numbers correspond to data in Table 3.6.(Reprinted with permission from S Pheasant. Bodyspace : Anthropometry, Ergonomics, and Design. Philadelphia : Taylor & Francis, 1986 ; 127.)

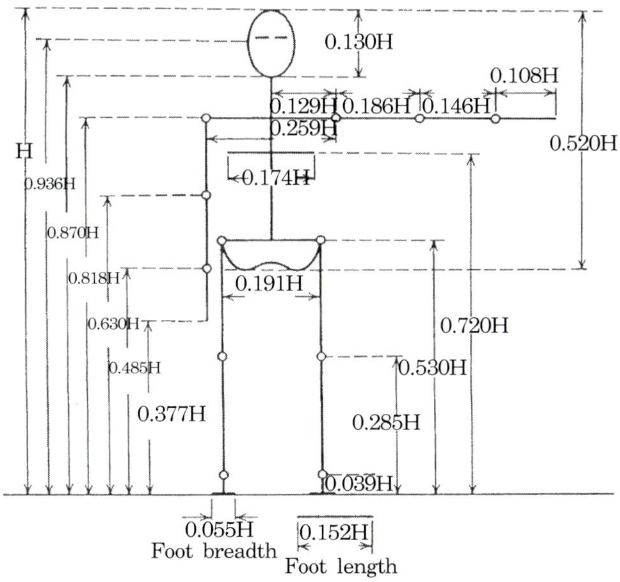

[그림 3.6] The segment links model.(H=height of standing subject[stature].)(Reprinted with permission from JA Roebuck, KHE Kroemer, WG Thompson. Engineering Anthropometry Methods. New York : Wiley, 1975 ; 176.)

이 방법은 표에서 언급되지 않은 인체 각 분절의 크기를 추정할 수 있게 해준다.

이 방법을 통한 추정은 주의해서 사용해야 한다. 그러나 전술(前述) 방법에 의해 계산되는 치수가 어떤 특별한 개인을 위한 것이라도 평균값으로 정의할 수 있다. 실제 사람이 앉은키는 90백분위수에 해당되고, 팔의 길이는 10백분위수, 발의 길이가 20백분위수라고 해도 전혀 이상하지 않다. 체중과 지방의 분포, 자세, 다이어트 여부, 호흡, 운동 등의 요소에 따라 인체 치수는 변화할 수 있다. 만약 특정인에 대한 보다 정확한 인체 분절의 길이를 추정하여야 한다면 인체 계측 자료의 다양한 조합과 보다 다양한 수식을 사용하여야 한다(Pheasant 1986, 1996 ; Roebuck 1995).

정적 인체측정 추정치의 한계

지금까지 기술했던 모든 정보는 인간의 형태를 이해하는데 유용한 정보를 제공하여 준다. 그러나 어떤 평균적인 값이라도 측정된 값에는 한계가 있다. 그러므로 인체 측정 자료는 가이드의 역할만 할 뿐이며 절대적인 것이 아니라는 점을 기억해야 한다.

정확성(Accuracy)

인간의 형태를 측정하는 것은 어려운 문제이다. 인체는 부드러운 외곽선으로 이루어진 원형이며 구부러지기도 쉽다. 측정방법은 연구자들마다 다양하다. 종종 인체측정에 대한 연구비용과 시간상의 이유로 신장을 기준으로 하여 수식을 상용하여 다른 인체 분절의 길이를 추정하기도 한다(분절 링크 모델과 유사하다). 이 방법을 통하여 비교적 합리적인 추정을 할 수 있지만, 완전히 정확한 것은 아니다(Pheasant 1996). 다행히 우주선의 디자인과 같이 형태에 꼭 맞는 디자인이 요구되지 않은 한(미항공우주국은 자체적인 측정 자료를 보유하고 있음), 정확한 측정이 반드시 필요한 것은 아니다.

의복(Clothing)

인체 측정의 가장 단점중의 하나는 의복을 착용하지 않고 신을 신지 않은 상태로 측정해야하는 것이다. 다행히 보호 장비나 실외에서 입는 두꺼운 외투를 제외하고는 대부분의 의복은 아주 작은 치수만을 더할 뿐이다. 만약 작업자가 큰 옷을 선호한다면, 주어진 지침에 의해 약간의 조정을 해주면 된다. 조정을 위한 지침은 아래와 같다.

- 신발 : 다리 길이를 포함하여 모든 측정치에 남자는 1.0–1.5in.(2.5–3.8cm), 여자는 1–3in.(4.5–7.6 cm)를 가산한다. 신발의 무게는 남자의 경우 2lb(0.9 kg), 여자의 경우 1.1lb(0.5 kg)이 적당하다.
- 외투 : 팔꿈치 측정치에 4in.(10 cm)를 더한다. 그리고 바닥에서 어깨까지의 높이에 1.0–1.5 in.(2.5–3.8 cm)를 더한다(Diffrient et al. 1974). 외투의 부피로 인해 팔이 미치는 범위는 짧아지고 움직임은 느려진다.
- 안전모 : 정적자세에서의 측정치에 4in.(10cm)를 더한다.

모집단(population)

언급한 바와 같이 모집단의 차이는 크기의 차이이다. 설계는 모집단을 염두에 두고 수행되어야 한다. 예를 들어, 만약 모집단이 주로 동양인인데 서양인의 측정치를 사용하여 설계가 수행된다면, 동양인에게는 너무 크게 된다. 불행히도 모든 모집단에 대한 측정자료는 존재하지 않는다. 심지어 인체 분절 모델 역시 백인들의 신체를 기준으로 한 것이므로 사용할 때 주의하여야 한다.

평균(average)

모든 측정치는 모집단의 평균을 나타낸다. 개개인에게 적용하기 위해서는 모든 측정치에 대한 분산(variations)을 고려하여야 한다. 평균(50%)을 사용하여 설계된 워크스테이션은 대부분의 사람들에게 너무 크거나 작다. 인간공학적 내용에 의해 5–95%의 값을 사용하더라도 모집단에 속한 사람의 10%에게는 맞지 않다. 심지어 소수의 사람들을 위해 1–99% 값을 사용하더라도 큰 잠재적 위험을 안고 있다. 만약 그 측정치가 모집단에 속한 소수의 사람들만을 대상으로 측정되었다면 그 자료는 신뢰할 수 없을 지도 모른다.

인체측정 자료가 갖는 여러 가지 결점들에도 불구하고, 여전히 모집단의 크기 및 형태를 간파할 수 있는 유용한 정보로 사용된다. 인체측정 자료는 보다 많은 수의 사람들에게 안락한 워크스테이션을 제공하기 위하여 믿을 수 있는 기초자료를 제공한다. 앞서 제시한 표의 내용은 작업 환경(공간)의 향상 및 설계 시에 인간의 형태를 이해하기 위한 정보를 제공해 준다. 이러한 측정치는 모집단에서 소수의 사람들만을 측정하여 설계하는 오류를 방지하는 역할을 하기도 한다.

인체측정 자료의 이용

본 장의 다음 절에서는 팔의 도달 범위, 여유율과 같은 개념을 소개한다. 이러한 개념은 워크스테이션 구축을 위해 필수적으로 이해해야 되는 것들이다. 모든 측정치들은 평균값을 사용하며, 측정치를 이용하기 전 워크스테이션의 목적과 전체 모집단을 고려하여야 한다.

작업범위(Reach)

작업범위는 신체를 움직이지 않고 작업자에 의해 만져질 수 있는 작업자 주위의 범위로 정의된다. 어깨는 이 범위의 중심축이다. 그리고 팔의 길이는 행동반경과 같다. 경우에 따라서(테이블에서 작업할 때) 팔꿈치에서 손가락 끝까지의 길이가 작업범위가 되기도 하는데, 이때 팔꿈치가 중심축이 되며 전완과 손의 길이가 작업반경과 일치한다. 작업범위를 고려한 설계에서 가장 작은 사용자를 고려하여야 하며, 여성의 50백분위수가 만족하도록 설계되어야 한다. 만약 여성들이 대상물에 도달할 수 있다면, 이보다 큰 사람은 충분히 대상물에 손이 도달할 수 있기 때문이다(All reaching data from Diffrient et al. 1974).

수직 작업범위(Vertical Reach)

제어반의 버튼을 조작하거나 높은 선반에서 물건을 들어 내리는 작업은 수직적 작업의 예이다.

- 통제 가능한 버튼의 높이는 컨트롤 패널 앞에 선 사람을 가정하여 지면으로부터 약 71인치(177cm)이다.
- 앉은 자세에서는 어깨에서 윗방향으로 21인치(51cm)인 곳 이내에 버튼을 설치한다.
- 만약 버튼을 누리는 경우가 아닌, 개체를 잡는 경우에는 손가락의 길이 만큼 위의 수치에서 빼주어야 한다(2.8인치[7cm]). 선반인 경우 개체를 확인하고 손을 뻗어 잡는 경우, 깊이는 24인치(60cm) 이내여야 한다. 선반의 높이는 바닥으로부터 56인치(140cm) 이내에 위치시켜야 한다.

수평 작업범위(Horizontal Reach)

수평적 작업에서 작업높이는 테이블 혹은 계산대의 높이 정도이다. 작업자는 그 표면에서 대상물을 조작한다. 수평 작업의 네가지 영역은 그림 3.7에 도식화되어 있다.

1. 정상 작업역 : 팔꿈치는 신체의 옆면에 자연스럽게 붙이고, 신체는 테이블과 밀착한다. 이때 전완에 의해 만들어 지는 호. 이 영역은 작업 수행시 정밀도가 가장 높은 영역이다. 체격이 작은 여성의 정상 작업역의 반경은 약 8인치(20cm)이다.
2. 확장 작업역 : 팔꿈치는 테이블의 모서리에 의지한 채 전완에 의해 만들어지는 호. 이 영역 역시 작업하기에 좋은 영역이다. 그러나 무거운 물체를 취급하거나 빈번히 도구를 사용하여야 하는 경우는 개선이 필요하다. 이 영역의 반경은 약 16인치(40cm)이다.
3. 최대 작업역 : 사람이 일을 향해 몸을 접어 구부리는 것과 같이 신체는 앞으로 기댄다. 이 영역은 작업시 도구와 준비물을 드물게 사용하는 경우에 적합하다. 이 영역에서는 푸시-버튼이나 다른 컨트롤 장치를 고려하여야 한다. 반경은 약 19인치(48cm)이다.
4. 최대 효율 작업역 : 작업자 앞쪽에 위치하는 10인치(25cm)인 정방형의 공간이다. 이 영역은 테이블의 모서리로부터 약 한 뼘 정도 떨어진 곳에 위치해 있다. 이 영역은 대부분의 사람들이 선호하며, 신체로부터 가장 편안한 거리에 있는 장소이다.

작업영역은 기능적 팔 뻗힘 거리에 의해 영향을 받는데, 기능적 팔 뻗힘 거리는 다음의 제약조건을 갖는다.

- 균형(Balance) : 몸을 앞쪽으로 기대거나 뒷면으로 기대는 경우 기능적 팔 뻗힘 거리는 증가한다. 그러나 작업자가 위태로운 상황이거나 미끄러운 표면에서 작업을 할 경우는 감소한다. 또한 잦은 팔 뻗힘으로 인해 피로가 증가하기도 한다.
- 복장(Clothing) : 여유가 많은 보호복이나 부피가 큰 옷을 착용한 경우 거리는 감소한다.
- 전반적인 관절의 운동성(Joint mobility) : 관절염을 앓고 있는 경우나 휠체어를 사용하는 경우 움직임은 감소한다. 따라서 멀리 있는 물체에 쉽게 손을 뻗을 수 없다.
- 직무 요구(Job requirements) : 기능적 팔 뻗힘 거리는 직무의 정밀도와 요구되는 근력에 의해 제약을 받는다.

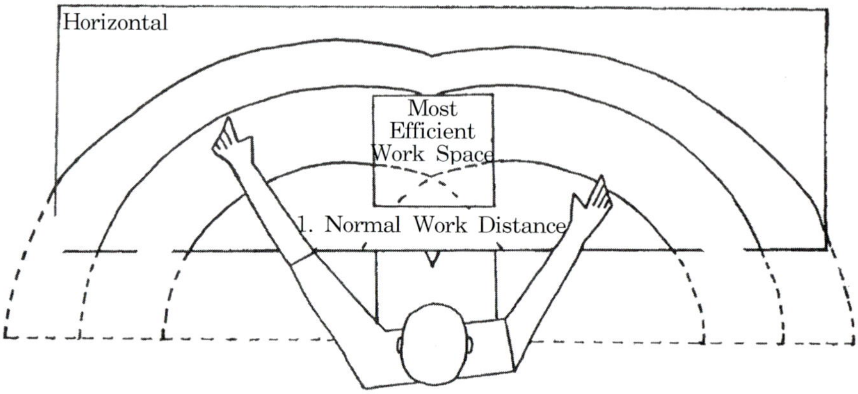

[그림 3.7] The four zones of horizontal reach.

시각 작업 영역(Seeing over Objects)

작업공간 내에서 중요한 개체와의 시각적 접촉은 필요하다. 작업자는 빛, 제어사항, 경고에 해당하는 내용은 물론이고 그들 자신이 무엇을 하는지 볼 수 있어야 한다(그림 3.8). 시각적 작업 영역에 관한 몇 가지 규칙은 다음과 같다.

- 개체가 정상 시선(line of sight)을 방해하여서는 안된다.
- 머리가 수평면과 수직을 이루지 않고 고개를 세웠을 경우가 가장 이완된 시선이다. 이완된 시야는 수평면에서 약 10–15도 아래에 위치한다. 따라서 컴퓨터 작업과 같이 연속적으로 시각적 접촉이 필요한 경우 수평 시선에서 약 10–15도 아래에 위치시켜야 한다(Grandjean 1988).
- 눈은 윗방향과 아랫방향으로 약 15도 지점을 편안하게 회전할 수 있다. 따라서 빈번한 읽기 작업의 경우 수평선 아랫방향으로 약 30도 지점과 윗방향으로 약 5도 지점에 작업을 위치시킨다(Grandjean 1988).
- 머리를 움직이지 않는다면 눈은 수평선 아랫방향으로 70도, 윗방향으로 50도까지 회전할 수 있다. 가끔씩 보아야 하는 개체 또는 번쩍이거나 주변 시야와 상호작용하는 개체는 이 부분에 위치시킨다(Diffrient et al. 1974).이 영역은 머리를 움직일 경우 증가한다.
- 읽어야 하는 글자는 어느 정도의 거리를 두더라도 읽을 수 있을 만큼 충분히 커야 한다. Grandjean(1988)은 19.6인치(50cm) 떨어진 곳에서 읽을 수 있는 글자의 크기를 최소한 0.12인치(0.3cm)로 추천하고 있으며, 읽는 거리가 27.5인치(70cm)로 멀어진다면 글자의 크기는 최소한 0.17인치(0.43cm)를 추천한다. 선명도와 대비 역시 글자를 읽기 위해서 중요한 역할을 수행한다.

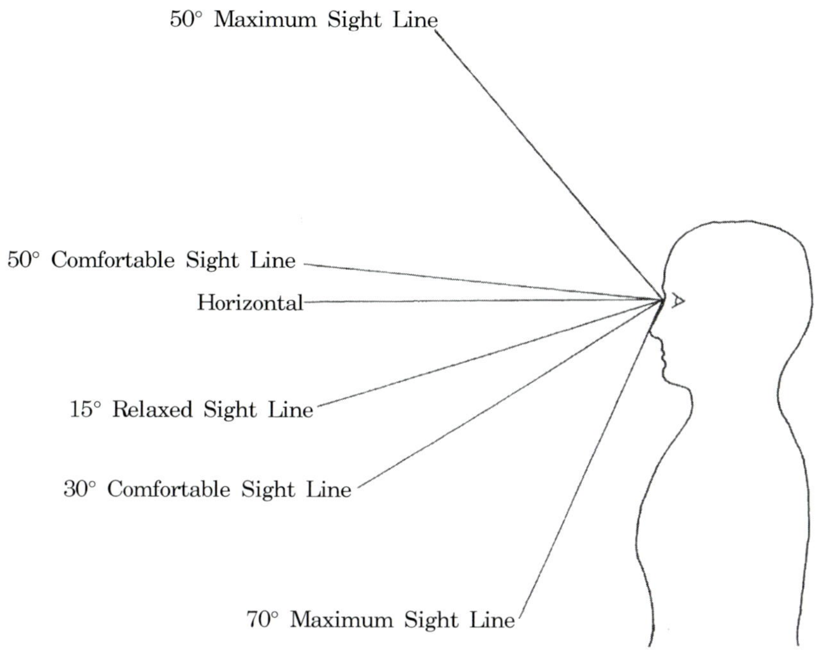

[그림 3.8] "Visual" reach

여유(Clearance)

여유는 인체분절의 움직임과 사람의 자유 통행을 위해서 허용되어야 하는 공간이다. 잠수함의 해치(승강구)의 여유는 좁으나 동시에 많은 사람이 통행하는 시민 센터의 출입구는 여유가 크다.

어떤 디자인이든 여유는 각 분야의 특성을 –통행 패턴, 옷의 마모– 반영해야 한다. 전통적으로 여유는 체격이 큰 사람 – 95백분위수 – 을 기준으로 한다. 그러나 오늘날에는 휠체어 사용자에 필요한 여유를 산정하여야 한다. 그 이유는 휠체어를 수동으로 조작하기 위해서는 넓은 공간이 필요하기 때문이다. 다음은 체격이 큰 사람, 휠체어 사용자 등을 위한 높이 여유와 넓이 여유의 산정에 관한 일반적 지침이다.

높이(Height)

복도의 높이는 헬멧과 신을 신은 99백분위수의 사람들이 이용하기에 불편함이 없도록 최소한 77인치(177cm)이상이 되도록 설계한다(Pheasant 1986).

폭(Width)

복도의 최소 넓이는 잠재적 사용성을 고려하여 설계한다(All width are from Pheasant 1986).

- 한사람이 걸어서 지나가는 경우 25.5인치(65cm)가 되어야 한다.
- 두 사람이 옆으로 서서 나란히 걸어가는 경우 53.1인치(135cm)가 되어야 한다.
- 한사람이 휠체어를 타고 지나가는 경우 42인치(106.7cm)가 되어야 한다.
- 휠체어를 타고 360도 회전하는 경우를 고려하면 74인치(188cm)가 되어야 한다.

테이블 작업(Table Work)

테이블에 앉아서 작업하는 경우 팔꿈치 공간이 필요하다(All table work measurements are from Diffrient et al. 1981).

- 테이블에 앉아서 작업할 때 작업자의 95백분위수가 옆 사람 혹은 다른 사물에 부딪히지 않게 하려면 41.8인치(106.2cm) 지름을 가진 원형의 공간이 필요하다.
- 작업자가 개체를 잡고 다른 사물에 부딪히지 않고 자유롭게 운동하려면 76.7인치(194.8cm) 지름의 원형 공간이 필요하다.

수작업 여유(Hand Clearance)

손을 작은 공간 속으로 넣거나 빼는 작업은 어떤 작업에서 매우 중요하다.

- 95백분위수의 사람들이 넣거나 뺄 수 있는 가장 작은 공간은 한 변의 길이가 최소한 5.1인치(7.6 cm) 이상이어야 한다. 만약 어느 공간의 두께가 2.3인치(3.8cm)이고 폭이 4.6인치(11.4cm)라면 손을 이 공간에 넣을 수 있다. 그러나 이 공간에서는 개체를 잡거나 제거하는 작업은 할 수 없으며 오직 버튼을 누르는 작업 등을 할 수 있을 뿐이다.
- 만약 위험지점에 손의 접근을 막기 위한 보호판(hand guard)을 설치한다면 한 변의 길이는 2인치(5.0 cm) 이내여야 하고 판의 두께는 1.5인치(2.3cm) 이내, 그리고 폭은 3.3인치(8.3cm) 이내가 적당하다(Pheasant 1986).
- 앉아서 하는 작업은 다리의 공간이 필요하다. 특히 설계시 체격이 큰 사람이라도 다리의 공간이 충분하여 쾌적한 작업이 되도록 해주어야 한다. 일반적으로 앉아서 수행하는 작업 설계시 서랍

장이나 두꺼운 상판은 사용하지 않는다. 무릎의 공간을 좁게 만들기 때문이다(all leg space estimates are from Grandjean 1988).

- 앉아서 수행하는 작업공간의 폭은 최소한 27.2인치(68cm)여야 하고, 높이는 27.6인치(69cm)가 되어야 한다.
- 대부분의 사람들은 앉은 자세에서 등을 뒤로 기대거나 다리아래의 빈 공간으로 다리를 펴는 자세를 선호한다. 그러므로 다리를 펴기 위하여 공간의 깊이는 바닥에서 32인치(80cm)가 되어야 하고, 무릎에서는 24인치(60cm)가 되어야 한다.

자세(Posture)

본질적으로 공간에서 신체 각 부분의 위치를 자세라고 한다. 자세는 작업자의 건강과 안녕을 지키기 위한 중요한 요소이다. 위치 변동이 없는 작업 또는 정적 자세의 작업은 근골격계 질환을 유발시킨다(Bernard 1996). 자세를 유지하기 위해서 작업자는 어깨높이로 팔을 들어 올린 채 이를 유지하여야할 뿐만 아니라, 신체의 각 근육들은 중력에 대항하여야 하며 몸통을 구부리고 작업을 하기도 한다. 이런 자세들이 작업자들을 불편하게 한다. 인체측정 자료는 작업자 작업에서 최적의 자세를 유지하도록 하기 위해 사용된다. 그럼 무엇이 가장 좋은 자세일까? 일반적으로 가능한 한 신체의 긴장이 없는 상태에서 팔과 다리, 몸통은 중립에 가까운 자세를 취하는 것이다. 서있는 자세에서 중립자세는 머리는 몸통과 수직을 이루고 몸통의 무게중심이 엉덩이와 수직이며 무릎은 약간 구부린 자세에서 팔은 몸통의 옆면에 자연스럽게 늘어뜨린 자세이다. 작업자들에게 이 자세를 유지하게 하거나 이러한 자세로 작업방법을 수정한 경우 신체의 스트레스를 줄일 수 있다. 앉은 자세의 경우 의자의 형태에 의해 자세가 결정된다는 것을 제외하고 좋은 자세의 조건은 앞서 기술한 내용과 동일하다.

앉은 자세와 서 있는 자세중 어느 것이 좋은 자세일까? 그 해답은 둘 다 좋은 자세라는 것이며 작업이 요구하는 바에 따라 서거나 혹은 앉은 자세가 결정된다.

선 자세 작업의 이점 (Diffrient et al. 1981)

- 이동성이 크다
- 작업자가 넓은 영역의 작업을 수행할 수 있다
- 큰 제어장치를 다룰 수 있다

- 자신의 몸무게를 에너지로 사용할 수 있다
- 공간을 절약할 수 있다.

앉은 자세 작업의 이점 (Diffrient et al. 1981)

- 피로를 최소화 할 수 있다
- 작업의 안정성이 높다
- 힘의 도움을 받을 수 있다
- 페달을 사용할 수 있다
- 넓은 범위의 작업자 신체크기를 수용할 수 있다.

앉은 자세

앉은 자세는 척추가 받는 스트레스를 최소화 하도록 설계하여야 한다. 소위 적합한 앉기 자세라고 불리던 것은 고관절 90도, 무릎 90도 팔꿈치 90도, 허리를 곧게 펴고 머리를 수직으로 유지한 자세인데, 어느 정도의 해로움을 초래할 수도 있는 자세이다. 디스크가 받는 압력을 연구한 결과에 의하면, 이 자세는 의자에 편안히 앉은 자세보다 척추에 더욱 많은 압력이 가해진다고 한다(Chaffin and Andersson 1991). 작업자를 의자에 가장 편안히 앉히고 등을 기대게 했을 때, 고관절의 각도는 105도로 관찰되었다(Grandjean et al. 1983). 이 자세에서는 의자에 의해 등이 지지되고 척추 추간원판과 근육구조물에 약간의 체중이 실리게 된다.

작업자에게 가장 좋은 의자는 등받이를 약간 기울여서 작업자가 기댈수 있는 의자이다.

다음은 효율적인 자세 유지를 위해 기억해야 될 규칙들이다.

- 자세를 빈번하게 바꾸어 주어야 한다. 장기간 계속되는 고정된 자세는 작업의 스트레스를 증가시킨다.
- 머리를 앞으로 숙이는 자세는 피하여야 한다. 머리를 숙이게 되면 곧게 유지하였을 경우와 비교하여 머리의 무게에 의해 척추에 약 8파운드의 토크가 증가한다. 시각적 작업인 경우 머리가 척추위에서 균형을 잘 잡을 수 있도록 설계되어야 한다.
- 상완은 몸의 옆에 있도록 하여야 하며, 가급적 머리위로 들어 올리는 것은 피하도록 해야 한다.

목과 같이 상완의 각도가 커질수록 어깨에 가해지는 토크는 증가한다.

- 몸의 각 부분은 나란하여야 하며, 비대칭이 되거나 몸을 비트는 것은 피하여야 한다. 비대칭의 자세일 때 몸의 근육은 충분히 그 힘을 발휘하지 못한다.
- 중립적인 자세를 유지하여야 하고 과도한 운동범위를 갖는 자세는 피하여야 한다. 이는 특히 불량한 자세를 취하기 쉬운 손과 손목의 자세에 적용되어야 한다.
- 등받침을 사용하고 가급적 90도 이상의 경사각을 유지한다.
- 신체 각 부분의 근육이 충분히 제 힘을 발휘할 수 있도록 하여야 한다.

정확성 및 근력(Precision and Strength)

인체측정 자료는 작업자의 정확성 또는 근력의 발휘에 직접적인 영향을 미친다. 그러므로 정확성과 근력을 요구하는 작업은 그에 적합하게 작업자의 자세가 설계되어야 한다.

정확성(Precision)

작은 부품을 다루는 작업의 경우 더욱 잘 보기 위하여 눈을 작업물에 가까이 가져가듯, 정확성은 사물을 보는 것과 밀접한 관계가 있다. 작업물과 작업자 사이의 거리와 팔과 손의 지지 여부 등에 따라서 정확도를 높일 수 있다. 일반적으로 팔꿈치 보다 약 2-4인치(5-10cm) 높이에서 작업할 때 정확도가 높다(Grandjean 1988). 그러나 이것은 반드시 작업물 표면의 높이를 가리키는 것은 아니다. 실제 표면의 높이는 도구를 사용하기 위해 이것보다 높거나 낮을지도 모른다. 또한 작업의 요구에 따라 작업물을 이보다 높거나 낮은 곳에 두어야 할지도 모른다. 예를 들어, 치료사가 용접을 하기 위한 가장 좋은 자세를 결정할 때, 용접봉의 높이를 계산하고 작업물은 이보다 충분히 낮은 곳에 두도록 하여야 할 것이다. 그래서 용접봉을 잡은 손의 높이가 팔꿈치 보다 약 2-4인치(5-10cm) 위쪽에 있도록 하여야 한다.

근력(Strength)

근력은 자세에 직접적인 영향을 받는다. 모든 근육은 최대의 힘을 내기 위한 최적의 수축 길이가 존재한다(Chaffin and Andersson 1991). 신체 각 부분의 근육이 최적의 수축 길이일 때 근력은 최대에 도달한다. 모든 작업이 반드시 근력을 요구하는 것은 아니다. 작업에 따라서 지렛대의 효과, 신체의 균형, 마찰 등에 더욱 의존할 수도 있다. 당기는 작업의 경우 작업물과의 균형을 깨기 위하여 체중의 사용이 요구되기도 한다. 그러나 일반적으로 근력을 필요로 하는 작업은 팔꿈치 아래 약 6–16인치(15–40cm)에 작업물을 두는 것이 효과적이다(Grandjean 1988).

다음의 사례연구는 사무실 작업자에게 적합한 설비를 위하여 인체측정 추정치를 사용하는 가상적인 예를 보여준다. 치료사는 워크스테이션의 설계에 인체측정 추정치를 적용하고 난 후, 실제 배치하여 그 배열상태와 설계된 설비를 평가하여야 한다.

사례연구

어느 회사의 데이터 입력 부서에서 워크스테이션의 재배열을 통하여 작업의 능률을 높이고자 한다. 회사는 3교대로 운영되며 50명의 데이터 입력 사원이 있다. 모든 워크스테이션은 3교대 작업동안 적어도 3명의 직원이 사용하며, 때때로 임시 사원들도 이용을 한다.

치료사는 다음의 정보에 따라서 새로운 설비를 구입하려고 한다.

1. 회사의 사원들은 압도적으로 여성이 많다(90%)
2. 백인이 75%이고, 나머지 인종이 25%이다.
3. 회사는 의자를 교체하고 약간의 작은 설비들을 추가하려고 한다. 장비들을 재설계하기 위한 예산은 주어지지 않는다.
4. 모든 책상은 표준적인 30인치 높이이며, 4인치 높이의 컴퓨터와 16인치의 모니터가 책상위에 놓인다. 배치를 하였을 경우 바닥에서 모니터 상단까지의 높이는 50인치이다. 키보드는 책상위에 놓이며 손목을 쉴 수 있는 장치가 되어 있다. 의자의 조정범위는 17.5–22.5인치이다.
5. 대부분의 데이터는 숫자이며, 직원들은 숫자판을 사용하여 입력한다. 마우스와 자판은 가끔 사용될 뿐이다.

치료사들은 모두가 만족할 만한 워크스테이션 구축이 어렵다는 것을 알고 있다. 대신 정적 인체측정자료를 이용하여 가능한 많은 수의 사람들이 만족하도록 워크스테이션을 설계하려고 한다.

미국 성인의 정적 인체측정 자료(표 3.1)를 이용하여 치료사는 이 집단의 다양한 신체크기를 추정해

내었다(표 3.7). 치료사는 이 표를 기초로 다음과 같이 워크스테이션의 설계지침을 권고한다.

1. 조절 가능한 의자를 구매한다. 의자 모델의 조사를 통해 조절범위는 16-21인치인 것을 추천한다. 이것은 키가 큰 남성과 여성에게 적합하나 키가 작은 남성과 여성은 발판이 필요할 것이다. 의자 팔걸이의 조절범위는 7-9.5인치로 하며, 팔걸이는 엉덩이의 크기에 따라서 안쪽과 바깥쪽으로 조절이 가능하여야 한다. 좌판은 18인치보다 깊어서는 안되며, 좌판이 4인치정도 줄어들게 하기 위하여 조절 가능한 등받이여야 한다.
2. 모든 책상에는 조절 가능한 키보드 받침대를 설치한다. 받침대는 책상높이보다 2-7인치 아래로 조절 가능하여야 한다(왜냐하면 어떤 의자도 지면으로부터 16인치 높이 아래로는 조절이 불가능하기 때문에 2.5백분위수의 여성들을 위해 16인치에 맞춰진다). 마우스 사용 공간이 있는 키보드 받침대의 사용을 권장한다.
3. 컴퓨터 본체위에 모니터를 두지 말고 모니터 받침대를 사용하여 책상 위 9인치까지 모니터의 높이를 조절 가능하게 한다.

위 세 가지 권고안은 작업자 96%의 욕구를 만족시키기에 충분하다. 치료사는 개인의 욕구에 맞게 워크스테이션의 조절 방법을 교육해야 한다.

요약

이 장에서는 워크스테이션을 설계하기 위한 정적 인체측정 자료 표의 사용방법을 살펴보았다. 정적 인체측정 자료와 인체 분절 모형은 다양한 인간의 형태를 이해하기 위한 본질적인 정보를 제공해 준다. 또한 이를 통해 디자이너는 광대한 모집단에 대한 이해와 개인과 그들의 질환을 이해하기 위한 정보를 얻게 된다. 그것으로써 설계에 필요한 시간과 노력이 절약될 뿐만 아니라 설계의 정확도가 높아진다. 인체측정을 통한 인체 추정치는 디자이너에게 여유, 도달점, 자세 등 좋은 설계를 하기 위한 정보를 제공한다. 그러나 이러한 자료를 이용한 방법은 변동성이 크고 옷을 입은 상태에 대한 측정치가 부족하며, 모집단의 인구비율에 대한 추정오차가 있으나 현재로서는 인간의 신체 크기에 대한 최적의 추정치를 제공하고 있다. 결론적으로 말하자면, 정적 인체측정 자료는 치료사들과 인간공학자들에게 귀중한 도구임에는 틀림없다.

감사의 말씀

이장의 많은 그림들을 그리는데 도움을 준 David Lee에게 감사한다. 또한 트레이닝을 지원해준 국립아동연구소(National Institute of Child)의 국립재활공학연구센터(National Center for Medical Rehabilitation Research)와 국립건강증진연구소(Development of the National Institute of Health)에 감사의 말씀을 드린다.

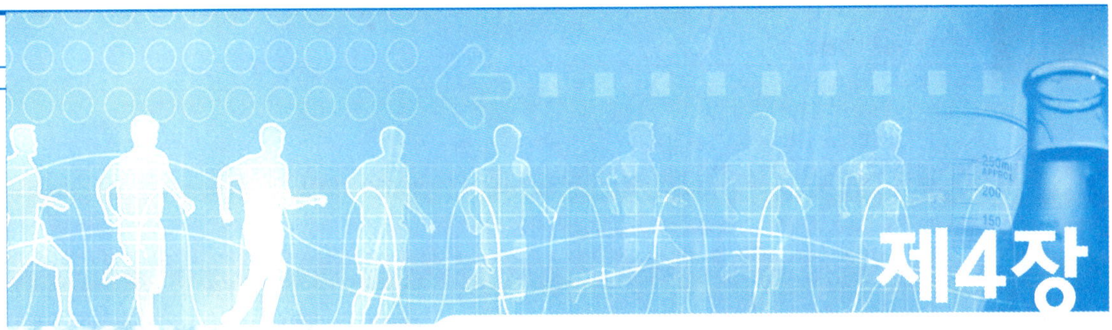

제4장 생체역학의 기초

개요

이 장에서는 생체역학의 기본적인 원리를 살펴본다. 생체역학은 인체 각 분절의 움직임과 그로 인해 발생하는 힘을 설명하기 위하여 물리적 법칙을 사용한다. 이장에서는 분석을 위하여 기능적 단위(functional units)의 사용법을 설명한다. 상지와 하지운동, 몸통운동, 그리고 잡기운동 등 기본적인 문제를 해결하기 위하여 모델을 사용한다. 이장은 인간-기계 시스템에 대한 이해력을 높이며 재활공학 프로그램의 설계에 도움을 준다.

생체역학을 이해하기 위해서는 인체의 동작제어 법칙을 이해하는 것이 필요하다. 생체역학 모델은 서로 다른 구성요소들로 이루어진 구조에서 발생하는 힘을 추정할 수 있으며, 다양한 자세에서의 최대 허용 하중을 예견할 수 있다. 또한 적합한 도구의 크기와 작업장에서의 스트레스를 최소화하는 작업장 배치를 수행할 수 있다(Chaffin and Anderson 1984). 이러한 원리들은 효율의 극대화, 에너지의 보존, 산업현장에서의 근골격계질환의 예방 등에 응용될 수 있다. 인간-기계 시스템은 생체역학의 개념을 기본으로 설계되어야 한다(Grandjean 1988). "생체역학은 일상생활을 하는 동안 발생하는 인체 각 부분의 힘과 인체 각 분절에 의해 유발되는 움직임에 대한 해석을 물리학의 법칙과 공학적 개념을 사용하는 것이다"(Frankel and Nordin 1980, p. ix). 많은 책들이 다차원적인 분석과 동적(dynamic)인 분석을 제공하지만 이 장에서는 생체역학의 간단한 개념만을 소개한다.

생체역학에는 정적인 상태를 다루는 영역과 동적인 상태를 다루는 두가지 영역이 존재한다. 동적인 연구는 인체의 움직임으로 인해 발생하는 제반 현상을 다루는 것이다. 동적인 연구는 물체의 이동, 회전으로 발생하는 변위, 가속도, 속도와의 관계를 다루는 운동형상학(kinematics)과 인체의 움직임과 그로 인해 발생하는 힘을 다루는 운동역학(kinetics)으로 나눌 수 있다(LeVeau 1992).

인체의 해부학적 구조

인체의 구성요소와 그 기능을 이해하는 것은 생체역학에서 중요하다. 다음절에서는 인체의 구조와 조직(tissues)에 대해서 간단히 소개한다.

뼈(bone)

생체역학에서 뼈가 가지는 중요한 기계적 성질은 강도(strength)와 딱딱함(stiffness)이다. 탄성력을 넘어서는 과도한 부하는 뼈에 일시적인 변형을 일으키고, 이것은 결국 질환으로 이어진다. 뼈는 인장(tension), 압축(compression), 굽힘(bending), 전단(shear), 비틀기(torsion) 또는 이러한 힘들이 조합된 부하를 받게 된다.

인장력은 조직의 표면으로부터 안쪽으로 작용하는 힘과 그 반대의 힘이 있을 경우 발생한다. 인장력이 작용하면 조직은 길어지고 폭은 좁아진다. 압축력은 조직의 표면으로 작용하는 힘과 그 반대의 힘이 있을 경우 발생한다. 이 경우 조직은 짧아지고 폭은 넓어진다. 전단력은 조직과 평행하거나 혹은 각도를 가진 힘이 작용할 때 발생한다. 굽힘력은 인장력과 압축력의 조합이며, 조직을 임의의 한 축을 중심으로 구부리는 작용을 한다. 이때 장력은 조직의 볼록면에 발생하고, 압축력은 오목면에 발생한다. 비트는 힘은 조직이 어느 한 축을 중심으로 비틀리는 경우에 발생한다. 일상생활에서 뼈는 어느 한가지의 힘만을 받는 경우는 매우 드물며 대부분의 경우 두가지 이상의 힘들이 조합된 힘을 받게 된다(Nordin and Frankel 1989). 어느 조직이 상처를 받으면 회복하려고 하며, 최대 부하가 걸릴 경우 이 힘을 다른 힘으로 변환하려고 한다. 치료사는 작업을 수정하거나 조직이 부하를 견뎌낼 수 있도록 치료 강도를 점차 높여야 한다.

건(Tendon) · 인대(Ligaments)

건은 근육의 장력을 뼈에 전달하는 역할을 하여 관절의 움직임을 발생시킨다. 인대는 동작을 유도하며 과도한 동작이 발생하는 것을 방지한다. 생리학적 연구에 따르면(Nordin and Frankel 1989), 정상적인 조건아래에서 이들 조직은 견뎌낼 수 있는 최대 하중의 1/3 크기의 스트레스를 받고 있는 것으로 알려졌다. 만약 이들 조직이 견뎌낼 수 있는 값과 같거나 초과하는 스트레스가 주어질 경우, 이들 조직은 급속한 피로와 함께 부하를 견뎌낼 수 없을 것이다. 일반적인 환경에서 이들 조직은 변형과 회복의 단계를 경험한다.

건과 인대의 수축이 빠르게 반복되어 회복에 충분한 시간이 주어지지 않는 경우 이들 조직에는 잔류부하(residual strain)가 발생한다(Chaffin 1984). 건과 인대는 늘어날 수 있는 최대 길이에서 1-2% 더 늘어날 수 있다. 그러나 이것은 조직을 약하게 만들고 염증을 만들며 기능을 감소시킨다. 잔류부하가 임상에서 흔히 볼 수 있는 요천추부 염좌(lumbosacral strain)의 원인이 되는가? 아마도 환자의 슬건근(hamstring), 부척추근 또는 고관절 굴곡근이 구부리는 작업의 충분한 동작을 수행하기에는 너무 짧은 것이 그 원인일 것이다. 만약 근육이 충분히 길다면, 반복적인 작업을 손상없이 수행할 수 있는가? 이에 대해서는 추가적인 연구가 필요하다.

골격근(Skeletal Muscle)

근육은 외부의 부하로부터 골격을 보호하고 힘을 제공하며 충격을 흡수한다. 근육은 정적 작업(자세의 유지)과 동적 작업(운동과 자세유지)을 수행한다.

근육은 그 길이가 가장 짧을 때와 가장 길 때의 중간 지점에 있을 때 최대의 수축성 긴장이 일어난다. 이 위치를 안정시 길이(resting length)라고 한다. 근육이 안정시 길이보다 길거나 혹은 짧을 경우 수축성 긴장은 감소한다. 수축성 긴장이 일어나는 동안 외부의 부하는 커지며 운동속도는 느려진다. 근육이 수축하여 외부의 부하가 최대의 힘을 발휘할 때 속도는 0이 된다. 이것을 등척성 수축(isometric contraction)이라고 하며, 이때 근육은 생체역학적으로 평형상태이다. 외부의 부하가 최대 근력 범위를 초과하면 수축은 편심성이 되며, 외부의 부하는 커지고 운동속도는 빨라진다. 힘과 속도와의 관계를 살펴보면 근육의 수축이 천천히 일어날 경우 내부적인 근 장력은 커지며, 이와 반대로 근육의 수축이 빠르게 일어나면 내부적인 근 장력은 작아진다(Nordin and Frankel 1989)(Table4.1)

[Table 4.1] Mathematical Relationships

Space : length is measured in meters, area in square meters, and volume in liters

Time : measured in seconds

Matter : that which occupies space

Mass : the quantity of an object ; measured in kilograms

Vector : a line that has quantity and direction ; it indicates displacement

Displacement : indicates the difference between the initial position and the ending position

Acceleration : the final velocity minus the initial velocity divided by time z : $\frac{V_f - V_i}{t}$

Weight : measured in newtons and equal to mass multiplied by gravity : W=(m)(a)

Force : that which causes movement ; force is measured in newtons and can be compressive (directed toward surface), tensile(directed away from the surface), or shear or tangential (directed parallel to the surface)

Stress : found within the material the forces are acting on ; measured in newtons per meter squared(N/m^2) and determined by multiplying the force by the specific quantity of the tissue

Friction : determined by the normal force multiplied by the coefficient of friction for a particular material

Lifting work : defined as weight(mass×gravity) multiplied by height multiplied by number of repetitions : Lw=(m)(a)(h)(r)

Gravity : a constant difined as the rate of acceleration in proportion to the square root of the distance traveled ; the earth's gravity equals 9.8 m/sec^2(for the purposes of this chapter, it is rounded to 10 m/sec^2)

Source : Reprinted from SL Roberts, SA Falkenburg Biomechanics : Problem Solving for Functional Activity. St. Louis : Mosby-Year Book, 1992.

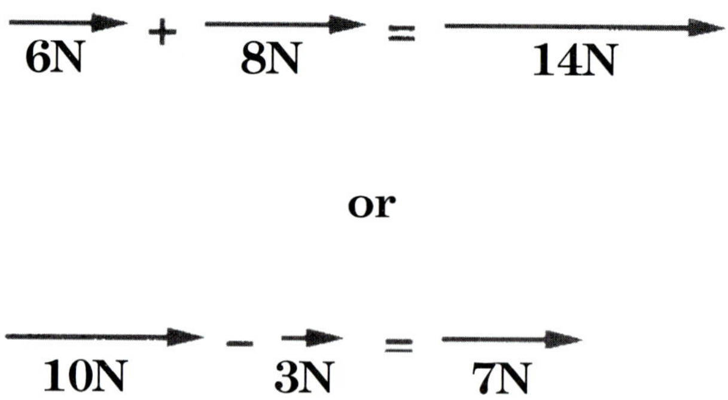

[그림 4.1] Linear vectors. Simple mathematics is used to obtain the value of the resultant vector

물리학의 원리

벡터(Vectors)

선형벡터는 서로 전개되는 동일 직선상에 존재한다. 서로 합산할 수 있으며, 합산된 벡터는 단일벡터와 동일하며 이것을 합 벡터(resultant vector)라 한다(그림 4.1).

동시벡터(concurrent vector)는 방향은 다르나 하나의 점에 작용하는 두 벡터를 의미한다. 이차원 모형이 이를 설명하기 위하여 사용된다. 동시벡터는 평행사변형법으로 문제를 해결할 수 있으며, 합벡터를 구하는 수학적 방법으로도 해결이 가능하다(그림 4.2).

평행사변형법은 그림 4.2에 나타나 있듯이 같은 시작점을 가지는 크기 3 N의 벡터와 4 N의 동시벡터를 그린다. 다음으로 그림 4.2의 점선과 같이 각 벡터의 끝 지점을 시작점으로 하며, 동시벡터와 평행한 선을 그린다. 합벡터(C)는 동시벡터와 평행한 두 벡터가 만나는 지점과 동시벡터가 시작된 지점을 이은 선이 되며, 그려진 벡터의 길이는 벡터의 크기가 된다.

피타고라스 정리(Pythagorean theorem)는 합벡터의 크기를 구하기 위하여 사용된다. 이 정리는 직각삼각형에서 한변의 길이를 제곱한 것의 합은 빗변 길이의 제곱과 같다는 것이다.

$$a^2 + b^2 + c^2$$

그림 4.2에서

$$3^2 + 4^2 = c^2$$
$$9 + 16 = c^2$$
$$25 = c^2$$
$$\sqrt{25} = c^2$$
$$5 = c$$

그러므로 벡터 C의 값은 5 N이 된다.

원형운동 관련 요소들

원형운동 관련 요소는 관절이 고정된 축의 주위를 이동할 때 발생한다. 이때 축 주위를 돌면서 발생하는 힘을 모멘트(moment)라 한다. 힘이 작용하는 지점과 축을 수직으로 연결한 직선의 길이를 모멘트 팔(moment arm)이라 한다. 팔꿈치 관절과 전완의 무게중심에 작용하는 힘이 원형 관계의 예이다(그림 4.3).

운동범위에서 모멘트 팔의 길이는 그림 4.3에 d로 표시되어 있다. 모멘트 팔의 기리는 동작범위 전체에서 순간마다 변화한다. 길이 d는 팔꿈치가 90도 굴곡되었을 때 가장 길며 완전히 신전되었을 때 가장 짧아진다.

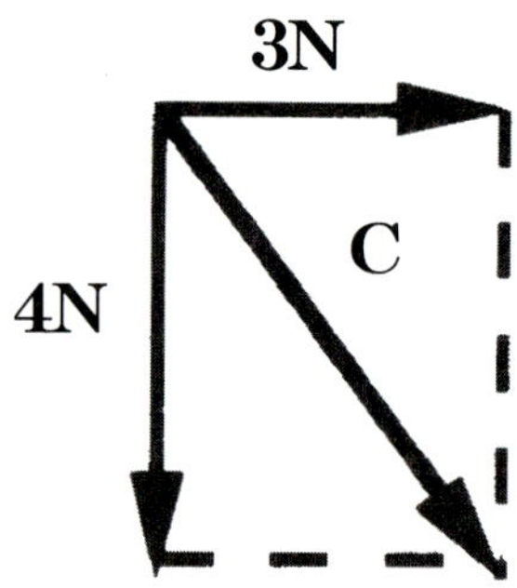

[그림 4.2] Concurrent vectors. The parallelogram method or the Pythagorean theorem is used to obtain the value of the resultant vector, C.

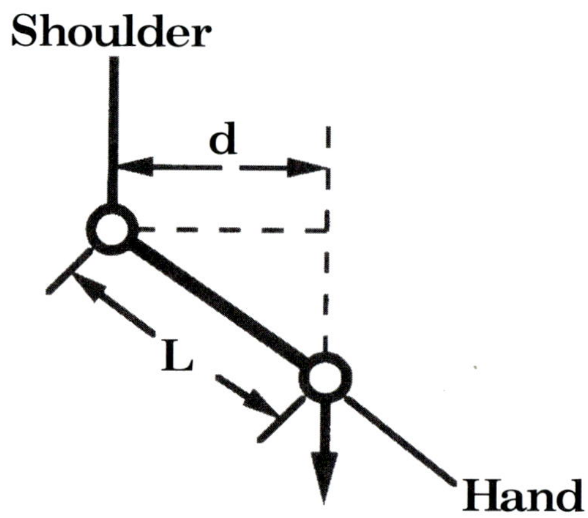

[그림 4.3] Circular relationship.(d = moment arm ; L = lever arm.)

그림 4.3의 L은 지레 팔(lever arm)을 나타내며, 이것은 회전축으로부터 신체의 부위를 따라서 힘이 작용하는 지점까지의 거리를 의미한다. L은 동작범위에 관계없이 항상 일정하다. 지레는 축 주위

를 움직이는 강체이다. 예를 들면, 지레 팔은 전완의 뼈를 나타낸다.

하나의 힘에 대하여 방향이 반대이고 크기가 같을 경우 평형상태가 된다. 그림 4.4는 시소(seesaw)와 같은 힘의 배치를 보여준다. 이 시소의 목적은 모든 힘들의 합이 0이 되는 평형상태를 유지하는 것이다($\Sigma F = 0$).

이 문제에서 움직이는 시소를 멈추기 위한 힘(x)을 계산하여야 한다. 받침점의 왼쪽에 작용하는 힘은 5N의 힘과 10m의 지레 팔 길이를 곱하여 구한다.

그러므로

$$F = (5N) \times (10m)$$

받침점 오른쪽에 작용하는 힘은 힘(x)에 지레 팔(5m)를 곱하여 구하면 된다. 따라서

$$F = (X) \times (5m)$$

$$(5N)(10m) - (XN)(5m) = 0$$

$$(5N)(10m) = (XN)(5m)$$

$$50Nm = 5XNm$$

$$\frac{50Nm}{5m} = XN$$

$$10 = X$$

그러므로 시소가 평형이 되기 위해 필요한 힘 X는 10 N이다.

그림 4.4는 중점과 역점 사이에 지점이 있는 제1종 지레의 예이다. 인체에서 상완삼두근이 제1종 지레의 예이다. 제2종 지레는 역점과 지점 사이에 중점이 있는 것이다.

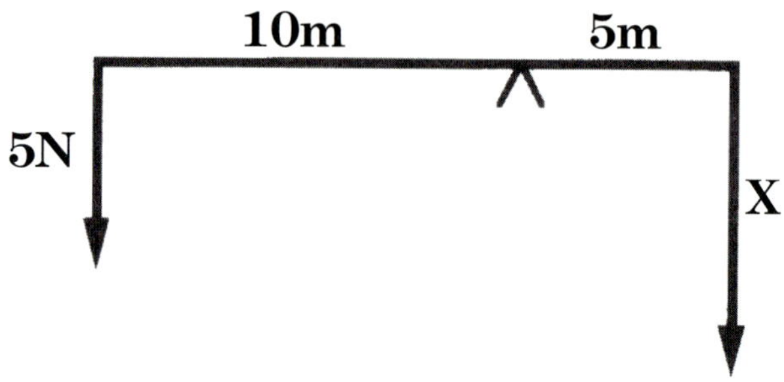

[그림 4.4] A state of equilibrium. The forces on each side of the fulcrum are equal

이와 같은 지레의 예는 외바퀴 손수레에서 찾을 수 있으며, 인체에서는 발끝으로 서있는 동안 비복근과 가자미근의 작용을 들 수 있다. 제3종 지레는 지점과 중점 사이에 역점이 있다. 인체에서는 상완이두근과 거의 모든 근골격계가 이에 해당한다. 가장 기계적 효율이 높은 지레는 팔을 운동하였을 경우 힘점(역점)과 축(지점)과의 거리가 저항점(중점)과 축(지점)과의 거리보다 긴 경우이다. 이것은 제2종 지레의 원리이다. 인간의 근골격계 대부분은 대상물을 옮기는 무게보다 몇 배의 힘을 작용해야만 하는 효율적이지 못한 제3종 지레에 해당된다. 치료사는 환자에게 물건을 들 때 가능한 몸에 가깝게 위치시켜 저항점과 축과의 거리(resistance arm)를 감소시키도록 충고하여야 한다. 도구와 워크스테이션의 배치는 인체의 제3종 지레 효과를 최소화하도록 설계하여야 한다(Yates and Lindberg 1970).

지레의 원리에 추가적으로 인체의 운동은 두가지 근골격계 운동 원리가 필요하다. 첫째는 휠과 축의 운동 원리이다. 인체에서는 상완골의 세로축을 중심으로 내측 회전운동이 여기에 해당한다. 둘째는 도르래의 원리이다. 무릎이 신전하는 동안 대퇴의 관절융기(condyles)에서 슬개골이 당겨지는 현상이 이 원리에 해당한다(White and Panjabi 1990).

무게중심(Center of Gravity)

인체에서 무게중심은 전체 질량이 한곳에 집중된 점으로 정의한다. 자연스러운 상태에서 인간은 무게중심을 기준으로 평형을 이룬다(White and Panjabi, 1990). 사람이 직립자세를 취하고 움직이지 않고 있다면 인체의 무게중심은 제1천추골 앞에 위치한다. 이곳은 사람의 전체 신장에서 약 55%인 지점이다. 치료사는 환자에게 안정성을 증가시키도록 지지기저면을 증가시키는 방법을 가르친다. 이것의 목적은 무게중심을 낮게 유지하기 위한 것이며, 무게중심이 지지기저면 내에 위치하게 하는 것이다. 네발로 기는 짐승의 무게중심은 보통의 걸음에서 골반 앞쪽의 몸 바깥쪽에 위치해 있다. 그러나 이것이 지지기저면 내에 위치하기 때문에 안정된 자세를 취하게 된다(Rasch and Burke 1978). 인체의 각 분절들에도 무게중심이 있으며, 이것으로 각 분절의 운동에서 나타내는 힘을 계산할 수 있다(부록 4.1).

토크(Torque)

토크는 축을 중심으로 회전할 때 나타나는 힘으로써, 질량, 가속도, 모멘트 팔의 곱으로 나타낸다 [F = (m)(a)(moment arm)]. 토크의 단위는 Newton·meter 또는 foot·pounds이다. 외적 토크는 인체 분절의 무게에 모멘트 팔을 곱하여 구한 것을 나타내며, 내적 토크는 근육, 건, 기타 연부조직이 관절 주위에서 만들어 내는 것이다. 내적 토크는 근육이 수축하는 힘에 모멘트 팔을 곱한 것과 같다. 외적 토크와 내적 토크 모두 운동을 하는 동안 범위의 변화로 값이 변화한다. 왜냐하면 모멘트 팔의 길이가 변하기 때문이다.

생체역학적 관련 요소들

체간(Trunk)

요통에는 다음의 세 가지 원인이 있다. (1)정상적인 배부에 가해지는 비정상적인 부하 (2)비정상적인 배부에 가해지는 정상적인 부하 (3)준비되어 있지 않은 정상적인 배부에 가해지는 정상적인 스트레스가 그것이다. 정상적인 배부에 가해지는 비정상적인 부하는 물체를 들어 올리는 동안 통증을 유발시킨다. 인대에 스트레스를 유발시키고 결국에는 관절에까지 부하가 가해지게 된다. 통증은 근육의 허혈, 인대의 과도한 긴장, 그리고 과도한 관절낭의 신장으로 발생한다. 비정상적 배부에 가해지는 정상적인 부하는 척추 측만, 슬건근의 단축 또는 요추 부위 근육의 약화와 같이 구조적 이상이 있을 경우에 발생한다. 이 상태에서는 무게중심이 한쪽으로 치우치고 들어 올리는 작업의 효율이 감소한다. 준비되지 않은 상태에서 갑작스럽게 가해지는 정상적인 스트레스는 들어 올릴 물체의 무게를 잘못 예상하였거나 요부의 누적된 피로로 인하여 부적합한 자세가 되었을 때 발생한다(Caillet 1988).

생체역학적 측면에서 체간의 기능적 단위는 척주이다. 척주는 체간과 사지의 운동을 위한 토대가 된다. 골격구조는 경추에서 요추로 갈수록 점점 더 커지고, 관절면의 방향은 변화한다. 척주의 각 부분은 다음과 같다. 추체는 체중부하의 주요 중심이 되고, 추궁근은 신경궁을 형성하여 각 추체에 있는 네 개의 와(관절면)는 각기 다른 방향을 향하고 있으며 각각 독립적인 움직임을 갖는다. 극돌기와 횡돌기는 근육의 부착부위가 된다.

추간판 탈출증의 85-95%가 L4-5와 L5-S1에서 같은 빈도로 발생한다. 또한 물건을 들어 올리는 동안 요추 5번과 천추 1번 사이에 있는 추간원판에 가장 큰 스트레스가 가해진다. 이는 손에 든 물체의 무게와 관련하여 모멘트 팔이 길어지기 때문에 물체를 들어 올리는 동안 가장 큰 모멘트가 발생하기 때문이다(Chaffin and Anderson 1984).

그림 4.5는 기본적인 운반 작업 문제의 해법을 보여준다. 그림 4.5에서 작업자가 15kg의 상자를 들고 있다. 상자의 무게 중심은 L5-S1 추간원판의 동작 중심에서 전방으로 0.2m 지점에 있다. 상체의 무게로 발생하는 힘은 L5-S1 추간원판의 횡축으로부터 후방으로 0.02m 지점을 통과한다. 우선 상체의 무게를 결정하여야 한다. 머리, 목, 체간 그리고 팔은 전체 몸무게의 약 68.8%(Dempster 1995) 또는 66.1%(Roberts and Falkenberg 1992)를 차지한다. 부록 4.2의 체중에 비례하는 인체 각 분절의 비율을 참고하자. 이 예제에서 상체의 무게는 약 40kg이다. 만약 모멘트 팔이 0.04m라면 척추기립근은 힘 F를 발휘하여야 한다.

치료사는 우선 기속도와 중량을 곱한 상자와 상체에서의 힘을 계산하여야 한다(F=[m][a]). 이 예제에서는 사람이 정지해 있는 상태이므로 가속도는 중력가속도와 같다(10 ㎨). 상자에서의 힘은 15kg×10 ㎨ = 150 N 이다. 상체에서의 힘은 40kg×10㎨ = 400 N 으로 계산된다. 상자를 들고 있기 위해서는 힘의 합계가 0 이 되어야 한다. 힘의 합계는 모멘트 팔의 길이에 힘을 곱하여 구한다.

$$(150N\times 0.2m)-(400N\times 0.02m)-(F\times 0.04m)=0$$

$$(150N\times 0.2m)-(400N\times 0.02m)=(F\times 0.04m)$$

$$\frac{30Nm-8Nm}{0.04m}=F$$

$$500N=F$$

그러므로 척추기립근은 550N의 힘을 발휘하여야 상자를 든 상태를 유지할 수 있다. 만약 상자가 몸에서 좀 더 떨어져 있다면 모멘트 팔은 길어지고 척추기립근은 더욱 큰 힘을 발휘하여야 상자를 든 상태를 유지할 수 있다. 이는 환자에게 물체를 들거나 운반할 때 물체와 신체를 가깝게 하여야 하는 근거를 제시하고 있다. 이러한 작업의 목적은 가능한 모멘트 팔의 길이를 짧게 하여 근육의 노력을 가급적 줄여주는 것이다. $\sum F = 0$의 공식은 L5-S1 추간원판의 반작용 힘을 구하기 위해 다시 사용된다. 상자, 상체, 척추기립근은 모두 중력에 의해 아랫방향으로 힘을 받는다.

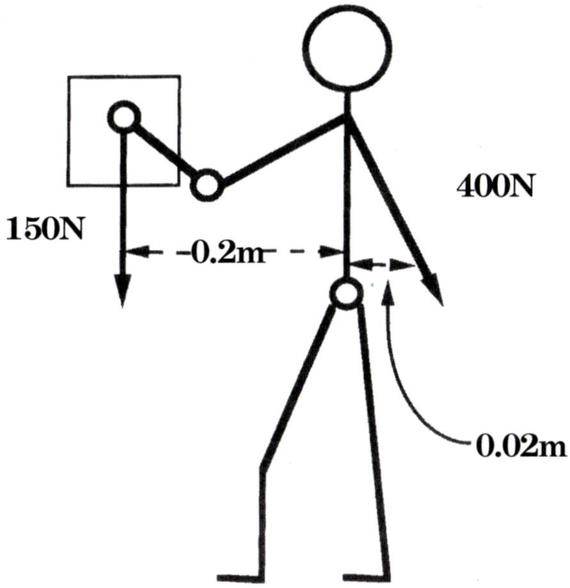

[그림 4.5] Lifting. The box weighs 15kg. Its center of gravity is 0.2m ventral to 1.5-S1 disc. Upper body weighs 40kg and passes 0.02m dorsal to L5-S1 disc

L5-S1 추간원판에서는 윗방향으로 같은 크기의 반작용힘이 발생한다. 추간원판의 반작용힘을 D라 한다면

$$0 = D - 150N - 400N - 550N$$

$$D = 150N + 400\,N + 550N$$

$$D = 1,100N$$

그러므로 L5-S1 추간원판의 반작용힘은 1,100 N이다.

적절한 들기 작업에 관한 논쟁은 계속되고 있다. Wiktorin과 Nordin은 연구를 통해 압축력이 추간원판의 파열을 유발하지는 않는다고 하였으며, 쪼그려 앉은 자세에서 들기 기법을 소개하였다. 또 다른 연구에서는 물체가 너무 클 경우 사람들은 두 다리를 벌린 엉거주춤한 자세를 취하게 되며, 들기 작업을 하기 위해 허리를 굽힌 경우 쪼그려 앉아서 들기에 비해 압축력이 낮다고 하였다. 그렇지만 전단력은 허리를 굽힌 자세가 크므로 상체를 곧게 편 자세가 바람직하다. 가장 좋은 척추 전만 자세에 대해서는 의견이 분분하므로 추후 더욱 많은 연구가 필요하다(Chaffin and Anderson 1984).

상지(Upper Extremity)

상지에는 다섯 가지 기능적 단위가 존재한다 : (1)견갑대 (2)견관절 (3)주관절 (4)요척관절 (5)손목관절과 손 등 이다. 이들 단위는 각각의 안정성과 운동성을 위해 작용하게 된다.

견갑대(Shoulder Girdle)

견갑대 복합체는 운동성을 위한 구조로 되어 있고, 쇄골과 견갑골, 그리고 이들 뼈들이 만나 이루어지는 관절로 구성되어 있다. 흉쇄관절은 안정성이 낮은 관절이다. 이곳은 가장 움직임이 많은 부위이며 견갑대의 회전을 위한 축으로서 작용을 하며, 측방에서 가해지는 충격을 흡수하는 역할을 한다. 견쇄관절은 약하며 어깨에 가해지는 충격 스트레스를 흡수한다. 견갑대 근육은 안정성을 제공하는데, 견갑대 부위의 뼈와 인대가 약하게 배열되어 있기 때문에 이들 근육들이 이를 보상하여 안정성을 제공한다. 상체 근력의 약화는 다양한 손상의 원인이 된다(White and Panjabi 1990).

견관절(Shoulder joint)

견관절은 상완관절와 및 상완골두로 구성되어 있으며, 상완관절와는 가동성이 큰 다축성 관절이다. 상완과절와는 상완 골두를 1/3만 감싸고 있기 때문에 회선근개와 관절순이 안정성을 보강해 준다.

견관절을 가로지르는 근육들이 관절 운동을 가능하게 한다. 극하근과 소원근은 상완골의 후방에 정지해 있다.

이들 근육들은 장축을 중심으로 상완골의 외측 회전운동을 일으킨다. 견갑하근은 상완골두의 전방에 정지하여 상완골 장축을 중심으로 내측 회전운동을 일으키게 된다. 극상근은 견관절의 전후 회전축을 지나 상완골두 원위부에 정지한다. 이 근육은 상완골을 외전시키기 위하여 상완골두를 내측으로 끌

어당기는 제1종 지레의 원리로 작용한다. 광배근과 대원근은 체간의 후방에서 기시하여 상완골의 전방에 정지한다. 이 근육의 수축은 상완골의 내측 회전과 신전을 일으키게 된다.

주관절(Elbow Joint)

주관절은 상완골 원위부와 척골 및 요골의 근위부로 구성되어 있다. 상완골과 척골의 관절부분은 안정성이 있는 구조로 되어 있고, 상완골과 요골의 관절부분은 비교적 안정성이 결여되어 있다. 상완요척관절 부위는 지속적으로 과도한 스트레스를 받는 일이 흔하며, 이로 인해 손상을 입게 되는 경우도 많다.

주관절 굴곡의 주동근은 상완이두근과 상완근 그리고 상완요골근이다. 주관절 신전은 상완삼두근의 수축으로 일어난다. 다른 근육들은 수축시 힘의 작용점이 주관절 중심에 근접해 있기 때문에 작은 모멘트만 발생시키는 고정근으로써 작용한다(White and Panjabi 1990).

요척관절(Radioular Joint)

요척관절은 상요척관절과 중요척관절 그리고 하요척관절로 구성되어 있다. 해부학적 구조상 골의 안정성이 부족하기 때문에 수많은 인대들이 안정성을 보강해 준다. 운동은 장축을 중심으로 회내와 회외운동이 일어난다. 상완이두근은 회외운동이 일어나도록 휠-축의 배열로 되어있으며, 회외근은 보조근으로 작용하여 안정성을 제공한다. 원회내근과 방형회내근은 회내운동이 일어날 때 안정성에 관여한다(White and Panjabi 1990).

주관절 운동각을 유지하기 위하여 상완이두근이 작용하여야 하는데 다음 예제에 의해 계산된다. 작업자의 손목 주위의 무게는 1kg이고, 전완의 길이는 0.3m이다. 전완의 무게중심은 주관절 하방 0.172m에 있다(부록 4.1의 인체분절의 무게중심 참조). 팔의 무게는 1.58kg이다. 우선 주관절이 90도 굴곡일 때 근육의 힘을 계산하여 보자. 계산을 하기 위해서 인체측정 자료를 참고로 평균적인 사람의 팔 무게와 무게중심을 사용한다(그림 4.6).

전완에서 나타나는 힘은 F=(m)(a) : F=(1.58kg)×(10m/s^2)이다. 그러므로 F=15.8 N이며 손목에서의 힘은 F=(1kg)×(10m/s^2)=10 N이다.

전완을 90도로 유지하기 위한 상완이두근의 힘(Me)을 계산하기 위하여 $\Sigma F = 0$의 수식을 사용한다.

$$0 = (Me \times 0.04m) - (0.172m \times 15.8N) - (0.3m \times 10N)$$
$$(Me \times 0.04m) = (0.172m \times 15.8N) + (0.3m \times 10N)$$
$$Me = \frac{[(0.172m \times 15.8N) + (0.3m \times 10n)]}{0.40m}$$
$$Me = 142.9N$$

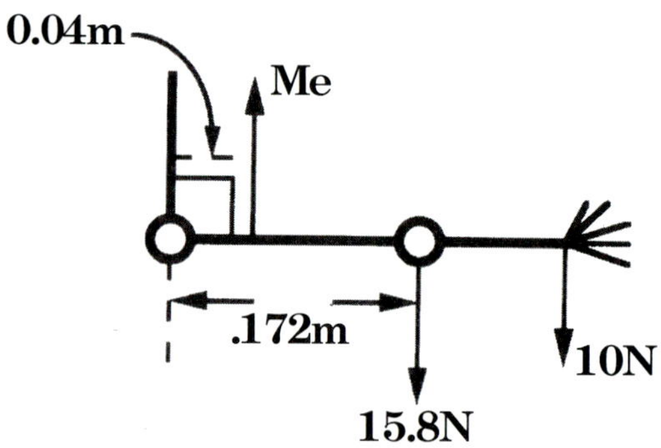

[그림 4.6] Elbow 90 degress ; 1-kg weight at the wrist

상완이두근은 이 자세를 유지하기 위하여 142.9 N의 힘을 윗방향으로 발휘하여야 한다.

다른 모든 값은 변하지 않은 채로 남아 있고, 그림 4.7의 그림과 같이 전완이 수평면에서 30도 아래에 위치해 있다면 근육이 발휘하여야 하는 힘은 다음과 같이 계산된다. 모멘트 팔의 길이를 계산하기 위하여 표 A4.1과 부록 4.3을 참고한 수식은 cos30°=X/0.04가 된다.

$$X = 0.8660 \times 0.04$$
$$X = 0.035m$$

이 자세를 유지하기 위하여 모든 힘의 합은 0으로 두고, 새로운 모멘트 팔의 길이를 적용하면 다음과 같다.

$$0 = (Me \times 0.035) - (0.172 \times 15.8) - (0.3 \times 10)$$
$$Me \times 0.035 = (0.172 \times 15.8) + (0.3 \times 10)$$
$$Me = \frac{[(0.172 \times 15.8) + (0.3 \times 10)]}{0.035}$$
$$Me = 163.36N$$

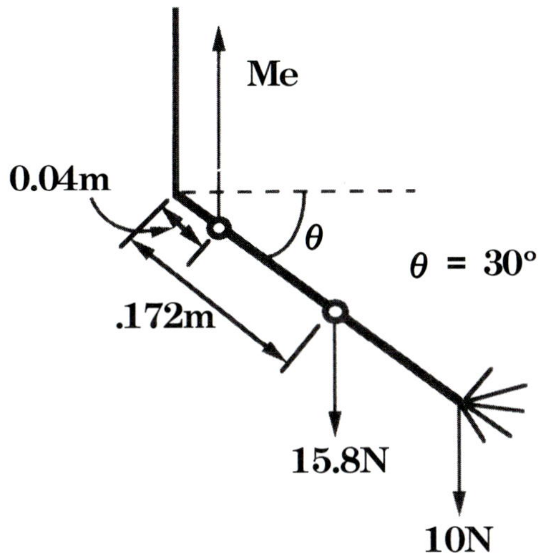

[그림 4.7] Elbow 30 degrees below borizontal. The moment arm is the distance from the axis to a line perpendicular to the line of force

그러므로 상완이두근은 수평에서 아래로 30도의 자세를 유지하기 위하여 윗방향으로 163.36N의 힘을 발휘하여야 한다. 이 예제는 동작범위와 근력과의 관계를 설명하여 준다.

그림 4.7의 모멘트 팔의 길이가 짧아지면, 동일한 부하라도 근육은 더욱 큰 힘을 내어야 한다. 이것은 바닥에서 허리까지 무거운 물체를 들어 올릴 수 있는 이유이기도 하다. 반면에 같은 하중이라도 허리보다 높은 위치에 있는 선반으로 들어 올리는 일은 불가능하다.

손목 관절(Wrist joint)

손목 관절은 요골 및 척골의 원위부와 수근골로 구성되어 있다. 굴곡, 신전, 요골편위, 척골편위의 운동이 일어난다. 뼈의 배열은 안정성이 결여되어 있다. 그러므로 안정성을 유지하는 역할은 인대와 건이 담당한다.

손(Hand)

잘못된 잡기 유형이 사용된다면 작업장 내에서 문제가 발생한다. 손가락의 일부만 사용하는 경우와 전체 손가락을 사용하는 경우의 잡기 동작에서 심지굴근이 발휘하여야 하는 힘은 차이가 있다. 잡기 동작을 유지하기 위하여 심지굴근이 발휘하여야 하는 힘은 다음 예를 통하여 계산할 수 있다: 지름이 0.085m인 물체를 3kg의 압력으로 잡고 있다. 엄지는 70도 외전 되어 있다. 손가락의 일부만 사용하는 잡기 동작에서 건은 약 80도에서 힘을 내며, 건은 원위지골과 접촉된다. 전체 손가락을 사용하는 경우에 건은 약 50도 각도에서 힘을 내며, 건의 위치는 수지관절의 운동 축으로부터 0.005m인 곳에 위치한다.

근육의 힘은 다음 식으로 계산된다(그림 4.8 ; 표. A4.1).

$$c\ 50\ drees = \frac{30N}{Me}$$

$$Me = \frac{30N}{c\ 50\ drees}$$

$$Me = \frac{30N}{0.6428}$$

$$Me = 46.7N$$

그러므로 손가락의 전부를 사용하여 물체를 잡는 경우 46.7N의 힘이 필요하다.

같은 공식을 이용하여 손가락의 일부만을 사용하는 경우 필요한 힘을 계산하면 다음과 같다(그림 4.9 ; 표 A4.1).

$$c\ 80drees = \frac{30N}{Me}$$

$$Me = \frac{30N}{c\ 80\ drees}$$

$$Me = \frac{30}{0.1736}$$

$$Me = 172.8N$$

위와 같이 손가락의 일부만을 사용하여 물체를 잡을 경우 172.8N의 힘이 필요하다. 그러므로 손가락의 전부를 사용하여 물체를 잡을 때와 비교하여 일부의 손가락만을 사용할 경우는 약 4배의 힘이 더 필요하게 된다. 이것은 수근관 증후군을 유발시킬 수 있는 요소를 평가하기 위한 중요한 도구중 하나이다(Roberts and Falkenburg 1992).

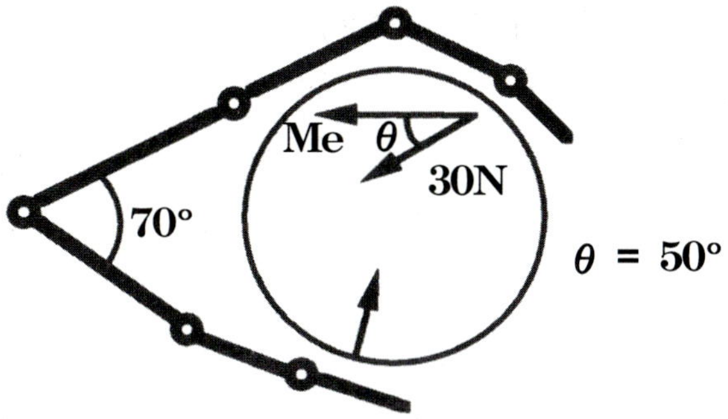

[그림 4.8] Whole hand grip. Most of hand is in contact with object.

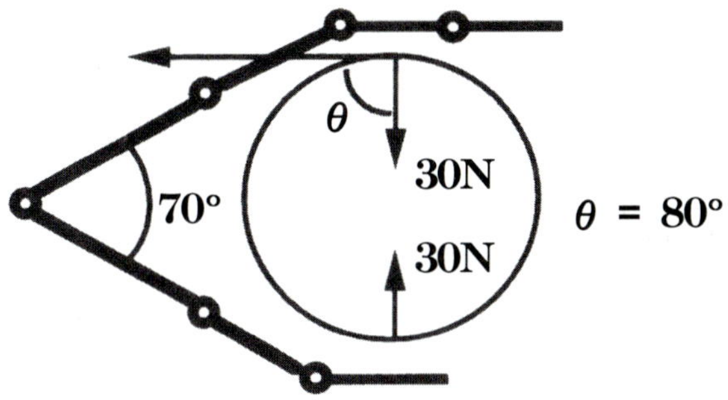

[그림 4.9] Partial hand grip. Contact is at thumb and distal phalanges.

토의

치료사는 생체역학의 원리만을 따로 분리하여 적용하여서는 안 된다. 치료사는 워크스테이션 디자인을 위하여 매우 신중하면서도 상식적으로 접근해야 한다. 보건전문가들 사이에 환자들이 발휘하여야 하는 힘과 움직임을 최소화하는 효과에 관한 논의가 종종 있어 왔다. 중요한 것은 비록 최적이라고 생각되지만, 그런 제한된 움직임에서 스트레스를 적용하는 것은 신체가 운동을 위해 디자인되었다는 사실을 무시한 것이다. 여러 가지 운동과 자세를 포함하는 조립 라인에 관한 워크스테이션 또는 회전식 작업 스케줄의 디자인이 생체역학의 원리를 적용하기에 가장 타당할지도 모른다.

결론

생체역학은 인체의 운동을 설명하는 것이다. 생체역학적 연구는 항공기 조종사와 사무원들을 위한 의자 디자인의 설계 기준을 제공한다. 제어를 위해 허용될 수 있는 힘과 항공기, 산업용 크레인의 운전석, 선반과 기타 기계의 제어 위치 수립; 들기 및 운반 작업을 위한 적정 하중; 수공구 디자인을 위한 가이드(Shackel 1976). 하중을 취급하는데 있어서 인체는 한계를 가지고 있으며, 인체에 적합한 가이드 라인이 있다. 가이드 라인은 국립산업안전·보건 연구원(National Institute for occupational Safety and Health)에서 제공한다.

이 장에서는 생체역학에 관한 간단한 내용을 살펴보았다. 이 장에서 보여준 각 예들은 원리의 설명을 위한 것이지 실제 상황을 반드시 반영한 것은 아니다. 이장의 내용은 생체역학의 영역에서 인간-기계 시스템의 상호 작용을 치료사들이 더욱 잘 이해할 수 있도록 하여 재활 프로그램을 디자인하는데 있어서 도움을 주기 위한 것이다. 특정 환자에게 생체역학의 원리를 적용하기 위해서는 문제를 해결하는 방법에 대한 자료를 참고하여야 한다.

부록 4.1

[표 4.1] Trigonometric Functions

Degrees	Sines	Cosines	Tangents	Cotangents	
0	.0000	1.0000	.0000		90
1	.0175	.9998	.0175	57.290	89
2	.0349	.9994	.0349	28.636	88
3	.0523	.9986	.0524	19.081	87
4	.0698	.9976	.0699	14.301	86
5	.0872	.9962	.0875	11.430	85
6	.1045	.9945	.1051	9.5144	84
7	.1219	.9925	.1228	8.1443	83
8	.1392	.9903	.1405	7.1154	82
9	.1564	.9877	.1584	6.3138	81
10	.1736	.9848	.1763	5.6713	80
11	.1908	.9816	.1944	5.1446	79
12	.2079	.9781	.2126	4.7046	78
13	.2250	.9744	.2309	4.3315	77
14	.2419	.9703	.2493	4.0108	76
15	.2588	.9659	.2679	3.7321	75
16	.2756	.9613	.2867	3.4874	74
17	.2924	.9563	.3057	3.2709	73
18	.3090	.9511	.3249	3.0777	72
19	.3256	.9455	.3443	2.9042	71
20	.3420	.9397	.3640	2.7475	70
21	.3584	.9336	.3839	2.6051	69
22	.3746	.9272	.4040	2.4751	68
23	.3907	.9205	.4245	2.3559	67
24	.4067	.9135	.4452	2.2460	66
25	.4226	.9063	.4663	2.1445	65
26	.4384	.8988	.4877	2.0503	64
27	.4540	.8910	.5095	1.9626	63
28	.4695	.8829	.5317	1.8807	62
29	.4848	.8746	.5543	1.8040	61
30	.5000	.8660	.5774	1.7321	60
31	.5150	.8572	.6009	1.6643	59
32	.5299	.8480	.6249	1.6003	58
33	.5446	.8387	.6494	1.5399	57
34	.5592	.8290	.6745	1.4826	56
	Cosines	Sines	Cotangents	Tangents	Degrees

[표 4.1] 계속

Degrees	Sines	Cosines	Tangents	Cotangents	
35	.5736	.8192	.7002	1.4281	55
36	.5878	.8090	.7265	1.3765	54
37	.6018	.7986	.7536	1.3270	53
38	.6157	.7880	.7813	1.2799	52
39	.6293	.7771	.8098	1.2349	51
40	.6428	.7660	.8391	1.1918	50
41	.6561	.7547	.8693	1.1504	49
42	.6691	.7431	.9004	1.1106	48
43	.6820	.7314	.9325	1.0724	47
44	.6947	.7193	.9657	1.0355	46
45	.7071	.7071	1.0000	1.0000	45
	Cosines	Sines	Cotangents	Tangents	Degrees

Degrees : For angles above 45 degrees, be sure to see the headings that appear at the bottom of the columns.

Source : Reprinted with permission from SL Roberts, SA Falkenburg. Biomechanics : Problem Solving for Functional Activity. St. Louis : Mosby-Year Book, 1992.

부록 4.2

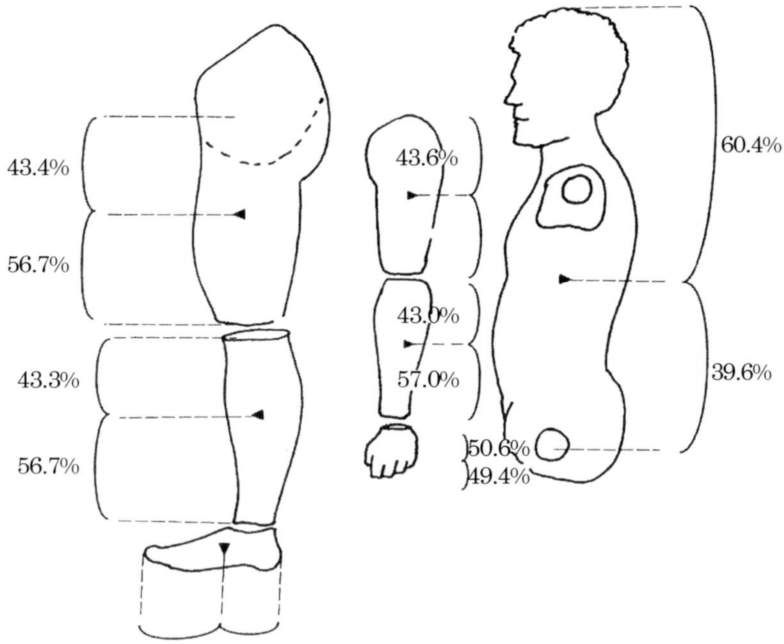

[그림 A4.1] Center of gravity for each body segment as a percentage of distance from the end of the body segment.(Reprinted with permission from SL Roberts. SA Falkenburg. Biomechanics : Problem Solving for Functional Activity. St. Lousis : Mosby-Year Book, 1992.)

부록 4.3

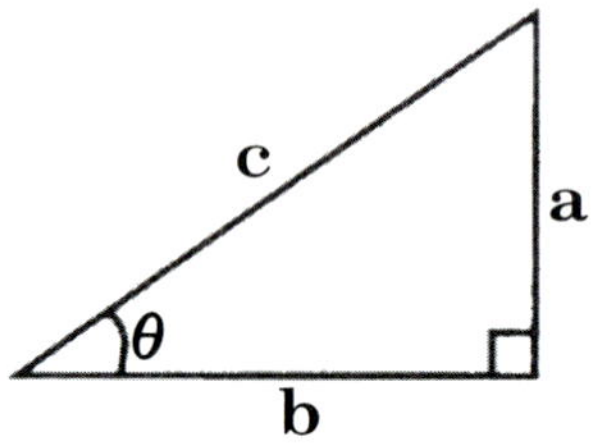

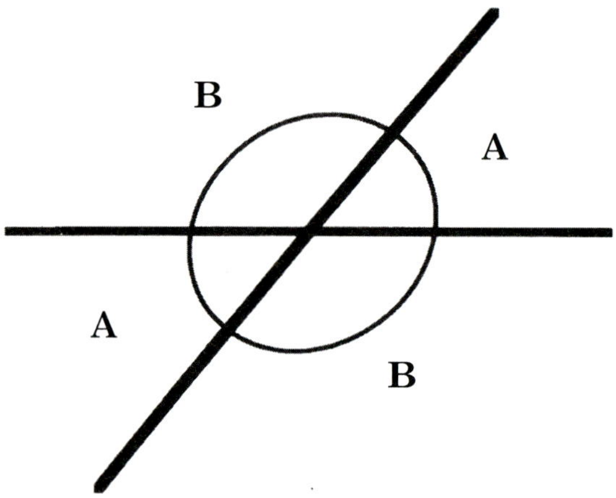

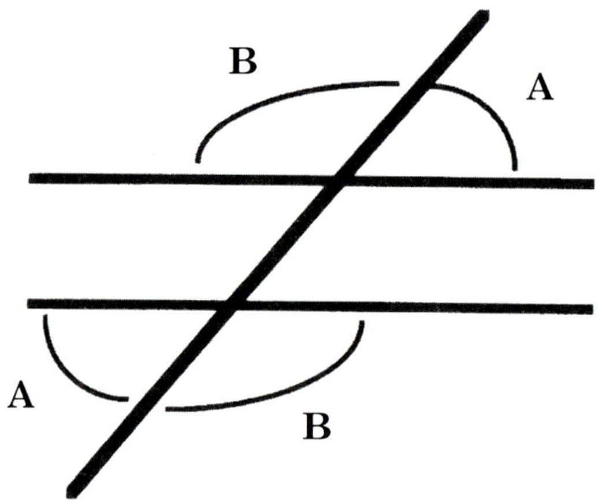

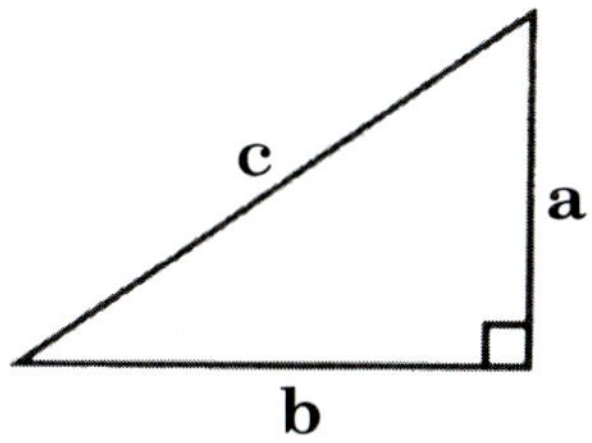
c
a
b

제5장

인식적 작업 부하와 정신적 작업 공간의 구조화

개요

작업 부하가 작업자의 능력을 초과한다고 인식하면 작업자의 작업효율은 감소한다. 인식적 작업부하는 중세시대에서부터 연구되어 왔다. 많은 접근법들이 정신적 작업 공간(Mental Space)의 모델을 이용하여 작업부하를 감소시켜 왔다. 정신적 작업 공간을 정의하기 하기 위한 매개변수로는 유전적 능력, 환경, 성격, 지위 등을 들 수 있다. 작업자의 정신적 작업 공간의 개선을 통하여, 작업치료사는 작업자와 직무를 적합하게 구성할 수 있다.

인식적 작업 부하는 작업의 수행과 어려움에 대해 작업자가 지각하는 것으로 주관적인 개념이다. 이것은 그 작업이 가지는 실제의 부하가 아니라 작업자가 지각하는 양과 어려움의 정도로 측정된다. 여러 작업 가운데 하나의 작업을 선택하는 것은 이러한 인식적 작업 부하와 관계가 있다(Gamberale 1988).

작업자와 직무와의 적합 여부를 평가하기 위해서는 물리적 기능과 정신적 기능 모두를 평가하여야 한다. 작업 부하에 대한 작업자의 주관적인 인식은 실제 그 작업이 가지는 강도와 반드시 일치하지 않으므로 직무분석을 통하여 통합적으로 평가하여야 한다(Fiori 1991; Luczah 1991). 정신적 작업 공간은 너무 복잡하거나 혼란스러울 수도 있으므로 구조화가 필요하다(Giannini et al. 1997).

역사

인식적 작업 부하에 대한 초기 연구는 중세의 길드에서 시작되었으며, 견습공들의 작업 효율을 향상시키고 연속되는 작업으로 인해 발생하는 스트레스를 감소하기 위하여 중세 및 르네상스 시대의 대학들에 의해 발전되어 왔다. 길드에서, 문명인들은 대성당과 성의 건축 등과 같은 고도의 작업 수행과 관련된 공포를 줄이기 위하여 그림과 모형, 상징 등을 사용하였다(Giannini 1993).

이러한 방법들은 후에 중세의 여러 학파들에 의해 대학의 학생들과 학자들에게 비계통적인 방법으로 적용되었다. 이때 무리수 배열 방법(Irrational ordering methods)이 사용되었다. 가장 널리 알려진 것은 순회(peripatetic)법이다. 이 방법은 교수가 산보를 하며 학생에게 개념을 가르치는 것이다. 강의가 진행되는 동안 각 개념들을 주위의 특정 지형과 연결시켰다. 나무와 샘과 같은 특정 지형들은 학생들이 각 개념을 이해하는 데에 도움이 되었다. 널리 알려진 또 다른 방법은 학자들의 내적 스트레스를 경감시키기 위해 음악을 사용하는 것이었다. 전문적인 낭독자에 의한 성경 읽기는 작업자들이 느끼는 시간에 대한 압박을 감소시켰다(Wright 1962). 다른 방법은 작업자들이 자신의 직무에 압도되지 않도록 하기 위하여 작업을 여러 부분으로 나누어 제공하는 것이다. 이런 방법으로 작업자의 정신 작업 공간을 재편성하여 작업으로부터의 부담을 줄일 수 있었다.

아카데미 회원이었던 Marsilio Ficino(1433–1499)는 이들 기법을 비판적으로 분석하여 수정 · 통합된 종합 프로그램을 제시하였다. 16세기에 Bartholomew Aneau는 이 연구를 시각적인 작업에 제한하고, 최고의 지적수준까지 인식적 작업 부하에 관한 연구를 진행하였다. 21세기 연구가들은 생체심리생리학(Biopsychophysiologic)의 연구를 위해 극단적인 방법들은 취하지 않았다. 초기의 연구들은 작업자들의 육체적 힘과 정신적 작업 부하를 일반적으로 심리생리학의 문제로 취급하였다. 초기의 연구들은 지각되는 부하의 증가는 주관적인 강도의 증가를 가져온다는 결과를 제시하였다.

측정

인식적 작업부하의 요소를 측정하기 위한 다양한 기법들이 개발되어 왔다. 작업의 신체적 지각은 신체지각 설문지(Somatic Perception Questionnair)를 통하여 측정할 수 있다(Frankenhaeser et al. 1969). 작업지각의 외–내향성(Extroversion–Introversion)과 능동–수동의 측면(Active–Passive)은 미네소타 다면성 인격특성 항목표(Minnesota Multiphasic Personality Inventory)에 의해 측정된다. 신체의 피로는 Brief Psychiatric Rating Scale(Overall and Forman 1962)와 Eysenck Personality Inventory(Eysenck 1962)에 의해 측정한다. 불안은 Speilberger State-Trait Inventory(Goldberg 1982)에 의해 평가하며, 우울은 Beck Depression Inventory(Giannini 1987)로, 강박관념은 Yale-Brown Scale(Goodman et al. 1989)로 평가한다.

피험자 작업부하 평가 기법(SWAT ; Subjective Workload Assessment Technique)으로 이들 요소를 통합한 측정이 시도되었다. SWAT는 인식적 작업 부하를 다음의 3가지 차원으로 측정한다. (1) 심리적 부하 (2) 정신적 부하 (3) 일시적인 부하(Reid and Nygren 1988). 이러한 인식적 부하의 각 측면은 순위로 매겨진다. 시간-노력-스트레스 관계의 통계적 분석은 초기의 순위를 적절하게 결정하는데 기여한다. 불합리한 것은 제거되고 가장 적합한 척도를 결정하기 위하여 순위자료는 수정된다(Reid and Nygren 1988). 이 테스트의 두 번째 단계는 사건의 점수화이다. 작업이 평가되고 난 후에, 평가자는 각 차원을 경험한 피험자의 지각적 부하를 평점으로 점수화한다. 이 점수는 전체적인 작업부하의 점수인 시간과 노력, 그리고 스트레스의 조합 점수에 더해진다.

나사 테스트 부하 지수(NASA Test Load Index)는 또 하나의 다원적 요소 척도이다. 이것은 작업자의 작업부하 수준 변화를 측정하기 위해 사용된다. 이 점수는 정신적, 신체적, 일시적, 효율, 노력, 욕구 불만 등의 가중 평균을 기초로 한다. SWAT와 유사하며, 평가는 두 단계로 수행된다. 작업을 완료한 후, 작업자들은 여섯 차원의 중요성을 평가한 추정치를 얻을 수 있다. 여섯 요인은 15쌍의 비교요인이 되어 작업자에게 주어진다. 작업자는 작업부하에 많은 영향을 미친다고 생각되는 각 쌍의 요인들을 찾게 된다. 각 쌍에서 선택된 각 차원의 기회의 수가 더해지고 가중된다. 이 가중치는 각 작업의 중요성에 서열을 주기 위하여 사용된다. 6개의 각 요인은 만점이 20점이며, 이를 0에서 100점으로 환산하기 위하여 각 요인의 값에 5를 곱하도록 되어 있다. 이 값은 전체적인 작업부하를 추정하기 위하여 더해진다.(Hart and Staveland 1988).

인식적 작업부하

작업자가 효율적으로 일을 수행하기 위하여 인식적 정보가 수용되고 통합되어야 한다. 성공을 위해서는 진행되는 정보에 지속적으로 초점을 두어야 한다(Pashler 1994). 주의산만은 작업과는 무관한 요인에 의해 발생될 수 있다. 수용된 정보는 기억 공간에 저장된다(Carrier and Pashler 1996). 저장된 정보는 다른 기억들과 연결된다(Massaro 1989).

인식적 과부하는 과도한 정보를 올바르게 수용하고 통합하지 못하는 작업자들로부터 관찰할 수 있다(Giannini et al. 1995). 과부하는 단위시간당 전체 작업량이 작업자의 수용능력을 초과할 때 나타난다. 연구자들은 극심한 직무 활동이 과부하와 관련 있음을 보고하였다(Frankenhaeser and Gardell 1976).

과부하의 상황에서 가용할 수 있는 작업 능력은 감소하며, 작업자가 과도한 외부의 정보를 가려내거나 과도한 정보를 수용하는 과정에서 오류의 발생은 증가한다. 이 상황에서 근로자는 편두통, 클러스터두통(일정기간 동안 여러번 일어나는 심한 두통), 과콜레스테롤혈증, 위와 소화기 계통의 궤양과 빈맥 등으로 고생할지도 모른다. 분노와 우울, 그리고 과민성과 같은 정신 병리학적 증상이 나타날 수도 있다.

인식적 과부하는 수용하고 통합하는 능력을 증진시킴으로써 줄여나갈 수 있다. 이것은 정보를 추상적이고 구체적으로 나눔으로써 달성할 수 있다(Pisoni 1993). 정보의 수용력은 정보를 시각과 청각적 구성요소로 나눔으로써 증가시킬 수 있다(Crowder 1993). 작업의 반복은 이러한 수용력을 수정 또는 강화시킬 수 있는 유용한 피드백 시스템을 제공한다.(Gabrieli et al. 1993).

A유형과 B유형의 성격 중재자

긍정적인 피드백 고리는 역 기능의 A유형 행동 패턴을 유발한다(Giannini 1996). A 유형의 작업자는 절박하고 노력하는 행동패턴을 보여준다(Freidman and Rosenman 1974). 높은 활동 수준의 작업자는 지각된 직무요구와 만족사이에 약간은 상반된 관계를 갖는다. A유형의 작업자는 그들의 수용능력을 실제보다 더 크게 생각하기 때문에 보다 큰 과부하를 감당할 수 있다. 그러므로 높은 활동 수준의 A유형 작업자는 B유형 작업자에 비해 작업상황에서 필요한 인식적 과부하가 낮다고 보고된다. 작업부하와 스트레스와의 관련성은 A유형의 성격을 가진 작업자들이 B유형의 행동을 하는 작업자에 비해 크다(Wickens 1984). 높은 인식적 작업부하는 B유형의 작업자가 생각하는 것과 기대하는 바가 일치하지 않게 만들지만, B유형의 작업자에 비해 높은 스트레스를 경험함에도 불구하고 A유형의 작업자는 그렇지 않다.

정신 작업 공간의 구조화

작업은 인식적 작업부하를 경험한다. 작업자의 정신적 작업 공간은 받아들이는 데이터에 의해 끊임없이 변화한다. 따라서 정신적 작업 공간은 지속적으로 변화한다. 의사결정이 내려질 때 외부 환경과 정신적 작업 공간 모두가 변화된다. 이 지속적인 조정이 발생하는 주요한 인터페이스는 지각(perception)과 통합(integration), 그리고 행동(action)이다(Armstrong et al. 1984; Giannini et al. 1984).

정보를 수용하는 것은 감각 기관의 조합을 통하여 정보를 수집하는 과정이다. 작업환경에서 정보는 종종 다이얼, 게이지, 전광판, 모니터, 사이렌 등으로 변환되어 전달된다. 직무분석을 실시하는 과정에서 작업치료사는 작업자들이 감각의 사용과 조합에서 감각 기관의 과부하를 막을 수 있도록 하여야 한다(Scalaithe et al. 1997) (표 5.1).

통합된 정보는 작업자에 의해 해석되고 지각된 정보를 조직화하고 계획을 수립하기 시작한다. 정보의 처리는 감정과 인식의 상태, 성격, 지능 수준, 요약 능력, 상상력, 경험, 교육, 훈련, 책임감과 상태를 포함하는 다양한 변수의 피드백 고리를 필요로 한다.

정보를 수용하고 통합한 다음 행동이 시작된다. 작업은 종종 도구가 이용되기도 한다. 도구의 효과적인 사용은 협응, 편측성(laterality), 지구력, 대·소 운동 협응, 근력, 그리고 시·운동 통합 능력에 정보는 작업자의 정신적 작업 공간 요소와 적절한 도구를 조화롭게 한 후 처리되어야 한다(Winscott 1965; Giannini 1993).

[표 5.1] Major Senses

Auditory	Positioning
Depth perceptive	Pressure perceptive
Figure-ground perceptive	Proprioceptive
Gustatory	Stereognostic
Kinesthetic	Tactile
Left-right discriminating	Visual
Olfactory	Visual-spatial organizing

작업자의 정신적 작업 공간은 고정되어 있는 것이 아니라 지적인 상호작용, 유전적 자질, 학습, 사회적 신분, 신체의 발달에 의해 한계가 결정된다. 작업치료사는 직업모의를 통한 직무 분석의 전문가적인 역할을 수행하고, 인간공학적인 분석을 통하여 작업자의 한계와 직무를 적절하게 통합하여야 한

다. 이것은 작업자에게 적합하게 작업요소를 수정함으로써 달성할 수 있으며, 더욱 도전적으로는 작업자의 한계를 수정하고 확장하는 것에 의해 달성될 수 있다(Sabelli and Carlson-Sabelli 1989).

작업치료사는 정신적 작업 공간에 영향을 미친다. 작업자의 경험은 좀 더 효과적으로 조직화 된 후 직무에 초점이 맞추어 진다. 작업자는 외부의 데이터를 무시하거나 제거하도록 교육 받는다. 직무지각(task perception)은 부정적 상태로부터 인식과 친숙의 상태로 이동한다. 그런 다음 정보는 이전에 학습한 양식에 의해 처리된다. 행동은 조직적 인식과 운동 행동 패턴의 지배로써 나타난다(Savell et al 1986).

결론

인식적 작업부하는 인간공학적인 작업을 디자인 할 때 고려되어야 한다. 주의 깊은 관찰과 측정은 현실과 지각되는 작업부하에 접근하기 위하여 필요하다. 작업치료사는 실질적인 작업부하가 감소하도록 작업을 디자인하여야 하며, 불가능할 경우 수용되는 정보를 통합하고 정보의 인식에 도움을 줄 수 있도록 정신 구조를 개발하여야 한다. 작업치료사는 치료과정에 작업을 사용하기 때문에 인식적 작업부하에 관한 지식은 많은 치료 상황에 적용될 수 있다. 치료가 인식의 문제를 자주 취급함에 따라 인식적 작업부하는 작업치료사의 치료 효과를 강화시킨다.

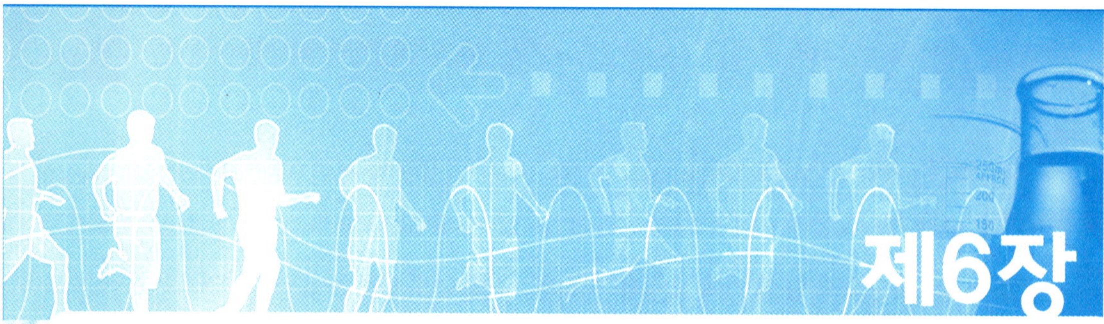

제6장

작업관련 근골격계 질환의 심리사회적 요소

개요

많은 연구자와 치료사들은 작업관련 근골격계 질환(WRMDs)과 심리사회적 위험요소와의 관련성에 주목하고 있다. 이장에서는 심리사회적 위험요인을 정의하고 미국 국립산업안전보건연구원(NIOSH)과 국제노동기구(ILO)가 제시한 내용을 소개한다. 이장은 방법론적 문제와 함께 특정 위험 요인과 WRMDs의 관계에 관한 연구들을 살펴본다. 또한 이들의 관계를 설명하는 네가지 경로에 대하여 토의하며, 치료사를 위한 조언과 향후의 방향에 대하여 소개할 것이다.

심리사회적 위험요인을 이해하는 것은 질환을 예방하고 도움을 주기 위해서 중요하다. 1986년 NIOSH에서는 작업관련 질환과 직무 스트레스를 유발하는 다양한 위험요인들이 작업환경으로부터 야기됨을 발표하였다. 이어서 연구자들은 질환과 심리사회적 관련성에 대한 연구를 시작하였다. 이로써 심리사회적 스트레스 요인과 심리학적 기능장애, 그리고 근골격계 문제 사이의 관련성이 입증되었다. 네덜란드에서는 이런 보건상의 문제(즉, 심리학적인 기능장애 및 근골격계의 문제)들이 작업관련 질환의 2/3를 차지하고 있다(Houtman et al. 1994).

연구자들은 WRMDs를 다루는 프레임 구축이 질환 예방에 더욱 효과적이라 믿고 있으며, 신체적 요인과 인간공학적 요인, 그리고 정신사회적 요인의 평가가 중요함을 강조하였다. 과거 연구들이 물리적인 부하에 초점이 맞추어져 있는데 비하여, WRMDs는 다양한 요인들을 고려하여야 한다. 더욱이 최근의 연구는 심리사회적 요인과 WRMDs의 관계에 대한 연구가 진행되고 있다. 이 연구에도 불구하고 아직까지 심리사회적 요인들중 어떤 요인들이 WRMD에 관계되는지에 대해서는 추가적인 연구가 필요하다(NIOSH 1997; Sauter and Swanson 1996).

심리사회적 요인의 정의

심리사회적 요인에 대한 몇 가지 정의가 있지만 작업자의 지각(perception)과 관련이 있다는 것이 지배적인 생각이다. Hagberg and colleagues(1995, P11)는 "작업에서 심리사회적 요인은 작업자와 관리자가 어떻게 작업 조직을 인식하게 할 것인가를 묘사하는 것이며, 작업조직이란 작업과정의 객관적 성질로서 작업을 구조화하고 처리하는 방법을 다루는 것이다."

NIOSH(1997)는 다수의 변수들 가운데 심리사회적 요인을 확인하는 일반적 조건으로 다음의 세가지 범주를 제시하였다 : (1) 작업환경과 관련된 요인 (2) 잔업환경과 관련된 요인 (2) 작업자 개인의 특성. 이 세가지 범주의 각 요인들의 상호작용 결과로 스트레스가 발생한다.

작업환경(또는 작업조직)의 위험요인은 (1) 직무의 성격(예를 들면, 작업부하, 직무조절(job control), 반복성, 요구되는 정신수준) (2) 관리기관의 구조(예를 들면, 의사소통의 문제) (3) 작업에 있어서 개인적 관계(예를 들면, 고용주, 상사, 동료와의 관계) (4) 작업의 일시적 측면(예를 들면. 작업변동, 작업주기) (5) 경제금융적 측면(예를 들면, 월급, 이윤) (6) 작업의 커뮤니티 관점(예를 들면, 위신, 지위) 등으로 구성되어 있다. 잔업환경과 관련된 위험요인은 정상적인 작업 범위 외의 요인에 의한 것이다. 작업자 개인의 특성에 관련된 것은 유전적 요인(즉, 성, 지능)과 후천적인 요인(즉, 성격, 소질, 삶과 일에 대한 태도) 등이다. 작업자의 긍정적인 생각은 동일한 작업에 대한 것이라도 인식과 반응에 다른 영향을 미친다(Hurrell and Murphay 1992).

NIOSH, ILO, 세계보건기구(WHO)의 공동 보고서에는 작업 관련 조직의 심리사회적 요인을 다섯 가지 범주로 분류하였다. (1)물리적 환경 (2)작업 고유의 요인(즉, 작업부하, 작업설계) (3)작업시간의 할당(즉, 작업시간, 변동) (4)관리 혹은 운용(예를 들면, 작업자의 역할, 작업들 사이의 관계), (5)기술의 변화. 이들은 NIOSH에서 제시한 범주와 유사하나 작업자 개인의 특성과 잔업 환경에 대해서는 고려하지 않았다.

심리사회적 요인과 작업관련 근골격계 질환

NIOSH(1997)는 WRMDs(척추와 상지의 질환)와 관련된 다섯가지 심리사회적 요인을 다음과 같이 보고하였다. (1)직무 만족 (2)작업부하의 인식 (3)단조로운 작업 (4)작업 관리 (5)사회적 지원. NIOSH(1997)의 보고서에 의하면, 심리사회적 요인과 WRMDs의 척추, 목, 어깨 부분의 질환이 관련이 있으며, 손 및 손목의 질환과는 관련성이 약하다고 한다. 이것은 척추, 목, 어깨와 관련된 다수의 연구들이 심리사회적 요인을 고려하였으나, 손 및 손목과 관련된 연구들은 이러한 요인을 고려하지 않았기 때문일 수도 있다. 표 6.1에 이들 관계를 연구한 내용을 정리하였다. 직무 만족도가 낮으면 상지의 근골격계 증상이 더욱 심하게 나타날 수도 있다.

몇몇 연구자들은 낮은 수준의 직무만족도가 근골격계 질환의 진전과 기간에 영향이 있음을 밝혀내었다. 핀란드 근로자들을 대상으로 한 장기적인 연구에도 불구하고 이들 연구가 전적으로 사실이라고 말하기는 어렵다(Bongers et al. 1993; Himmelstein et al. 1995; Viikari-Juntura et al. 1991). 직무 만족은 1년 뒤에 나타날 목과 어깨의 증상을 예측하지 못한다. Hughes와 동료들은 낮은 직무만족도가 중공업 근로자들에게 증가하는 요통의 중요한 예견 인자가 된다는 사실을 알았다. 결과의 차이는 모집단의 차이일지도 모른다.

강화되는 작업 부하는 WRMDs와 일관되게 관련되고, 일반적으로 시간에 대한 중압감, 작업 부하, 일에 대한 중압감 그리고 작업 부하의 가변성으로 측정할 수 있다(Bernard et al. 1993; Bongers et al. 1993; Hales et al. 1994; Theorell et al. 1990). Houtman 등(1994)은 빠른 속도로 진행되는 작업은 WRMD와 밀접한 관계가 있으며, 신체적 부하정도에 따라 요통의 가장 기본적인 원인이 된다고 하였다. 신체적 부하와 관련한 연구들도 작업부하와 상배부 및 사지의 질환은 관련이 있다고 하였다(Leino and Hanninen 1995). 다른 연구들도 증가하는 작업부하(시간에 대한 중압감과 장시간 지속되는 컴퓨터 작업)가 경부, 어깨, 손, 손목에 발생되는 근골격계 질환과 관련이 있다고 보고하고 있다(Bernard et al. 1992, 1994).

Lindstrom(1994)는 작업부하를 유발하는 다양한 요소를 두가지 유형으로 분류하였다. (1) 정량적인 작업부하(작업의 양, 장시간의 작업, 작업 속도) (2)정성적인 작업부하(작업의 난이도). 이 두가지 유형은 모두 작업자의 건강에 나쁜 영향을 끼친다. 그러나 그 메커니즘은 서로 다르다. 정량적인 작업부하는 생체역학적 요소와 스트레스에 의해 작업자의 건강에 위해를 가하며, 정성적인 작업부하는 정신적 과부하에 의한다. Toomingas와 동료 연구자들 역시 신체적 작업부하와 정신적 작업부하를 구별하였다. 그는 높은 지력이 요구되는 작업일수록 근골격계 질환 증상의 감수성이 높아지고, 특히 경부와 요부에 영향이 크다고 하였다.

단조로운 작업 또한 경부와 요부의 증상과 관련이 있다(Hopkins 1990 ; Houtman et al. 1994; Linton 1990 ; Svensson and Andersson 1983). 지루한 작업은 작업자들이 느끼고 있는 통증을 다른 곳으로 주의 환기를 할 수 없기 때문에 증상의 발견을 보다 쉽게 할 수 있다(Sauter and Swanson 1996).

[표 6.1] Psychosocial Factors Associated with Upper Extremity and Back Musculoskeletal Disabilities

Study(year)	Psychosocial Factors							
	Occupational Populaion	Control Used	Area Studied	Job Satisfaction	Workload	Monotonous Work	Job Control	Social Support
Ahlberg-hulten (1995)	Health care workers (female)	Longitudinal (study of same sroup)	Back				+(with high de-mands)	
Bernard et al. (1992, 1994)	Newspaper workers	–	Upper extremity		+		+(for dataentry workers)	+
Bigos et al. (1991)	Aircraft plant workers	History of bank injury	Back	+			+	+
Bongers et al. (1994)	–	Longitudinal	Back	+	+			
Hales et al. (1994)	Telecommunications workers	Extra-job factors	Upper extremity		+		+	+
Himmelstein et al. (1995)	General population	–	Upper extremity	+				+
Hopkins(1990)	Keyboard clerks	–	Upper extremity	+		+	+	+
Houtman et al. (1994)	General population	Physical stressors	Back Upper extremity		+[a]	+[a,b]	+[a,b]	
Hughes et al. (1997)	Aluminum smelter workers	–	Back	+				
Johansson (1995)	Home care workers	–	Upper extremity				+(with ph-ysical load)	

[표 6.1] 계속

Study(year)	Psychosocial Factors							
	Occupational Populaion	Control Used	Area Studied	Job Satisfaction	Workload	Monotonous Work	Job Control	Social Support
Karasek et al. (1987)	White collar workers	−	Upper extremity		+		+	+
Leino and Hanninen(1995)	Factory workers(blue and white collar)	Physical load	Back		+			+
Linton(1990)	General population	−	Upper extremity			+		+
Svensson and Anderson (1983)	Health care workers (female)	Physical load Life/job satisfaction	Back		+	+		
Thorell et al. (1991)	Six different occupational groups	Physical load	Upper extremity		+		+	
Tola et al. (1988)	Mechanics Carpenters Office workers	Upper extremity	−	+	+(with mental load)			+
Toomingas et al. (1997)	Furniture movers Secretaries General workers	−	Upper extremity					
Viikari-Juntura et al. (1991)	General population	Longitudinal	Upper extremity					+(women)

[a]Upper extremity
[b]Back

가로표 6.1 계속

가장 지속적으로 연구되고 있는 정신사회적 요소 중의 하나인 직무제어(job control)는 근골격계 증상과 밀접하게 연관되어 있다(Hales 1994; Svensson and Anderson 1983 ; Theorell et al. 1991). Bernard 등(1994)은 컴퓨터의 사용으로 작업의 다양성이 감소하였고, 작업의 특정 측면에 대한 제어를 부족하게 하며, 고립감을 증가시켰다고 하였다. 이러한 정신사회적 요소는 신문사에서 근무하는 작업자 중에서 편집부원(의사결정과 업무의 다양성이 높음) 보다 단순 자료 입력자(낮은 직무제어)에게서 손과 손목의 질환을 예견할 수 있는 중요한 요소가 된다.

Ahlberg-Hulten과 동료 연구자들(1995)은 요통은 작업의 속도를 제어할 수 없고 작업 시간 내내 자리를 지켜야 하는 작업자에게서 많이 발생하는 반면, 상배부의 증상은 감성적인 요인과 대인관계로 인하여 발생한다고 하였다. 핀란드의 남녀 작업자를 대상으로 경부, 어깨, 요부 질환에 대한 정신사회적 요소를 장기적으로 연구한 결과를 보면, 경부와 어깨의 통증은 낮은 수준의 직무제어로 인해 유발되며, 요통은 학력이 낮은 사람에게서 많이 발생하였다(Viikari-Juntura 1991). 가정간호 업무자에 대한 조사에서 신체적 작업부하는 높게 요구되지만 직무 제어를 쉽게 할 수 없는 경우에 경부와 어깨의 근골격계 질환 발생 확률이 높았다(Johansson 1995).

직무 제어가 근골격계 질환과 관련이 있음에도 불구하고, 손상 부위는 연구들마다 다르게 나타났다. 또한 연구방법론도 저마다 차이가 있었다(직무제어의 정의, 모집단). 정신사회적 요소와 신체적 증상에 영향을 줄 수 있는 성별과 교육정도와 같은 개인적인 요인들이 결과에 영향을 미친다.

동료작업자 또는 관리자의 사회적 지원은 일관된 결과를 유도하기 위하여 다양한 모집단을 대상으로 연구되었다. 비록 이 관계가 명확하지는 않지만 빈약한 사회적 지원은 이 증상을 증가시킨다는 보고가 있다. Himmelstein과 동료 연구자(1995)들은, 개인의 부주의로 인하여 WRMDs 질환이 있는 작업자보다 WRMD로 인해 작업을 하지 않는 작업자가 고용주에게 더욱 많은 분노를 가지고 있다는 차이를 밝혀냈다(이 두 집단은 작업 환경에 대해서는 유사하게 인식하고 있었다). Bongers과 동료 연구자들은 육체적 능력을 높게 요구하는 작업과 빈약한 사회적 지원이 근골격계 질환을 증가시킨다고 하였다. Feurstein은 동료 작업자의 협조 부족이 통증을 더욱 유발시킨다는 사실을 알았다. 다른 연구들에서는 동료 작업자와 관리자의 사회적 지원 부족이 다양한 작업(가구 운반자, 비서)에서 상지(경부, 어깨, 손과 손목)의 근골격계 질환을 증가시킨다고 보고하고 있다(Bernard et al. 1992, 1994 ; Hals 1994; Hopkins 1990; Toomings et al. 1997).

매우 일관성 있는 결과가 존재함에도 불구하고, 몇몇 연구들은 사회적 지원과 근골격계 질환의 연관성에 대해 회의적인 반응을 보이고 있다(Karas다 et al. 1987; Theorell et al. 1991). 또한 근골격계 질환이 사회적 지원 감소로부터 유발된다라는 것에도 회의적인 태도를 보인다. Bigos등과 Leino, Hanninen은 사회적 지원과 근골격계 질환과의 관계를 명확히 하고자 하였다. 두 그룹에서 공통적으로 사회적 불만족이 근골격계 질환의 발생을 예견한다고 보고하였다.

심리사회적 요인과 작업 관련 근골격계 질환의 이론적 설명

심리사회적 요인과 근골격계 질환 발달과의 관계를 해석하기 위한 몇몇 이론적 시도가 있어 왔다. 어느 정도는 다른 관계가 작용할 수 있지만, 이들 이론의 대부분은 정신사회적 요인이 근골격계 질환의 유발을 촉진시킨다고 가정한다. 이 절에서는 네 가지 주요한 이론에 대해 검토한다.

일반적으로 심리사회적 요인은 근 긴장도를 증가시키고, 정신적 스트레스로 인해 근골격계 시스템에 생체역학적인 스트레인을 증가시킨다는 것이다(Bernard et al. 1994; NIOSH 1997; Watersted et al. 1991). 한 연구에 의하면, 정신적 스트레스 상황에서는 경부 근육(승모근)과 척추기립근의 활동이 증가한다는 보고가 있다(Toomingas et al. 1997). 근전도상의 근육활동은 인간공학적 부하와 함께 증가하고 심리적 부하가 더해질 때 더욱 증가하게 된다. 이것은 정신적 스트레스가 근육의 긴장도를 증가시킨다는 이론을 뒷받침한다. 긴장을 이완시키지 못하는 것은 잘못된 정신사회적 작업 환경의 결과이다(Lundberg et al. 1994). Bongers등은 정신사회적 요인은 스트레스로 인한 작업자세의 변화를 통하여 직접적인 기계적 부하로 작용한다고 보고하였다. 인간은 한계 이상의 압력을 받을 경우, 자세를 변화시키기 때문이다(예를 들면, 몸통을 구부린다, 어깨를 들어 올린다). 직무 제어의 결여, 사회적 지원의 결여, 작업에 대처하는 능력의 부족은 근 긴장도를 증가시키고, 장기적으로 보면 근골격계 질환으로까지 발전한다. Theorell등은 작업에서 정신적 요구의 증가는 걱정과 피로를 증가시키며, 수면을 어렵게 한다는 것을 증명하였다. 이러한 증상은 배부, 어깨, 경부의 불편함에 의한 근 긴장도의 증가와 관련이 있다.

Sauter과 Swanson(1996)은 사무직 근로자들의 작업 조직에서 근골격계 질환까지의 경로를 생태학적인 모델로 묘사하였다. 이 모델은 특정한 모집단(컴퓨터 작업자)을 대상으로 한 것이다. 또한 이 모델은 작업 기술(도구, 작업 시스템)로부터 신체적 요구(인간공학적 문제 포함)와 작업 조직까지 이어지는 경로를 나타낸 것이다. 이 직접적인 경로는 신체적 요구와 작업 조직사이에도 존재하며, 신체적 요구가 조직의 요구에 의해 악화될 것이라는 것을 제시한다(예를 들면, 세분화된 직무 사양으로 인해 반복적인 작업 동작이 증가하게 된다). 이 모델에서의 또 다른 경로는 작업 조직과 정신사회적 스트레인(즉, 스트레스) 사이에 경로가 존재한다는 것이다. 이 경로는 두가지 방법으로 근골격계에 미치는 영향을 제시하였다. 첫째, 스트레스는 근육 긴장과 자율신경의 과정을 증가시키고, 이미 존재하는 생체역학적 스트레인을 증가시킨다. 둘째, 생체역학적 스트레인과 근골격계 증상과의 인식과정을 중재한다(즉, 증상을 발견하고 해석하는 과정은 작업 중 스트레스에 더욱 영향을 줄 수 있다).

스트레스는 정상적인 근골격계의 감수성을 더욱 예민하게 한다. 이때 작업자는 다른 상황에서는 억제될 수도 있는 아주 작은 감각도 느끼게 된다. 심한 스트레스 환경에서 일하는 작업자는 자신이 정상적인 근골격계 감각의 작업 환경에 있다고 생각할지도 모르고, 이러한 감각이 손상과 질병의 신호라고 생각할지도 모른다. 근골격계 질환은 의료적, 사회적, 문화적 요인, 법률과 이해 시스템, 작업자들의 관계 등을 포함한 환경적인 것에 영향을 받는다. 인식-지각 과정(cognitine-perceptual process)은 손상으로 인한 불편함과 질병 및 장애의 진행에 대한 이해를 도울 수 있다.

요구-제어-지원 모델(The demand-control-support model)(Karasek 1979 ; karasek and theorell 1990)은 정신사회적 요인과 WRMDs와의 관계를 이해하기 위한 다른기법을 제공한다. 이 모델에 의하면, 작업자들의 의사결정 허용범위가 작아진다면 정신사회적 요인은 작업자에게 불리한 영향을 미치게 된다. 낮은 의사결정 범위는 무엇을 해야 하는지, 어떻게 해야 하는지를 결정하는 권한의 부재와 지적인 결정권의 부재로 확인할 수 있다. 이 모델의 사회적 지원 구성요소는 작업요구와 신체적 증상의 중재를 통하여 작업장 내에서 이용 가능한 지원에 속하는 것으로 한다. 이 모델에 대한 연구는 이들의 구성요소가 근골격계 질환의 진행과 관련이 있다는 가정을 기반으로 한다(Theorell 1996).

근골격계 증상과 관련된 중요한 문제가 보고되었는데, 통증의 요인은 생리적 시스템과 심리적 시스템의 기능 장애로써 유발되는 복잡한 현상이라는 것이다. Himmelstein 등(1995)은 통증과 증상이 심한 사람은 통증과 손실된 기능에 대처하는 것이 더욱 어려운 것으로 보고하였다. 그러므로 그들의 지속적인 기능장애에 대하여 도움이 되어야 한다. 통증의 지각과 통증과 무능력을 설명하고, 다루기 위해 사용되는 인식 과정은 여러 면에서 통증을 이해하는데 도움이 될지도 모른다. 증가하는 통증에 대한 두려움은 활동을 기피하는 것으로 나타난다. 재손상에 대한 두려움은 전반적인 활동을 감소시키고, 근육의 회복과 스트레스, 그리고 부적합한 믿음을 유발한다. 예로써 통증을 "세상이 끝났다"라는 비극적인 결말로 치부하게 된다. 이것은 통증에 대한 걱정을 증가시키고 통증을 더욱 강하게 느끼게 한다.

NIOSH(1997)는 물리적, 생체역학적 요구의 변화가 정신사회적 요구의 변화와 동시에 빈번하게 발생하며, 그들 사이의 상관관계를 상세히 묘사하는 것은 어렵다고 한다. 이것은 종종 방법론적인 문제를 초래한다.

방법론적 문제

연구의 해석은 실험 설계가 다르거나, 모집단이 다르거나, 정신사회적 요소 및 WRMDs의 조사가 서로 다른 경우 복잡하게 된다. 연구 기법은 분명히 하기 위한 몇 개의 방법론적 문제가 있다. WRMDs와 정신사회적 위험 요인간의 관계를 증명하기 위한 대부분의 연구는 횡단연구이기 때문에 인과 관계를 밝히기가 어렵다(Bongers et al. 1993 ; Himmelstein et al. 1995).

극히 일부 연구에서는 정신사회적 위험 요인과 WRMDs의 관계를 평가 할 때 신체적 스트레스 요인(정적 부하와 반복 작업)의 복잡한 효과를 고려하기도 한다(Bongers et al. 1993 ; Houtman et al. 1993 ; Sauter and Swanson 1996). Theorell 등(1991)은 사회적 지원과 같은 요인을 평가할 때 신체적 스트레스 요인을 고려하였다.

또 다른 문제는 정신사회적 요인을 측정하는 도구의 사용에서 나타나는 문제이다. 정신사회적 요인은 일반적으로 설문조사 또는 자기 진단법을 사용하여 주관적으로 측정하고 객관적인 측정이 어렵다. 인지 이론자들은 개인이 환경 관찰의 필터 역할을 수행할 것을 제안하였다. 예를 들어, Lazarus(1974)는 직무 요구를 개인이 확인할 때 인지적이고 감정적인 기능을 강조하였다. 따라서 위험요인이 그 사람의 지각에 의해 과장되었는지 혹은 진실한 상황을 반영하였는지 판단하는 것은 어려운 일이다. 정신사회적 요소를 측정하는 표준화되고 신뢰할 수 있는 방법의 부재가 연구를 어렵게 하는 또 다른 원인이다(Houtman et al. 1993 ; Lindstrom 1994 ; NIOSH 1997 ; Sauther and Swanson 1996).

많은 연구들이 이들 관계의 중요성을 찾아내었지만, 그 관계의 강도는 크지 않다(NIOSH 1997; Sauter and Swanson 1996). WRMDs로 고생하는 작업자를 위하여 프로그램을 만들거나 사용할 때, 이러한 이유 때문에 명확한 결론이나 해결안을 도출하는 것이 어렵게 된다.

Sauter과 Swanson(1996)은 연구의 개선을 위하여 다음 네가지 방법을 제안하였다. (1)종단 연구의 개발 (2)건강과 정신사화적 요소를 평가할 수 있는 도구의 개선 (3)정신사회적 요소의 효과를 구분할 수 있는 분석 방법의 개선 (4)관계를 설명할 수 있는 검증 방법의 마련

평가 : 작업 스트레스 목록(OSI)

다음의 두 가지 목적을 위하여 작업 스트레스 목록이 설계된다(Osipow and Spokane 1987). (1)

작업수준과 환경의 차이에 관계없이 작업 스트레스 요인을 측정한다. (2)스트레스 요인의 결과로써 작업자들이 경험하는 심리적 스트레인과 같은 작업관련 스트레스와 연관된 이론적인 모델의 척도와 스트레스 요인과 심리적 스트레인을 다루는 작업자에게 대처할 수 있는 자원을 제공한다. 작업 스트레스 목록은 연구과정에서 사용되며 임상에서는 사용할 수 없다. 그러나 작업 스트레스 목록은 작업 스트레스를 평가할 수 있는 수단으로서의 가능성을 보여준다.

작업 스트레스 목록은 작업 수정을 위하여 (1)작업 스트레스, (2)심리적 스트레인, (3)원인에 대한 대처(coping)를 측정한다. 작업 스트레스는 6점 척도의 작업 역할 질문서, 심리적 스트레인은 4점 척도의 개별 스트레인 질문서, 원인에 대한 대처는 4점 척도의 개별 원인 질문서를 통하여 측정한다.

작업 역할 질문서의 척도는 다음의 내용을 포함한다. (1)역할의 과부하(작업요구가 자원을 얼마나 초과하는지와 작업자가 예상되는 작업부하를 달성할 수 있는지의 여부) (2)역할 불충분(작업자의 훈련, 교육, 기술과 작업 요구에 대한 과거 경험의 적절성) (3)역할의 모호성(작업자의 기대와 평가 기준에 대한 작업자의 이해 수준) (4)역할 한계(작업자의 경험이 요구하는 역할에 얼마나 충실할 수 있는지의 정도) (5)책임(작업에서 기타 복지와 수행을 보장하는 작업자에게 주어지거나 작업자가 인식하는 책임의 양) (6)물리적 환경(작업자가 극단적인 상황에 노출되는 빈도[예를 들어, 높은 수준의 환경독소])

개별 스트레인 질문서의 척도는 다음의 내용을 포함한다. (1)직업상의 스트레인(작업자가 작업의 성질 혹은 결과물에 대해 가지고 있는 어려움의 정도) (2)심리적인 스트레인(감정적인 문제의 효과) (3)대인관계의 스트레인(대인관계에서의 분쟁의 정도) (4)신체적 스트레인(신체적인 질환 또는 좋지 못한 자조 습관에 대한 불만)

개별 원인에 대한 질문서의 척도는 다음의 내용을 포함한다. (1)레크리에이션(규칙적인 레크리에이션 활동에서 비롯되는 즐거움과 긴장의 완화) (2)자기 건강관리(작업자가 만성 스트레스를 줄이거나 완화하는데 사용하는 개인적인 활동의 빈도) (3)사회적 지원(개인이 주위로부터 느끼는 지원–도움–의 정도) (4)합리적이고 인식적인 대응(개인은 스트레스를 다루기 위해 인식적인 기술을 얼마나 사용하는가)

이 세 가지 척도는 작업관련 스트레스, 스트레인 경험, 그리고 대처방안 사이에서 역동적으로 나타난다. 이 평가 도구는 작업에서 건강을 위협하는 여러 측면들을 이해하는데 도움을 준다.

중재(Intervention)

정신사회적 요소 하나만으로 장애를 설명할 수 없다. 그러나 평가와 예방 과정에서 정신사회적 요소를 제외하고는 성공적인 중재가 어렵다. 정신사회적 위험 요소의 본질과 작업자들 사이의 분포를 통해 중재의 방향과 수준이 결정된다(개인 혹은 조직). Himmelstein과 동료 연구자들은 작업 관련 장애를 예방하기 위한 초기 중재는 고용주와 고용인 사이의 충돌을 감소시킬 뿐만 아니라 통증의 의료적 관리를 보다 효율적으로 할 수 있으며, 통증과 스트레스를 감소시키는데 필요한 능력을 향상시키고 불필요한 외과적 수술을 예방할 수 있다고 보고하였다.

Lindstrom(1994)는 심리사회적 요소를 기반으로 하여 좋은 작업 조직을 구축하기 위하여 조사 기반 모델(research-based model)을 제시하였다. 그들은 이 모델을 통하여 스트레스를 감소시키고 근골격계 질환의 발생을 억제하기 위하여 작업부하의 양적·질적 최적화의 필요성을 강조하고, 작업에서의 자율권과 자치권의 수준을 높이는 것을 제안하였다. 또한 작업자들 사이의 대인관계의 향상과 작업자와 관리인 사이의 의사소통을 원활히 할 것을 제안하였다. 대응기술로 정신적 능력을 향상시키거나 작업에 대한 지배 권한을 높일 것을 주장하였다. 전 사업장의 조직이 평가되었고 작업보건 전문가에 의하여 변화되었다. 위험에 노출된 작업자에게는 단체 수련회를 통하여 작업에 필요한 내용을 교육하였고, 이 수련회를 통하여 새로운 대응 기술이 개발되었으며 작업 심리학자와의 개인적인 상담을 지원받았다.

작업 관련 장애의 로체스터(Rochester) 모델 역시 작업 관련 장애로부터 발생하는 복잡한 문제들을 강조한다. 이 모델은 작업 관련 장애와 작업 복귀에 대한 변수들을 다음의 네가지 범주로 구분하였다. (1) 임상적 상태 (2) 신체적 능력(작업 내성 포함) (3) 작업 요구(생체역학적 요구, 신진대사 작용에 대한 요구, 심리적 요구) (4) 심리적 혹은 행동적 자원(작업자의 성격, 통증 관리, 작업에 대한 준비도). 이 모델은 작업장 재복귀를 돕고, 장애의 예방과 평가를 위하여 추천된다(Fitzgerald 1992; Moon 1996).

대부분의 중재 프로그램은 긴장완화, 인식의 재조직, 작업자에게 대응기술의 제공 등과 같이 인지-행동적 방법으로 사용된다(Feurstein 1996 ; Spence 1991). 인지 전략은 문제를 해결하기 위한 대안의 선택과 증상 후 특별한 형태에 대한 조사와 스트레스 발생, 스트레스의 원천과 그것의 해결을 위해 기울이는 주의력에 초점을 맞춘다. 인지-행동 전략 역시 인지, 행동 그리고 감정적 반응의 전환에 따른 통증 관리 능력의 향상에 기여한다. 이 기법은 긴장 완화(바이오피드백의 사용을 포함한), 활동의 조율, 인지 재구조화, 통증의 관리를 위한 심상과 주의력 분산에 이용된다(Keefe and Egert

1996). 이 기법은 인지-행동 치료의 구조 내에서 평가와 치료가 가능한 임상 심리학자가 있어야 한다.

추후과제

WRMDs에서 정신사회적 요소의 역할은 연구자들과 임상치료사들로부터 주목을 받고 있다. 그러나 이 영역은 정신사회적 요소의 측정 방법에 대한 표준화와 타학문과의 연계가 필요하다. 또한 작업 관련 정신사회적 요소와 치료의 결과를 평가할 수 있는 임상 도구의 개발이 필요하다.

제7장 환경 디자인

개요

작업장의 디자인은 인간, 환경, 그리고 설비를 반드시 고려하여야 한다. 사용자 중심으로 디자인하여야 함은 물론이고, 작업 효율이 최대화 되도록 하여야 한다. 환경 변수와 설비의 제한적 기능은 디자인에 있어 제약조건으로 작용한다. 인간공학자 또는 디자이너는 성공적인 디자인을 위하여 진동, 소음, 조명, 기온 등과 같은 변수들을 보정하여 사용하여야 한다.

인간공학에서는 시스템의 디자인, 분석, 검토의 전 과정에서 다음 세 가지 요소의 작업 수행에 관한 이해가 필요하다. (1) 사람이 수행하는 작업 (2) 기계를 사용하는 작업 (3) 운전자와 기계가 상호작용 하는 환경(그림 7.1). 그림 7.1은 이 세 가지 요소를 보여주는데 각 요소들은 작업장 분석과 디자인의 목적을 달성하기 위하여 서로 떨어뜨려서 생각할 수 없다.

환경은 많은 요소들에 의해서 묘사된다. 각 요소들은 환경의 불쾌한 소음이나 진동, 작업자의 기술과 능력, 작업의 중요성과 복잡성에 의존적이다. 예를 들어, 항공기를 디자인할 때, 조종사의 작업환경은 승객들의 환경과는 달라야 할 것이다. 작업의 중요성과 신체적 정신적 요구사항을 토대로 하여 디자인하여야 할 것은 우리 주변에 넓고 다양하게 존재한다.

항공기 조종사는 항공기를 제어하기 위하여 조종간이 필요하다. 그러나 승객들은 이러한 장치가 전혀 필요가 없다. 승객들은 작은 테이블을 이용하여 음식을 먹거나, 좌석의 책꽂이에서 책을 찾아서 읽는 등 단지 비행을 즐기기만 하면 된다. 그러나 조종석에는 승객들을 위해 필요한 설비의 많은 부분을 설치하여서는 안 된다.

환경 변수 중에 산업 부문의 많은 작업장에서 찾을 수 있는 고유 변수는 디자이너가 반드시 고려하여야 한다. 이 장에서는 인간공학적인 진동, 소음, 조명, 기온의 조건과 디자인에 있어서 각 변수들의 영향에 대해 토의한다.

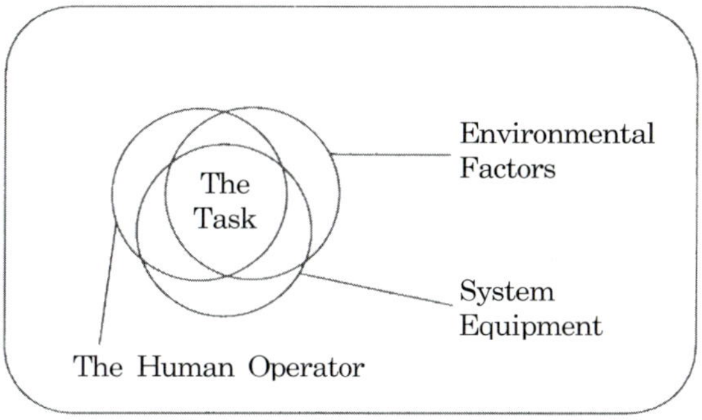

[그림 7.1] Task performance environment.

진동

진동은 작업과 활동의 종류를 구분하지 않고 거의 모든 사람들에게 영향을 미친다. 작업장에서 진동은 기계를 사용하는 경우와 운송 수단을 이용할 때 통상적으로 발생한다. 진동은 운송 수단의 좌석이나 바닥을 통하여 전달되어 몸 전체의 진동을 유발하거나, 전동 드릴, 연마기, 또는 재봉틀 등의 작업처럼 팔 또는 손으로 국부적으로 전달되기도 한다. 진동은 매우 높거나 혹은 낮은 주파수를 가지고 있으며, 강도 또한 다양하다. 그리고 단일 주파수의 조합으로 발생하기도 하며, 여러 주파수대가 서로 작용하여 공명작용을 유발하기도 한다.

용어 설명 및 측정

기계적 진동은 주파수와 시간의 단위로 측정된다. 이 측정은 퓨리에 분석, 모달 분석, 전이 함수 분석, 기계적 임피던스 분석을 포함한다. 이 분석법들의 자세한 설명이 필요하다면 Cannon(1967)의 "Dynamics for Physical System"을 참고하기 바란다. 이 장에서는 진동의 영향을 이해하기 위하여 주파수, 진폭(amplitude), 형상 인자(form factor), 공명(resonance), 그리고 배진동(harmonics)에 대하여 살펴본다.

주파수

1초당 나타나는 사이클의 수를 주파수(hertz[Hz])라 한다. 그림 7.2를 보면 1초에 진동 A가 완전한 사이클을 그리고 있는데, 이것을 1Hz라고 한다. 진동 B는 1초의 시간에 1/2사이클이 나타나 있다. 이 주파수를 0.5Hz라 한다.

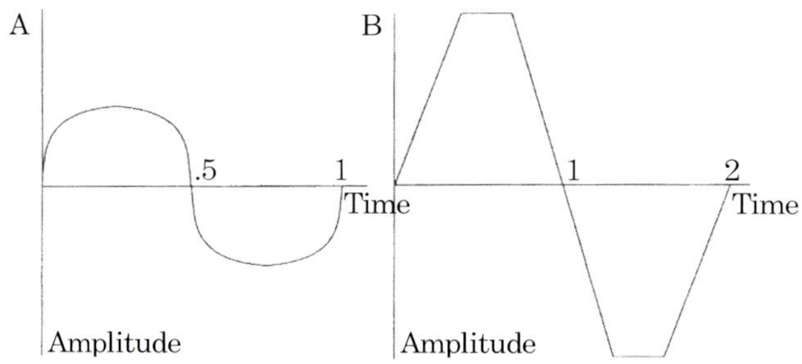

[그림 7.2] Characteristics of a sound or vibration.

진폭

진폭은 평균선을 중심으로 양의 방향과 음의 방향으로 움직인 양을 의미한다. 이것으로 진동의 세기를 측정한다. 그림 7.2에서 진동 B가 진동 A보다 진폭이 크다.

형상인자

진동의 형태를 결정하는 형상인자는 각기 다르다. 그림 7.2에서 진동 A는 부드러운 곡선 모양이며, 진동 B는 톱니와 같이 생겼다. 만약에 이 진동이 뮤지컬의 음악이라면, 진동 A는 플루트와 기타의 연주와 같은 깨끗한 사인곡선의 형태이며, 진동 B는 하모니카와 같은 거친 음을 형성한다.

공명

공명은 진동의 원천으로부터 사람에게 전달되는 기계적 에너지가 최대일 때의 진동 주파수이다. 공명 주파수에서는 사람이 진동의 원천과 최대한 "동조" 되며, 진동의 원천으로부터의 세기에 의해 신체 조직이 진동한다.

배진동

배진동은 진동의 기본 주파수 혹은 기저 주파수를 적분 후 이의 배수인 주파수를 가진다. 만약 기본 주파수가 50㎐라면, 첫 번째 배진동은 100㎐에서 발생하며, 두번째 배진동은 150㎐, 세 번째 배진동은 200㎐에서 발생한다.

소음과 몸 전체 가속의 구분

진동은 다양한 방법으로 인체에 영향을 미친다. 귀를 두드리는 공기를 통하여 운반된 진동에 의해 고막은 압력의 변화를 감지하여 공명한다. 진동의 인식은 소리의 인식과 같다. 기계적 진동은 신체의 일부 혹은 전부를 외부 진동으로부터의 공명에 의해 떨리게 한다. 이 공명작용은 종종 전달되는 진동의 크기를 증가시키고, 공명으로 인해 신체의 각 부분에 위해를 가한다. 국제표준화기구(ISO)의 "Guide for Evaluation of Human Exposure to Whole-Body Vibration" 에는 진동에의 노출한계 및 허용치를 포함한 추천치가 제시되어 있다(1974).

이 자료에 의하면 인체 각 부분의 공명 주파수는 서로 다르다. 몸통의 세로 방향으로는 약 4-8㎐(통상 5㎐)에서 신체가 공명하며, 가로 방향 혹은 측면의 공명 주파수는 1-2㎐이다(Coermann 1962). 두부와 어깨는 10-20㎐에서 공명작용을 일으키며, 안구(眼球)는 60-80㎐에서 공명한다(Grether 1971).

작업 수행시 진동의 효과에 대해서 양적으로 나타내기는 곤란하다. 신체의 각 부분은 서로 다른 주파수에 영향을 받는다. 이 효과는 세가지 일반적인 범주로 분류할 수 있다. (1) 일반적인 불편 (2) 시선왜곡 (3) 손과 발의 간지러움(100㎐이상). 일반적인 불편의 진동은 작업 수행시 동기 의식을 약화시키고, 생리적으로 영향을 끼친다.

시선이 왜곡될 정도의 진동은 손과 발의 협응력을 약화시키며, 특히 읽기 및 쓰기 작업에 영향을 미친다. 어떤 작업에 있어서 시선왜곡 현상은 극히 위험하다. 헬리콥터 조종사에게 유발되는 진동에 의한 시선왜곡은 앞에 있는 위험한 고압 전선을 보지 못할지도 모른다. 손과 발이 간지러울 정도의 진동은 진동의 지속시간과 강도와 관계가 있다. 전기톱과 같은 장시간 높은 강도의 진동에 노출될 경우 작업자는 생리적 장애가 발생할 수 있다. 이 장애의 역치는 약 100㎐, 1g(진폭)이다. 또한 한 옥타브가 6㏈씩 증가할 때 발생한다(may 1978). 낮은 강도이고 지속시간이 짧은 진동의 경우 미세한 조작 기술을 방해 할 수 있고, 심한 경우 "dead hand" 로 진행된다(작업이 원인이 되는 레이노 현상, 진동성 백랍병). 이 질병의 초기단계에서는 손가락이 욱신거리며, 마비되며 손가락이 희게 된다. 말초성 혈관 구성요소(엄지를 제외한 나머지 손가락의 백랍병과 청색증)에 질환이 나타나며, 최소한 15-20분씩의 휴식이 필요하다. 극단적인 상태는 영향을 받는 손가락에서 괴저병이 나타난다. 추운 날씨는 질병을 유발하고, 열과 연기도 문제를 악화시킨다.

소음

비록 소리가 귀에서의 압력의 변화는 기계적 진동과 같다고 하더라도, 인체에 미치는 영향은 이어지는 기계적 진동과는 다르다. 작업 환경에서 소리와 진동을 평가하기 위해서는 두가지 측면의 시스템을 검사한다. (1) 소리와 진동의 직접적인 물리적 속성 (2) 그 물리적 속성에 대한 사람들의 주관적 반응. 이 두가지 측면은 디자인 전략에 직접적으로 영향을 미친다.

용어 설명과 측정

음압수준(Sound Pressure Level, SPL)

음압수준은 귀에 도달하는 에너지의 크기이며, decibel(dB)로 나타낸다. 수학적 정의는 아래와 같다.

$$SPL = 20\log_{10} P_n \parallel P_{ref}$$

여기에서 P_n 은 측정하고자 하는 음압이며, Pref 는 인간이 검출할 수 있는 최소 압력에 대략적으로 부합되는 표준치이며, 대개 20μ Pa(2×10-5 Pa = 2×10-5 N/m = 2×104 μ bar)로 한다. 따라서 SPL은 최소 가청 SPL과 비교하려고 하는 압력과의 절대적 비율이다(ILO 1980). 이것은 인간의 청각이 가청 주파수의 전범위에 걸쳐 동등한 크기로 소리를 인식하는 것은 아니기 때문에, 이 수식은 청각의 주파수 경향을 파악하기 위하여 종종 수정되어 사용된다. 음량 레벨에서 임의의 주파수대에서 소리 양의 증가는 청자에 의해 들리는 소리의 크기 변화와 관계가 있다. 가중 스케일 dB(A)와 dB(B)는 소리의 크기를 측정하기 위하여 사용되며, 이것은 소리의 직접적인 압력 비율이나 SPL과는 대비된다. 이것은 소리에 대한 작업자의 반응과 청각의 인식 방법을 기초로 하여 소리 혹은 환경의 소음을 평가할 수 있다.

소리의 세기(Loudness), 소음(Noisiness), 성가심(Annoyance)

세기는 소리의 자각적 크기이다. 이것은 청자가 그 내용을 어떻게 파악하느냐가 아니라, 소리를 얼마나 강하게 인식하느냐를 나타내는 것이다. 잡음이 많은 것으로 간주되는 정도는 소리의 불필요한 것의 수준이며 큰 소리와 구분하여 고려한다. 음악에 대한 다른 반응을 이 범주에 분류한다. 예를 들면, 부모는 아이들이 좋아하는 락 음악과 크기는 같지만 소음이 작은 클래식 음악을 좋아한다. 소리의 소음은 성가심의 정도와 관련이 있다. 성가심은 자연적 환경에서 들리는 불필요한 소리이다. 소리의 성가심에 대한 판단은 소리가 들리는 상황에 관련된 변수와 소리가 가진 고유의 소음과 관계가 있다. 밤에 들리는 소리는 낮에 들리는 동일한 소리보다 더욱 성가시게 느껴질 수 있다. 밤에 잠을 자기 위하여 노력할 때 들려오는 물방울 떨어지는 소리나, 화장실을 사용하는 소리는 이러한 현상을 잘 설명하여 준다. 마찬가지로 작업자가 휴식을 취할 때 보다 작업에 집중할 때 반복되는 소리가 더 성가시게 느껴질지 모른다. 같은 소리라도 청자가 소리를 제어할 수 없는 경우 더 성가시게 느껴진다. 즉, 스스로 소리를 제어할 수 있을 때가 그렇지 않을 때 보다 같은 소리라도 덜 성가시게 느낀다.

통화 간섭과 명료도

통화 간섭은 소리의 SPL이 아니라 세기와 관계된 기능이다. 간섭과 명료도의 측정은 일반적으로 특정한 소음 환경에서 통신매체를 이용하여 전달된 단어, 구, 문장을 정확히 이해한 정도를 비율로 계산된 것이다. 이것은 인간과 인간사이의 커뮤니케이션과 인간과 기계사이의 음성 인식 시스템에 적용될 수 있다(Picone 1983).

간섭과 명료도는 "Phonetically Balanced Monosyllabic Word Intelligibility Test" 또는 "Modified Rhyme Test"로 측정된다. 테스트는 1000개의 단어를 들려주고, 목록에서 단어를 찾아서 표시하게 하거나 줄을 그어 답하도록 하는 형식으로 진행된다. Modified Rhyme Test는 목록에서 300개의 단어를 들려주고 청자는 각 단어를 듣고, 다중 단어 목록으로부터 여섯 개의 단어중 하나를 선택한다. 예를 들어, 화자(話者)가 "Would you please circle the word gold now."라고 말했다면, 청자는 mold, bold, sold, gold, hold 그리고 cold의 여섯 단어중의 하나를 선택하는 것이다.

통화 명료도는 명료도 색인에 의해 예측할 수 있다. 최고의 음성 대 소음의 평균 제곱근의 비율은 선택된 주파수대에서 계산된다. 이 범위는 200~7,000Hz이다(연설 내용에 대하여 가장 많은 내용을 포함하는 주파수 범위). 명료도 색인은 배경 소음의 평균 진폭에 대한 음성의 최고점에서의 진폭을 측정하는 것이다. 이것은 그 음성의 해석에 필요한 정보를 담고 있는 소리가 배경 잡음에 의해 차폐되는 정도를 측정하는 것이다. 이 두 목록의 경우에서 통신 시스템에 의해 발생하는 감쇠는 직접 측정된다(비록 시스템 대기 중에 열려 있고, 얼굴을 마주대하고 있는 경우라고 하더라도). 명료도 색인의 예견 수치는 혼잡한 배경위에 의미 있는 소리가 가진 에너지의 양을 기초로 하여 연설의 수행에서 예측되는 감쇠율로 만들어 진다.

소음의 청각적 효과

가청주파수

인간의 청각 시스템은 소리 진폭의 스펙트럼에서 상당히 넓은 범위의 감수성을 가진다. 대수적 척도로 측정되어지는 인간이 들을 수 있는 전 영역의 소리의 밀도를 다룰 필요가 있다(decibel). 인간이 들을 수 있는 주파수의 범위는 진폭에 비하여 상당히 낮다. 인간은 약 20Hz에서 20,000Hz사이의 주파수를 가진 소리를 들을 수 있다. 이 범위는 청각 시스템의 물리적 손상으로 인한 청력 손실이나 연령 등의 요소에 따라 변할 수 있다.

소음한계

소음의 위험도를 평가하기 위해서 소음을 다음 두 종류로 구분한다. (1) 지속적 소음 (2) 충격적 소음. 지속적 소음은 일상생활에서 흔히 접할 수 있는 소음을 의미한다. 이 소음은 시간의 변화에 대하여 상대적으로 느리게 상승하며, 강도 또한 느리게 변동하는 반복적인 소리이다. 길거리에서 발생하는 소음과 사무실에서 발생하는 잡다한 소음에 여기에 해당한다. 충격적 소음은 시간의 변화에 대하여 순간적으로 상승하며, 매우 짧은 시간 동안에 매우 높은 강도에 도달한다. 총소리, 자동차의 브레이크 소리, 박수소리, 방직기기 또는 프레스에서 발생하는 소음 등이 여기에 해당한다.

소음의 위험 특성

소음의 위험성은 다음의 특성에 의해 평가된다.

- 한 옥타브 아래의 소리에 의해 특정 주파수대의 손상이 발생한다. 예를 들어, 8,000Hz의 고강도 소음에 노출되면 청자는 16,000Hz의 주파수의 감수성에 손상을 입게 된다.
- 매우 낮은 주파수의 소음은 중간 주파수의 소음보다 청각 손실을 덜 가져온다.

- 소음성 난청의 발생은 사람마다 다르다.
- 강도가 크고, 지속 시간이 긴 소음에 대한 노출은 심각한 청력 손실을 일으킨다. 작업장에서 이런 종류의 소음은 많으며, 작업자의 상당수에서 특정 주파수의 소음으로 인한 청력 손실이 발생하였다.
- 청력 손실은 4,000Hz의 주파수를 가진 소음에 가장 큰 영향을 받는다. 그러나 노출시간과 소음의 강도에 따라서 영향을 받는 주파수의 범위는 더 넓어질 수 있다.

오랫동안 귀의 신경학적 요소와 청각 과정의 파괴에 가장 큰 영향을 미치는 소음의 특성에 대한 연구가 있어 왔다. 소음의 음압수준, 스펙트럼 분포, 일시적 노출 시간과 누적 노출 시간이 소음의 위험도를 결정한다.

음압수준

80dB(A) 보다 낮은 음압에서는 약간의 성가심을 느낄지도 모르나, 일시적이거나 영구적인 청력의 손실을 발생하지는 않는다. 80dB(A)이상에서는 소리의 위험성을 결정하기 전에 다른 기준들의 평가가 필요하다.

음 스펙트럼

음의 스펙트럼은 음을 구성하는 주파수의 영역을 의미한다. SPL을 초과하여 존재하는 손상 유발 주파수는 손상을 유발하는 자극을 가하는 주파수들에 달려있다. 하나의 소리는 서로 다른 주파수로 된 소리가 결합되어 나타나며, 그 주파수 각각은 서로 다른 강도일 수도 있다. 만약 그 주파수 중 하나가 청력 손상을 입힐 수 있는 크기라면, 청력의 손상은 다른 요인들 보다 주파수와 관련하여 발생한다.

노출시간

주파수에 관계없이 비교적 높은 SPL에의 순간적인 노출은 허용될 수도 있다. 가장 위험한 것은 작업시간(하루 8시간) 동안 계속해서 소음에 노출되는 경우이다. 미국 노동청에서는 소음에 대한 노출 허용치의 권고안을 제시하였는데, 그 내용은 표 7.1에 정리되어 있다. 90dB(A)에서는 하루 8시간 동안 노출되어 있을 수 있으며, 강도가 커질수록 노출시간을 짧게 하여야 한다. 그러나 순간적이라 하더라고 극도로 높은 SPLs에의 노출은 손상을 입을 수 있다.

[표 7.1] Allowable Sound Exposure Levels

Duration(hrs/day)	Sound Level(db[A])	Example
8	90	Subway car at 20 ft
6	92	
4	95	A passing motorcycle
3	97	
2	100	Blow-dryer or chainsaw motor
1.5	102	
1	105	Car horn
0.25 or less	115	Jet engine

순간적 분산

순간적 분산은 정형화 되어 있지 않은 시간동안에 소음에 노출되는 것이다. 비행장에서 근무하는 작업자들은 비행기를 견인하거나 비행기가 이륙하는 동안 제트 엔진의 큰 소음(115–125dB(A))에 아주 짧은 시간(2–3분) 노출되어 있다. 비록 이 소음이 노출 한계내에 있지만, 장기간 노출시 손상을 입을 가능성이 있다. 이러한 위험성으로 인해 비행장에서 근무하는 작업자들이나 이와 유사한 환경에 처한 자들은 항상 귀마개를 착용해야 한다.

주파수와 노출 시간과의 관계

위험하고 불필요한 소음과 진동 수준은 작업장 추천 권고치의 최대 수준 아래로 유지하는 것이 현명하다. 불필요한 소음과 진동을 제거하거나 격리시키려는 노력은 디자인에 항상 긍정적인 영향을 미친다. 작업 환경을 재디자인하기 곤란한 경우에는 작업을 재구성하거나 작업자를 보호할 수 있는 조치를 취하여야 한다. 좋은 디자인은 소음에 노출되는 시간을 줄이고, 가능한 보호 장치를 사용하도록 하여야 한다. 이 두 가지 조치를 같이 사용할 경우 보다 높은 효과를 거둘 수 있다. 작업 환경을 재설계할 때, 통제의 방법은 그 출처에서의 소음과 진동의 전파, 확대 또는 반향을 방지하거나 감소하도록 하는 것이다.

소음 및 진동의 전파를 막는 방법은 음향적이거나 기계적으로 소음 및 진동을 약하게 하는 물질 또는 장치를 사용하는 것이다. 아주 작은 변화라도 청각적 환경의 통제에 큰 영향을 미칠 수 있다. 방에서의 소리 특성은 카펫의 밀도를 바꾸거나, 천정에 음향타일을 사용하거나, 소음 방지 칸막이 또는 스크린을 사용하거나, 벽에 소음 방지 재료를 매다는 등의 방법에 따라 달라질 수 있다.

환경을 바꾸기가 곤란한 경우, 작업자는 귀 보호 장치를 사용하여야 한다. 보호 장치의 사용은 주의를 기울여야 한다. 비록 보호 장치의 사용이 청력 보호에는 도움이 되지만 보호 장치의 사용이 작업을 방해하여서는 안되며, 작업설비와 호완성이 있어야 한다. 예를 들어, 보안경과 귀마개가 함께 사용될 때 마모로 인하여 보안경의 측면 조각이 귀마개의 밀봉 부분을 찢을 수도 있다. 작업자에게 청력 보호 장치를 제공한다고 해도 그들이 이 장치를 반드시 사용하지 않을 수도 있다. 일반적인 위생 요인도 고려하여야 할 요소이다. 작업자는 자신만의 청력 보호 장치를 사용하여야 한다. 이어플러그(earplugs)형태라면 특히 자신만의 보호 장치를 가져야 한다. 추가적인 내용은 장비의 적절한 사용을 위하여 작업자를 훈련시켜야 한다. 만약 부적당한 크기의 이어플러그가 사용된다면 작업효율이 떨어질 수 있다. 고용주와 감독자는 작업자가 적절한 보호 장치의 사용을 촉진하고, 사용이 촉진될 수 있도록 관리 감독하여야 한다.

청각적 표시장치의 사용

청각적 표시장치는 전언(傳言)이 짧고, 간단하며, 일시적이며, 즉각적인 반응이 필요한 정보인 경우에 사용된다. 전형적으로 이 반응은 위험, 경고, 작업 신호 등을 위해 요구되는 반응이다(Military Standard 1989). 청각적 표시장치는 언어적인 것과 비언어적인 것, 두가지 범주로 구분된다. 언어적 청각 표시장치는 비언어적 청각 표시장치보다 우선적으로 작업자의 주의를 끌기 위하여 사용된다. 잘 알려진 예는 자동차의 문이 열렸을 때 음성으로 안내를 하는 경우이다. 긴장된 음색의 합성음이 "당신의 차문이 열려있습니다" 라고 알려준다. 비언어적인 표시장치는 컴퓨터의 비프음이나 도어벨 소리와 같은 순수한 주기성을 가진 긴장을 전달한다. 언어적인 것과 비언어적인 청각 표시장치를 디자인할 때 고려해야 할 사항은 다음과 같다.

1. 사용되는 주파수 범위(구급차 또는 경찰차의 사이렌)
2. 신호가 얼마나 자주 발생하는가.
3. 신호의 강도
4. 주위의 음향 환경과 신호와의 적합성
5. 작업자의 제약 또는 한계와 신호와의 적합성
   (작업자에게 청력 보호 장치를 사용하게 할 것인지 또는 보호 마스크 또는 헤드기어를 사용하

게 할 것인지)

6. 신호와 다른 청각 표시장치 사이의 식별 용이
7. 신호의 시작과 음압수준 그리고 신호를 들을 수 있는 거리
8. 신호를 어느 쪽 귀로 보낼 것인지(만약 헤드셋을 사용하는 경우)

조명

조명은 가장 기술적인 것으로, 세부 조명과 조명 디자인은 조명 전문가의 몫이다. 이 장은 작업 상황에 따라 조명의 기본적인 평가를 하기 위해 요구되는 개념에 초점을 맞춘다. 조명과 컴퓨터 작업과의 관계 또한 간단히 언급한다.

용어 설명과 측정

"Illuminating Engineering Society Lighting Handbook" (Kaufman and Haynes 1984)은 실무 조명기사들을 위하여 편찬된 40페이지의 조명 관련 용어 사전이다. 크기 때문에 그 일부를 여기에 정리하는 것은 불가능하다. 그러나 조명의 디자인 혹은 재디자인을 위한 프로젝트를 시작하기 전에 이 책을 공부하기를 권한다.

빛은 인간의 망막을 자극하고 시각 감각을 생산하는 복사 에너지라고 정의할 수 있다. 물리학적으로 인간이 볼 수 있는 빛은 전자기 스펙트럼 상에서 380-770nm의 파장을 가진 것이다. 청각 시스템에서와 같이 빛도 감지할 수 있는 상한과 하한이 있으며, 이것은 사람마다 다르고 색을 감지하는 기관의 질환 유무에도 관계가 있다. 전자기 스펙트럼에서 이 영역의 파장을 가진 빛은 눈의 수용체를 활성화 시킬 수 있는 충분한 양의 복사 에너지를 방출하거나 반사하여 빛을 볼 수 있도록 한다(Kaufman and Haynes 1984). 눈의 수용체로부터 인식된 빛은 뇌에서 해석된다. 이 해석과정에 심리학적 요소가 관계한다. 복사 에너지는 다양한 방법으로 측정된다. 가장 알려진 측정방법은 복사속(radiant flux)과 광속(luminous flux)을 측정하는 것이다.

복사속

복사속은 복사에너지의 유동율이다. 이것의 단위는 와트(watts/second) 또는 주울(joules/second)로 표현된다. 전구의 힘은 임의의 주기 동안 방출하는 복사속의 양 또는 와트로 측정된다.

광속

광속은 빛의 유동율이다. Systeme International(SI)에서는 이것을 루멘(lumens)으로 측정한다. 전구는 와트뿐만 아니라 루멘(lumens)의 평균수에 의해 평가된다. 광속은 복사 일률의 양을 기초로 평가된다. 광도계의 평가는 1칸델라(candela)의 균일한 광도를 가지는 점원에 의해 단위 입체각(1 steradian)내에서 방출되는 광속에 의거한다. 칸델라는 광밀도를 나타내는 SI 단위이다. 1 칸델라는 단위 입체각당 1 루멘과 같다. 빛의 파장과 빛의 출력 밀도에 대한 보다 자세한 정의를 알아보자. 다음 부분은 빛 에너지에 의해서 발생하는 현상들을 설명한 것이다.

반사율(Reflectance)

반사율은 표면에 흡수되지 않았거나 전달되지 않은 입사광의 양을 말한다. 즉, 입사된 빛의 반사율을 의미한다.

투과율(Transmittance)

투과율은 표면이나 신체를 투과하는 빛의 양이다. 유리에 빛이 비칠 때 일부는 투과하여 지나가며 일부는 반사된다. 이때 투과하여 지나가는 빛의 양을 투과율 수준이라고 한다.

흡수율(Absorption)

흡수율은 표면이 반사하지도 않고 투과시키지도 않은 빛의 양이다. 이것은 입사된 빛이 다른 에너지의 형태(일반적으로 열로 변환)로 변환되는 과정을 나타내는 일반적인 개념이다. 전구를 손으로 잡고 있으면 입사된 빛이 열로 변환되는 것을 느낄 것이며, 손은 이 열을 흡수한다.

휘광(Glare)

휘광은 익숙해져 있는 빛의 수준보다 상당히 밝은 빛이 시야에 들어올 때 지각되는 감각이다. 휘광은 대개 성가심, 불편함을 유발하고 시각 성능과 가시성을 떨어뜨린다.

조명 환경과 시각적 작업 중심의 디자인

조명 디자인에는 조명 환경과 관련된 디자인을 위한 접근법과 시각 작업과 관련된 디자인을 위한 접근법이 있다. 이 두 가지는 서로 호환성이 있으며, 평가를 위해서는 모두 고려되어야만 한다.

일반적 지침

공간과의 관계

조명은 활동에 적합하여야 한다. 창고에서는 지게차를 운전하며 큰 라벨을 읽을지도 모른다. 법률 회사에서는 서류들을 읽고 서로 대조하는 작업을 수행한다. 두 장소는 서로 다른 조명 수준과 종류, 조명의 색깔이 요구된다.

조명의 양과 질

디자이너는 작업이 수행되는 장소뿐만 아니라 주위가 어떻게 반응하는지도 고려하여야 한다. 예를 들면, 디자이너는 필요한 조명의 양과 그것을 보호하는 방법을 결정하여야 하고 휘광이 발생되는 장소가 없는지 살펴야 한다.

조명 시스템, 조명의 출처 그리고 발광체

치료사는 환경을 디자인 하는데 있어서 조명이 사용될 장소와 조명의 양에 관한 기술적인 내용뿐만 아니라 국소 조명, 일반조명, 추가, 작업 부분만을 에워싼 조명에 대한 내용을 동시에 고려하여야 한다. 또한 직접 조명, 간접 조명, 산란 조명 중 어느 것을 사용할지와 이들 조명 방법의 조합에 대해서도 염두에 두어야 한다. 작업장에서의 분진과 먼지의 양과 조명 색이 작업과 공간의 지각에 어떠한 영향을 줄 것인지에 대한 물리적, 환경적 제약 역시 인식하여야 한다.

통제 시스템

디자이너는 조명을 일괄적으로 통제할 것인지, 독립적으로 통제할 것인지를 결정하여야 하고, 통행의 흐름과 관련하여 통제 시스템의 위치와 on-off 스위치를 사용할 것인지, 연속제어 스위치를 사용할 것인지에 대해서 결정을 하여야 한다.

경제적 측면

디자이너는 의뢰인의 예산에 대해서도 고려하여야 한다. 금으로 된 체인에 황동으로 된 조명등이 대리석 바닥과 잘 어울릴지 모른다. 그러나 값싼 금속으로 된 조명이라도 작업을 수행하기에는 부족함이 없다. 비록 조명이 환경과의 상호 작용을 통한 사물의 지각에 중요한 역할을 수행하지만 경제적 문제를 배제할 수 없는 것이 현실이다.

기계적 시스템과 청각적 시스템의 통합

하나의 시스템을 디자인 하는데 있어서 전체 환경을 무시하고 독립적으로 디자인 할 수는 없다. 조명을 설치하기에 이상적인 장소에 이미 공기 정화 시스템이 설치되어 있거나 음향기기가 설치되어 있을 수도 있다. 고정된 설치물은 워크스테이션의 재배치를 필요로 하고 전체 평면 계획의 혼선을 가져온다. 모든 시스템과 운용 환경은 계획 단계에서 서로간의 조화를 염두에 두어야 하며, 이를 위해서 면밀한 조사가 필요하다.

가구와의 통합

많은 작업환경에서 천정 조명과 더불어 보충 조명의 도움을 받을 수 있다. 그리고 더욱 밝은 조명이 필요한 작업을 위하여 조명을 워크스테이션 가구 속에 설치할 수 있다. 빌트 인 정착물은 직접조명으로서의 역할을 하거나 필요에 따라 천정을 향하여 빛을 산란시킬 수 있다.

조명 환경 디자인

조명 환경 디자인은 작업 공간에서 작업의 수행에 초점을 맞추기 보다는 기본적으로 미학적인 면에 초점을 맞추고 있다. 이 접근법은 중요한 세 개의 단계로 구성되어 있다.

1단계 : 시각적인 구성을 결정한다.

공간의 시각적 구성은 초점의 중심, 머리 위 구역, 경계구역, 작업구역, 변천하는 지역과 감각기관 자극 수준에 관심을 가진다.

2단계 : 대상물이 원하는 외관을 결정한다.

공간 디자인에서 대상물의 외관은 빛의 방산, 반짝임, 외관의 색조 연출의 영향을 받는다.

3단계 : 단계 1과 2의 목적을 달성할 수 있는 조명을 선택한다.

조명을 선택할 때는 공학적인 연구, 건축학적인 연구, 조명의 특징에 따른 건축적 내용에 대한 검토가 필요하다.

공학적 연구는 다음의 내용을 포함한다.

- 빛의 분포 특성과 색조
- 차원의 특성과 형태
- 조명을 받았을 때와 받지 않았을 경우의 외관
- 초기 비용 및 작업 비용
- 유지
- 에너지의 소비

건축학적인 연구는 다음의 내용을 포함한다.

- 밝기, 색, 크기, 형태
- 디자인 기간의 적합성
- 필요한 공간과 건축적인 상세 명세
- 다른 환경 시스템과의 조화

조명의 건축학적 내용은 다음의 내용을 포함한다.

- 시각적으로 종속되는 조명 시스템

- 시각적으로 두드러지는 조명 시스템

상기의 단계와 연구내용을 검토하는 것은 의도된 디자인이 초기 설비 구축에 들어가는데 도움이 되어야 한다. 이후의 과정은 mock-up, 재조사, 디자인 수정과정을 거친다.

시각적 작업 중심의 디자인

시각적 작업 중심의 일반적인 접근법은 조명 환경 디자인과 동일하다. 그러나 그 초점은 환경을 미학적으로 디자인하기보다 작업효율의 향상에 있다. 전형적으로 아래의 진행 단계를 따른다.

1 단계 : 시각적 구성요소의 분석

1. 일반적인 시각 작업의 확인
2. 작업에 필요한 조명 방법의 선택 :
   간접 혹은 직접 조명
   3차원 효과를 제공하는 그림자의 중요성
   베일을 씌운 반사판에 대한 작업의 감수성
   조명 색상의 중요성(조명은 일광과 균형을 이루어야 한다)

2 단계 : 작업이 수행되는 장소에 대한 분석

1. 장소의 치수를 측정하고, 표면의 반사 성질의 결정
2. 환경에 대한 다른 투자 없이 시선의 전이에 의한 순응효과가 최소화되도록 표면의 휘도를 결정한다.
3. 표면에 불필요한 휘광이 발생하지 않는지 결정
4. 조명이 한결같이 바람직했었는지, 스폿 효과는 그 지점에 효과적으로 초점을 맞출 수 있었는지를 조사

3단계 : 조명 설비의 선택

1. 빛의 방사 형태, 제어 메커니즘, 작업 수행에 적합한 분광의 품질 그리고 시각적으로 편안한 환경의 결정
2. 작업 표면의 조명에 필요한 조명 설비의 결정
3. 조명 설비가 어떻게 보일지, 그것을 어떻게 설치할지를 결정
4. 작업장의 공기 상태를 결정한다. 분진, 먼지, 유분의 유무를 확인하여, 적합한 조명 설비를 선택하고 청소와 교체시기를 결정한다.
5. 예산과 조명 시스템의 가격이 적합한지를 비교한다.

4단계 : 계산, 배치, 평가

1. 최적의 작업을 위해 조명설비의 배치를 그려본다. 밝기, 조명의 방향, 베일 반사판의 사용, 휘광의 제거 등을 고려한다.
2. 작업자에게 가장 편안한 상태를 제공하기 위한 조명 설비의 배치. 시각과 열 효과를 고려하고 직접 또는 간접적인 휘광을 고려한다. 이동성과 통행 패턴 또한 여기에 해당하는 요인이다.
3. 이전 디자인의 요소들에 피해를 주지 않고 미적인 즐거움을 줄 수 있는 배치를 제공한다.
4. 에너지 관리에 필요한 사항을 결정한다.

조명 환경 디자인과 시각적 작업 중심의 디자인은 장점을 가지고 있다. 분석가(건축가, 인간공학자)의 정보에 대한 고려 없이도 각 접근법은 상당수의 산업공간과 상업공간에 적용되고 있으며, 유사한 결과를 보인다. 가장 좋은 것은 두가지 접근법을 모두 활용하는 것이다.

조명과 컴퓨터의 사용

작업환경에 컴퓨터가 소개된 후, 일부 작업자들은 일반적인 지침이 충분하지 않고 즐거움 보다 해를 가할지도 모르는 고도의 전문화된 작업과 기능을 예상하였다. 많은 관심을 받았던 환경이 컴퓨터 작업대이다. 5억 명이 넘는 미국인들이 표준 크기에 기초한 컴퓨터를 사용한다. 그들 가운데 다수가 먼 곳에 있는 물체에 초점을 맞추는데 어려움을 겪고 있고, 원거리에 있는 물체가 흐릿하게 보이는

증상을 겪고 있다. 또한 눈의 피로, 따가움, 스크린 위의 물체가 간헐적으로 흔들리는 현상을 경험하고 있다.

이들의 가장 큰 두 가지 문제는 초점이 깨어지고 눈과의 협응이 비정상적으로 되는 것이다. 또한 시각적 스트레스와 작업자세로 인한 경부, 어깨, 요통 등과 집중하려고 노력하는 동안 위치를 잃어버리는 현상이 빈번히 나타나고, 과도한 피로와 조급증이 발생하는 등의 신체적 증상이 나타난다(Goding and Hacunda 1991).

컴퓨터 사용으로 인해 나타나는 문제는 하드웨어적인 것과 소프트웨어적인 두개의 범주에 의해 분류된다. 어떤 문제에서는 이 두 영역이 서로 중첩될 수도 있다. 예를 들어, 스크린 상의 색상은 하드웨어가 나타내지만, 이를 나타나게 할 수 있는 것은 소프트웨어이다. 경부의 통증과 요통의 신체적 문제를 넘어서 나타나는 심리적, 지각적, 기타 작업 수행과 관련된 문제들 또한 이 두개의 범주 안에 존재한다. 통상적인 지각적 문제는 색상의 변화이다. 컴퓨터 작업처럼 밝은 광원을 본 후, 그것을 제거하더라도 잠시 동안 시야에 그 잔상이 남는다. 이것은 사진을 찍을 때 플래시가 작동되고 난 후 눈앞에 작은 점이 남아있는 현상과는 다르다. 컴퓨터 작업의 경우는 남아있는 잔상이 완전한 색상을 띄고 있다. 만약 스크린의 배경을 초록색으로 장시간 사용했다면, 작업이 끝나고 난후 백열등을 연분홍색으로 잠시 동안 인식할지도 모른다. 잔상이 단지 시간을 소모시킬 뿐 해가 없다고 할지 모르지만 색상 코드를 사용한 위험 경고를 인식해야 하는 작업에 있어서는 매우 중요한 문제로 대두되고 있다.

컴퓨터 사용에 있어서 인간의 작업 수행에 영향을 주는 또 다른 지각적 문제는 극성의 사용이다. 극성이란 밝은 배경에 검정 글자의 사용이나, 검정 배경에 밝은 글자를 사용하는 것이다. 구형 컴퓨터의 경우 대부분 검정 배경에 밝은 글자를 사용하고 있다. 그러나 최근의 워드 프로세싱 작업에는 밝은 배경에 검정색 글자를 사용하고 있으며, 프린트의 출력물 또한 과거와 비교하여 더욱 전통적인 극성의 사용으로 가독성이 향상되었다. 불행히도 이것은 종이 출력물에 한정된 것이다. 컴퓨터 스크린위에서 글자를 보는 것은 본질적으로 투광조명등을 직접 들여다보는 것과 같다(주위의 빛을 스크린이 반사하는 것이라기보다는). 시각의 잠재적 충격을 피하기 위해서 극성을 역으로 할 필요가 있으며, 각 작업에 필요하게 색상을 통제할 필요가 있다.

사용자의 작업수행에 영향을 미치는 하드웨어 관련 문제는 스크린 상의 명암율과 대비율이며 작업 환경과의 상호 작용의 문제이다. 대부분의 컴퓨터는 명암과 대비를 사용자가 조정할 수 있도록 하고 있다. 때문에 사용자는 주위의 환경을 고려하여 최적이 되도록 모니터를 조정할 수 있다. 이 한계를 평가할 수 있는 기준은 10-3-1 법칙이다. 스크린은 글자 사이의 대비는, 배경이 10배 정도 어두워야 한다(배경보다 글자가 10배 밝아야 한다). 주위 환경의 전체적인 밝기는 스크린보다 3배 밝아야 한다(Goding and Hacunda 1991).

기타 많은 지침들은 일반적인 워크스테이션 디자인 뿐만 아니라 컴퓨터의 사용과 관련된 하드웨어 디자인에 관한 내용들이다. 그래픽 인터페이스와 새로운 소프트웨어 디자인에서 포인팅 디바이스(예컨대 마우스, 트랙볼, 펜 인터페이스와 엄지손가락 볼)의 사용이 증가하고 있다. 디자인의 전 영역이 하드웨어와 소프트웨어의 디자인을 위해 발달하고 있다(American National Standards Institute 1987; International Organization for Standardization 1998).

온도

생존을 위하여 인간은 신체 내부의 온도를 가능한 작은 범위 내에서 조절한다. 이 균형은 환경의 영향 혹은 신체 자체의 제어 기능을 통하여 열을 흡수하거나, 보유, 혹은 발산하는 것으로 유지된다. 신체의 열평형 상태는 이 과정이 지배한다. 즉, 인체가 신진대사 작용으로 만들어 내는 열과 외부 환경으로부터 흡수되는 열은 인체가 발산하는 열의 양과 같다. 열의 발산은 증발, 복사, 전도 또는 대류의 형태일 수 있다.

이들 열 발산 방법은 인체 내부와 외부의 환경에 의해 지배되고, 환경에 대한 언급 없이는 정의될 수 없다.

용어설명과 측정

증발(Evaporation)

액체의 증발율은 단위 시간 동안 일정한 표면에서 발산하는 액체의 부피로 나타낸다. 피부의 증발율은 1평방인치 당 1분에 2ml이다. 증발에 영향에 미치는 중요한 요인은 표면에서 공기의 유동 속도, 공기와 증발 표면의 절대온도 및 상대온도, 표면의 구성요소, 표면이 함유하고 있는 증발 가능한 액체의 양, 공기의 상대 습도이다. 증발에 의한 냉각과정은 2단계로 구분된다. 첫 번째 단계는 증발 표면으로 액체를 모은 뒤 증기로 변환하는 과정이다. 두 번째 단계는 표면 기류에 의해 이루어지는 증기의 제거 단계이다. 첫 번째 단계는 일반적으로 발한이라고 하며, 두 번째 단계는 대류라고 한다. 대류는 표면 기류의 속도와 밀접한 관계가 있다.

온도(Temperature)

온도는 열에너지의 측정이다. 이것은 인체가 열을 전달하는 능력 또는 열을 받아들이는 능력을 측정하는 것이다. Two Body System에서 온도가 높은 쪽의 신체는 낮은 신체에게 자신의 열을 빼앗기게 된다. 환경 디자인에서 한 신체는 작업을 하고 있는 작업자이며, 다른 신체는 작업자를 둘러싸고 있는 공기의 양 또는 작업자가 조종하여야 하는 설비의 한 부분이 된다. 두 신체사이에는 끊임없는 열 교환 작용이 일어난다. 온도는 섭씨온도계, 화씨온도계, 켈빈온도계로 측정된다. 통상적으로 온도 측정을 위하여 사용하는 온도계는 건 · 습구 온도계를 사용한다. 건구 온도계는 대부분의 사람들에게 익숙한 종래의 온도계이고, 습구 온도계는 면으로 만든 심을 물에 담그고 그 한끝은 건구 온도계를 둘러 싼 형태이다. 습구는 공기 중의 증기 질을 측정하는 것이다. 심을 통해 증발된 수분은 구의 잠재적 열을 빼앗아 간다. 이렇게 되면 온도가 내려가며, 그 양은 온도계를 둘러싼 공기의 습도에 영향을 받는다. 건구 온도계와 습구 온도계의 온도 차이는 공기 중의 상대 습도를 결정하는데 사용된다.

습구 구체 온도

열 교환과 열 소실의 방법 중의 하나는 발산이다. 신체에서 열의 발산이 시작되었다는 것은 다른 신체로부터 열에너지를 받아들이고 있다는 것이다(햇빛 또는 산업현장의 용광로). 스테판-볼츠만(Stephan-Boltzman)의 법칙에 의하면, 복사열 에너지는 기울기가 사분의 일인 두 온도사이의 함수이다. 이 법칙은 "흑체" -주어진 온도에서 최대의 양을 발산하는 것-에도 적용된다. 복사열을 평가하기 위한 세 번째 온도계가 구체의 온도를 측정하기 위하여 사용되는 흑구 온도계이다. 이 온도계는 검은 구리 구의 내부에 표준 건구 온도계를 위치시킨 것으로, 건구 및 습구 온도계와 인접한 곳에 위치시킨다.

규제 기관이 환경 상태를 조사할 때, 습구구체온도색인(WBGT)은 가장 관련 있는 매개변수로서 활용된다. 이것은 다음의 식에 의해 계산된다.

- 태양광이 비치지 않는 실내 노출 및 실외 노출

  WBGT = 0.7 WB + 0.3 GT

- 햇빛이 비치는 옥외 노출

  WBGT = 0.7 WB + 0.2 GT + 0.1 DB

WB는 센서를 자연적인 공기의 유동상태에 놓아 둔 상태(비흡인)로 습구 온도계에서 얻어진 온도이며, GT는 6인치 흑구체의 내부에서 측정된 구의 온도이다. DB는 건구 온도계의 온도이다(U.S.

Department of Health, Education, and Welfare 1972).

온도의 영향

실효 온도는 온도, 습도와 공기 유동의 효과를 인체에 의해 온기 또는 냉기로 느껴지는 감각을 반영하기 위해 결합하는 임의의 지수다. 수치는 동일한 감각을 유발하는 증류기(포화수증기)와 같은 온도이다.

쾌적온도

쾌적온도는 실효온도와 사람이 특별한 환경에 순응되는 정도에 관한 함수이다.

순응(Acclimation)

순응은 예외적으로 높거나 낮은 온도의 스트레스에 대하여 인간이 원래대로 돌아가고자 하는 항력의 엄격한 결과이다. 즉, 인체의 적응과정이다. 우선 고온의 환경에 노출될 때, 인간의 작업 능력은 떨어지며 생리적 스트레인의 징후를 확인 할 수 있다. 만약 장기간(며칠) 반복해서 노출된다면, 작업 능력은 원래대로 돌아가며 생리적 스트레인이 감소하는 것을 확인 할 수 있다. 초기 노출 후 4-7일 이내에 작업 능력은 극적으로 향상되며, 체온과 평균 심박 수는 감소하며 혈압이 안정된다.

불편한 느낌은 감소되며 땀이 많아지고 농도가 묽어진다. 건강 상태가 좋은 사람들은 순응이 빠르며 비만이나 과체중의 사람들은 순응도가 낮다.

고온 환경을 위한 디자인

고온 환경의 디자인에는 작업자의 순응도와 열에 노출 되었을 경우 심리적 영향도 고려하여야 한다. 심지어 고온에 노출되더라도 신체적 작업 능력이 전혀 감소하지 않는 완전히 순응된 자라 하더라도 여전히 열에 의한 영향은 받고 있으며, 정신적 능력의 감소와 심리적 능력은 감소하고 있다. 작업 수행시 정확도가 낮아지며(특히 작업자는 동기의식이 낮아진다), 따라서 작업 수행시 더 큰 집중력이 요구된다. 성격 변화의 가능성도 존재한다(자극 과민성과 조급증 증가 포함). 고온 환경에 의해 강요되는 디자인 제약에 더하여 작업 환경에서 많은 통상적인 항목들을 발견할 수 있는데, 단순한 것일지도 모르는 문제들에 대해 경계의 태도를 취하고 열에 대비한 노력이 높아진다는 것이다. 치료를 위해서는 작업/직무에 의해 강요받는 모든 장애 요소들을 제거하여야 한다. 이것은 보호 장갑(작업자의 조작 능력이 감소되며, 착용한 장갑으로 인해 작업자의 생각보다 설비의 제어 장치가 멀리 있게 된다)과 보호 마스크(가시성과 청력은 감소될 수 있지만 열에 대한 저항력은 높아진다)의 사용을 포함한다.

저온 환경을 위한 디자인

극히 저온의 환경에 노출된 경우, 신체는 열평형 상태를 만들기 위하여 신진대사를 활발하게 수행하며, 생체 기관의 보호를 위해 내부의 혈액 분포를 변화시킬지도 모른다. 오한이 시작되고 통증을 경험하며 감각이 둔해지며, 신체 내부의 혈액 흐름이 극도로 느려진다. 이러한 원인으로 조작 작업의 능력이 다소 감소한다. 고온 환경에서와 마찬가지로 저온 환경에 완전히 순응한 작업자라 하더라도 그 환경에서 보호하려는 노력이 필요하다. 의복은 고온에서 처럼 작업자의 행동을 제약할지 모른다. 저온 환경에서는 추가적인 의복이 보온 작용을 하더라도 작업자의 이동성은 감소한다.

결론

인간공학자에게는 다양한 화제에 대한 지식의 결합이 요구된다. 인간공학의 원리를 새로운 과제에 적용하기 위한 추가적인 연구는 항상 필요하다. 디자이너는 환경이 디자인 작업을 수행하기 전에 고려하여야 할 세가지 요소 중의 하나임을 반드시 기억하여야 한다. 인간의 한계, 작업 수행에 필요한 요구사항 또는 설비의 특성에 대한 무시는 환경의 역할을 무시하는 것 만큼이나 위험해 질 수 있다.

제8장

의료 · 재활 장비와 인간공학 : 제품 개발과 사용성 평가

개요

이 장은 보행 보조기기 개발과 사용성 평가의 예를 보여준다. 그리고 사용성 평가의 과정을 설명한다. 제품개발은 다음 3단계로 수행된다. (1) 초기개발 (2) 유효성 테스트 (3) 비교 테스트. 이 단계는 예비 테스트, 실험실 테스트, 현장 테스트와 대응하는 것으로 최종 제품의 디자인, 사용자, 사용성을 결정하는데 도움을 준다. 앞서 열거한 제품 개발을 위한 각 단계는 각각 그 하위에 9단계의 테스트 과정을 포함하고 있다. 사용성 평가의 목적은 인간의 능력과 한계를 제품과 조화시키고, 생산된 작업 환경과 제품을 사용자들이 친숙하게 받아들이도록 하는 것이다.

의료용 재활 장비를 사용하는 세 그룹은 의료계 종사자, 환자 그리고 도우미들이다. 의료용 장비는 이 그룹 모두에게 효율적이고 사용이 편리하여야 하며 안락하여야 하고, 만족스러워야 한다. 이 과정을 일컬어 사용성 평가라 한다(또는 평가 테스트, 개발 연구). 필요에 의해 이 단계는 제품 개발의 어느 단계에서라도 수행될 수 있다. 사용성 평가는 장비의 디자인과 추천, 구매를 위한 유용한 정보를 제공한다. 사용성 평가는 적합한 장비 디자인에 도움을 주며, 작업과정에서 상해를 예방하고 제품의 사용 중에 인간의 실수를 감소시키며, 제품의 판매량을 늘리는데 기여한다.

소개

사용성 평가는 인간, 제품, 장비, 환경 그리고 그들이 사용하는 서비스들과의 상호작용에 대한 시스템적 평가이며, 이것은 인간공학적 원리를 기반으로 수행된다(McClelland 1990, P.218). 사용성 평가는 "사용자 수용 평가(user-acceptance testing)" 또는 "사용자 시범(user trials)", "사용성 공학(usability engineering)" 이라고도 하며 인간공학의 영역에서 수행된다. 디자이너와 공학자들에 의해 개발된 많은 제품들은, 그들이 생각하는 사용 용이성과 수용성을 기초로 한다. 이러한 가정들은 디자이너 자신의 지식과 디자이너들이 제품을 사용하면서 느끼는 사실에 기초한다. 사용성 평가에서는 이러한 가정들이 없다. 이것은 제품의 디자인에는 사용자들이 가장 중요한 영향을 미친다는 것이다.

사용성 평가는 전형적으로 사용자와 기계사이의 상호작용 평가에 초점을 맞춘다. 예를 들면, 자동차의 콘솔박스의 디스플레이와 제어장치, 항공기의 조종실, 사용자 위주의 소프트웨어 그리고 인간-컴퓨터 인터페이스 디자인이다. 사용성 평가는 기계와의 상호작용 뿐만 아니라 워크스테이션과 같이 작업공간의 디자인에도 적용된다(Davices and Phillips 1986 ; Stubler and Bernard 1986). 복잡한 장비(마취 모니터, X선 촬영 기계)와 간단한 장치(보조기, 부목) 모두 사용자를 배려한 실험적 평가로 디자인 작업 수행시 도움을 받을 수 있다. 사용성 평가는 장비 제조업자에 의해 실시되거나 그렇지 않을 수도 있다. 만약 제조업자에 의해 평가가 수행되지 않았다면 의료, 재활, 인간공학자들로 구성된 팀에 의해 평가를 수행할 수 있다.

고려사항

의료 보건 장비를 사용하는 자들은 각기 다른 기술, 능력, 지식과 필요한 요구사항들이 서로 다르다. 장비를 사용하는 자들은 환자를 위한 의사, 테크니션, 재활공학 전문가들이며 환자의 친구들과 가족 등 비전문가도 포함된다. 나이 든 환자를 돌보는 도우미들의 경우 그들에게도 장애가 발생할지 모른다. 장애의 증상에 따른 사용자 그룹의 신체적 정신적 특성은 장비의 디자인에 고려하여야 할 사항이다. 당뇨병성 망막 질환을 앓는 사람들은 혈액 포도당 측정기의 작은 펜으로 된 글자와 크레디트 카드의 내용을 읽는 능력이 나빠진다(Bogner 1998). 만약 장비가 국제적으로 사용되는 것이라면 보다 다양한 방법으로 사용성 평가가 수행되어야 한다. 많은 경우에 있어서 평생 장애를 가지고 생활하는 특별한 모집단에 대한 정보는 사용할 수 없다(Kumear and Rice 1998). 의도된 사용자를 포함하고 있는 사용성 평가는 의료와 재활장비의 디자인에서 안전성과 효율성을 확보하기 위해서 중요하다.

사용성 평가는 절차, 과정, 시스템에 모두 적용된다. 거시인간공학은 국소적인 문제보다 큰 문제에 관심을 둔다. 예를 들면, 가장 극한 상황에서 사용하는 환자들을 치료하기 위한 표준작업절차서(SOPs)는 사용 및 이해가 쉬워야 하며, 유용성과 훈련 등에 반드시 초점을 맞추어야 한다. 만약 재활

설비가 특별히 라틴 아메리카 계열(Hispanic)의 사람들을 위해 사용된다면, 응급 SOPs는 스페인어로 작성되어야 하며, 고용인은 스페인어로 의사소통을 할 수 있는 능력을 갖추어야 하고 스페인어로 응급 마사지 방법을 이해할 수 있도록 하여야 한다. 의료적 의사결정 절차의 가이드를 따르는 것은 인간의 오류를 예방할 수 있다. 개인의 실수를 시스템의 오류라고 간주하는 것은 더욱 효과적인 대체물의 사용으로 인간의 오류를 줄일 수 있다(Leape 1994 ; Reason 1990).

장치 사용 환경은 중요하다(Moray 1994). 생태학적인 유효성(평가 환경과 실제 환경의 유사성)은 사용성 평가를 진행하는 동안 중요하게 고려하여야 할 사항이다. 만약 사용자가 항공기 탑승 중에 의료적 처치를 하여야 하는 경우와 같이 불리한 상황에서 장비를 운용하여야 한다면, 디자인은 조명, 활자의 크기, 설비의 배치 등을 고려하여야 한다. 미숙한 직원, 교대제 근무, 이교대제, 친숙하지 않는 특별한 장치와 SOPs를 사용하는 계약자는 극한 상황에서 기억의 실패, 잘못된 의사결정, 주의력의 부족 등의 결과를 초래한다(Hyman 1994). Fail-safe 디자인은 설비의 오조작을 방지하고, 응급 상황을 유발할지도 모르는 장비의 결합을 방지하는 다중적인 안전 기능이다. 인간공학적인 설비 및 과정의 디자인은 반드시 사고의 예방을 염두에 두어야 한다. 설비의 설치, 내구성, 보전성 다른 설비와의 상호작용을 고려하여야 한다. 의원성(의사의 부주의로 생기는) 상해 또는 질병은, 환자의 상해와 질병의 직·간접적 합병증이 아니라 의료과정 또는 약물처치 과정에서 발생한 역효과이다(Perper 1994). 때때로 이러한 질환은 장치 또는 의약품의 이름표가 잘못 붙여졌거나, 장치의 디자인이 처음부터 잘못되었거나, 장치의 잘못된 사용으로부터 유발된다. 의료용 장비는 사용자의 문제와 간단하거나(주사기) 복잡한(컴퓨터 제어 진단 설비) 오류의 범위와 연관된다(Nickerson 1992). 미국 식품의약청은 산업계와 의료계의 인간공학적 문제 해결을 위해 일을 하고 있지만, 대부분의 노력이 설비자체의 디자인보다 사용자의 수행능력 향상에 초점이 맞추어져 있다(Hyman 1994). 설비와 제품의 사용설명서를 디자인할 때, 올바르게 수행된 사용성 평가는 오류의 발생에 중요한 영향을 미친다. 적합한 디자인은 오류의 발생을 억제하는데 도움을 준다. 심지어 재활 장치의 적절한 디자인은 환자의 독립성을 향상시키며 자존심을 회복시키고, 시트가 올라가는(lift-seat) 휠체어의 사용처럼 일상생활에서 활동 영역을 확대시킨다.

과정

사용성 평가의 첫 번째 단계는 주제-문제 전문가(SMEs)의 인식과 사용자 집단을 인식하는 단계이다(그림 8.1, 1단계). SME는 그들의 경험에 의한 디자인, 교육, 시스템 운영 연구, 직무 능력, 작업

범위에 관한 유효한 감정가가 될 수 있는 사람이다. 제품 개발자, SME 그리고 사용자 대표자들은 제품에 관한 프로젝트를 협의하고, 서로 질문을 하기 위하여 회합을 갖는다(그림 8.1, 2단계). 이 회합의 기본원칙은 디자인 대상물의 개발과 직무와 기능을 분석하는 것이다. 사용자 그룹과의 회담 동안 사용되는 기법은 목표로 하는 그룹과 사용자 워크숍(jordan 1994), 비공식적 토론, 인터뷰(구조적 또는 개방적), 설문조사, 브레인스토밍, 체크리스트와 관찰을 포함한다(Vianen et al. 1996).

두 번째 단계는 디자인 대상물의 확인과 작업분석, 기능 분석이 동시에 수행된다(그림 8.1 단계 3, 4). 디자인은 다음의 내용에 초점을 집중한다: 정동(情動)행동, 안전, 비용, 수용도, 안락감, 사용 용이성, 미적 요소. 초기 제품 개발 단계에서 이러한 목적의 고려는 비용이 많이 드는 제품이 생산되기 전에 효과적이고, 안전하며, 사용자들이 만족할 수 있는 제품의 개발이 이루어지게 한다. 제품이 생산되고 난 후에는 변경이 쉽지 않기 때문이다. 디자인은 개발자, 사용자, SMEs 팀에 의해 제공되는 작업 분석 및 기능 분석과 밀접한 관계가 있다. 이것은 성공의 결정적인 요인이다. 장비의 생산자와 사용자를 위해 수립되는 결정적인 성공요인은 사용 편리성을 인식하는 것이다. 이것은 그들의 문제와 관심이 디자인의 초점이라는 사실을 알게 한다. 작업과 기능 분석에서, 작업은 요구정도, 빈도, 작업 완성을 위한 본질적인 사항을 평가한다. 또한 분석 단계에서는 작업과 부작업의 패턴 및 절차를 확인하여야 한다. 디자인의 목표와 작업 및 기능 분석으로부터 얻어진 정보는 수행 기준의 개발을 위한 다섯 번째 단계를 위해 사용된다. 수행 기준은 작업의 요구사항과 매우 유사하다. 그리고 이것은 행동지향적이다. 예를 들어, 조립작업의 분석은 우수한 행동 조화의 필요성을 나타내고, 이것은 작업수행에서 매우 중요하다.

작업의 양을 측정하는 기법이 선택된다(그림 8.1, 6단계). 이 기법은 객관적이고, 주관적인 측정을 포함한다. 전형적으로 객관적인 측정은 반응시간, 오류의 수, 오류의 유형을 측정하며, 주관적인 측정은 사용자의 안락감 수준, 편리함, 사용 용이성, 미적인 느낌을 측정한다.

측정방법을 선택하였다면 피실험자들을 선정하고 훈련을 시킨다(그림 8.1, 7단계). 1단계에서 6단계는 피실험자를 선정하기 전에 완료되어야 하고, 평가의 전 과정을 충분하게 설명해 주는 것이 중요하다. 예비 평가 또는 시험 평가가 이때에 수행되어야 한다.

마지막으로 평가과정은 공식적인 것과 비공식적인 연구 프로젝트를 모두 수행하여야 한다(그림 8.1, 8단계). 이 결과는 제품을 비평하고 재 디자인하기 위하여 사용된다(그림 8.1, 9단계).

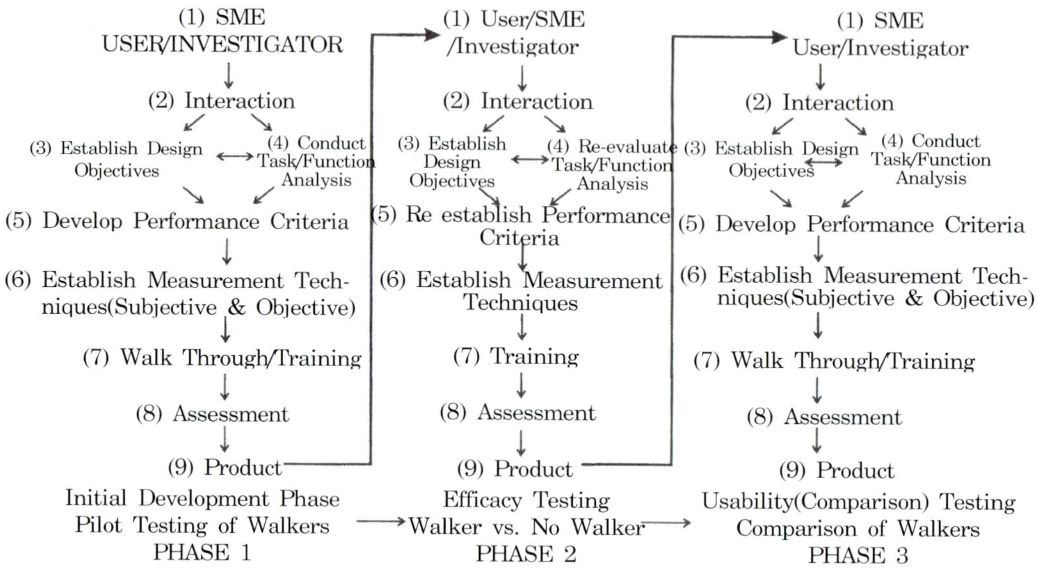

[그림 8.1] Usability test procedures. (SME=subject-matter expert.)

새로운 정보가 생긴다거나 디자인이 변경될 경우, 이 전과정은 반복된다. 디자인은 제의, 평가, 거절(수락)의 과정을 반복하며 수정된다(Meister 1985). 제품의 개발을 위한 초기 디자인이 수행되는 동안 많은 원형들이 평가되고 개발될지도 모른다. 디자인은 제품 설명서와 모형, 원형(부분적 또는 전체적), 완전한 기능의 제품들을 통하여 평가받을 수 있다. 하나 또는 두개의 디자인이 최종적인 평가를 위해 선택된다. 평가는 실험·비실험, 형식적·비형식적, 이차원·삼차원, 효율지향적· 비효율지향적인 것으로 분류할 수 있다(Meister 1985).

실험 평가는 대조되는 조건하에서 피실험자의 작업 수행을 측정하며, 실험적 통제와 통계적 통제가 요구된다. 반면 비실험적 평가는 대조되는 실험 조건이 필요 없으며, 엄격한 실험 통제 또한 요구되지 않는다. 예를 들어, 실험실에서 몇 가지 제품에 대한 피실험자의 반응시간과 자각적 반응을 평가하는 것은 실험적이다. 피험자의 주관적 평가 척도를 사용하여 하나의 제품을 평가하는 것은 비실험적 평가이다. 형식적 평가는 절차와 방법을 정확히 정의하고 수행되며, 비형식적 평가는 그렇지 않다. 예를 들어, 설문 방식은 형식적 평가이며 공개된 그룹 토의는 비형식적 평가이다. 이차원적 평가는 제품의 특성을 체크리스트를 사용하여 평가하는 것이며, 삼차원적 평가는 모형, 원형의 사용을 통하여 평가하는 방법이다. 효율지향적과 비효율지향적 평가는 어느 쪽에라도 포함할 수 있다(Meister 1985).

실험평가는 사용자의 효율과 선호도를 고려하여 제작된 두개 혹은 그 이상의 원형을 사용한다. 만약 하나의 제품을 평가한다면, 이 제품의 효율, 사용 편리성, 작업의 적절성과 이 제품에서 부족한 부분과 보완이 필요한 부분에 대한 평가가 수행된다. 앞서 언급한 바와 같이, 사용성 평가에서 중요한 것은 각 개발 단계의 완수이다.

심지어 제품이 판매되고 난후에도 사용성 평가는 그 제품의 남아있는 유용성과 효과에 대해 평가할 수 있다. 사용성 평가를 하지 않고 제품을 개발하였다면, 평가의 첫 단계에서 변경이 필요하게 될 수도 있다. 사용자 집단이 환자들인 경우, 제품의 효율성에 대해서는 그들이 관심을 표명하지 않을지도 모른다. 이것은 개발자와 SMEs의 공동 책임이다. 제품이 판매된 후 사용성 평가를 통하여 나타난 정보는 재디자인 여부를 결정할 수 있으며, 의료인들이 환자들에게 이 제품을 추천하는데 도움을 준다. 유효성과 효율, 사용 편리성을 고려한 정보는 환자와 가족들 또는 의료 종사자들의 제품 구매에 영향을 미친다.

보행 보조기기의 개발, 유효성 평가, 그리고 비교 평가

많은 환자들이 이동성의 확보를 위하여 보행 보조기기를 사용하고 있다. 보행 보조기기의 종류는 다양한데, 어떤 것은 작은 물건을 담기 위한 주머니와 바구니, 음료수 보관함을 갖춘 것도 있다. 편마비 환자를 위하여 손잡이를 가운데 배치하기도 한다. 바퀴가 부착된 보조기는 초기 재활 과정에서 가장 널리 이용되는 것이지만, 앞쪽에 바퀴가 달린 것과 세 개의 바퀴가 달린 것 가운데 어느 것이 환자들에게 더 도움이 되는지 알기는 어렵다. 중요하게 생각하여야 하는 다른 것들은 무게, 운반성, 안전성과 높이, 형태, 손잡이의 크기이다. 치료사들은(개발자)은 새로운 보행 보조기기에 대한 아이디어를 가지고 있다. 사용 편리성을 위해서는 세가지 반복 절차가 수행된다. 첫 번째 절차(제품 개발)가 진행되는 동안, 새로운 보행 보조기기에 대한 몇 가지 대안들이 만들어지고 평가된다. 이러한 원형 평가 또는 예비 평가는 보행 보조기기의 디자인과 평가 과정 모두를 평가하는 것이다. 예비 평가를 수행하여 얻어진 정보는 사용 편리성 확보 과정의 두 번째 절차에서 사용되며, 가장 좋은 디자인(예비 평가에서 결정된)을 평가한다(유효성 평가). 이 단계에서는 통제된 실험 설정에 있어서 성능 평가의 더욱 공식적인 과정을 새로운 보행 보조기기의 평가 효율을 결정하기 위하여 포함한다. 마지막 단계는 사용자의 용인성과 작업 성능을 결정하기 위하여 현장연구를 수행하는 것이다. 이 평가는 실제 보행 보조기기의 사용 환경과 가장 유사한 환경에서 수행된다(그림 8.1).

각 반복 절차에서는 사용성 평가를 고려하여야 하는데, 이것은 제품 사용자로부터 얻어진 정보로서 제품을 평가하는 것이다. 사용성 평가의 목적은 (1) 제품이 디자인 된 목적을 달성하도록 하며 (2) 사용이 편리하여야 하고 (3) 익숙하게 되도록 하기 위한 것이다. 세 번째 목적은 사용자들이 그 제품을 선택하는데 영향을 주는 미적인 요인을 포함한다. 잘 디자인 된 제품은 사용자에게 제품의 사용 설명서를 공부하여야 하는 번거로움을 주지 않고 사용자의 행동이 직관적으로 이루어지도록 해준다.

1. 반복 : 제품 개발

제품 개발의 목표는 디자인 대안들을 구상하고, 그것 중에서 추가적인 평가를 위한 하나를 선택하는 것이다. 첫 번째 단계에서는 SMEs와 사용자, 개발자의 신원을 확인하는 것이다(그림 8.1). 이 그룹은 제품 개발자, 환자에게 보행 보조기기의 사용을 처방한 의료인, 치료사와 간호사, 환자의 가족, 환자 자신을 포함한다. 환자 그룹에서도 목표로 하는 대상을 정하여야 하는데, 뇌성마비 환자들과 편마비 환자들이 서로 다른 것과 같이 다양한 특성을 나타내는 환자 그룹들을 구별할 필요가 있기 때문이다. 예를 들어, 균형과 협응력에 문제가 있는 환자들은 보조기기에 바퀴가 있는 것을 원하지 않을지도 모르고, 쉽게 피로감을 느끼는 환자의 경우에는 보조기기에 의자가 부착되어 있기를 바랄지도 모른다. 목표그룹의 구별은 인구 통계학에 기반을 두며, 인구 통계학적 식별 요소는 지식, 기술, 경험, 태도, 생활 스타일, 정신적 신체적 능력과 문화적 배경등이 해당된다.

두 번째 단계는 개발자, SMEs, 사용자들 사이의 상호작용 과정이다(그림 8.1). 상호작용 동안 보행 보조기기의 디자인에서 부족한 부분을 확인하고 조사 질문이 전개된다. 기존의 보행 보조기기의 긍정적인 부분이 확인될 수도 있고 디자인 목적에 이를 통합할 수도 있다(그림 8.1, 3단계). 만약에 장치의 생산자가 서로 다른 목적을 가지고 있다면, 이것 역시 확인 할 필요가 있다. 이들의 목적은 높은 판매가, 시장성, 생산 위치 또는 비용일 수도 있고, 사용자 교육과 안내서의 개발도 포함될 수 있다.

디자인 목표는 관찰, 설문서의 응답, SMEs, 사용자, 개발자들 사이의 토론 결과로 수립된다(표 8.1). 디자인 목표는 보행 보조기기의 완전하고 실제적인 사용에 있어서 중요한 것으로 간주되는 어떤 항목이라도 포함하는 것이다. 디자인 목적을 수립하기 위해서는 다음의 질문에 답하여야 한다. "목표로 하는 사용자 집단에 의해 사용되는 보행 보조기기에서 가장 중요하게 고려하여야 할 특성은 무엇인가?" 보행 보조기기의 목표는 손잡이에 자신의 체중을 의지한 채, 그들 스스로 안정을 유지하면서 보행하는 것을 돕는 것이다. 그러므로 첫 번째 목표는 안전성이다. 디자인의 두 번째 특성은 제품의 기존적인 목표에는 영향을 주지 않을 수도 있으나 사용자에게 있어서는 중요한 기능의 고려이다. 일례로 보행 보조기는 차에 실을 수 있도록 쉽게 접을 수 있다. 세 번째 항목은 매력적이어야 하고, 편리하여야 한다는 것이다. 편리함의 특성은 개인적인 작은 물건을 보관하기 위한 주머니와 음식 또는 음료수를 먹기 위해 작은 쟁반을 부착하는 것이다.

[표 8.1] Design Objectives for Product Development

- Primary
  - Walker
    - Lightweight
    - Adjustable height
    - Adjustable width
    - Stability
  - User
    - Appropriate weight distriburtion
    - Ability to maintain erect posture during use
- Secondary
  - Comfort
  - Ease of use
  - Ease of adjustment
  - Ease of storage
  - Portability
  - Optimum grip height
    - Shape
    - Size
- Tertiary
  - Attractiveness
  - Convenience

앞서 목표 설정을 위해 열거한 항목들의 순서는, 먼저 열거한 것이 뒤에 것 보다 중요하다는 것을 의미하지는 않는다. 두 번째와 세 번째 항목 역시 중요하다. 그 이유는 그것들이 사용자가 보행 보조 기기를 보다 친숙하게 인식할 수 있도록 하기 때문이다. 제품은 환자들이 자신의 작업을 달성할 수 있도록 도움을 주어야 한다. 그러나 사용하기 어렵고 불편하며, 매력적이지 않은 제품은 사용자들의 선택에서 제외될 수밖에 없다. 개인적으로 중요한 디자인 목표는 SMEs와 사용자 그리고 개발자의 상호 협력의 결과로 결정되어야 한다.

디자인 목표가 결정되면, 작업과 기능 분석이 수행되어야 한다(그림 8.1, 단계4). 디자인 목적을 확립하는 것에서 얻어지는 정보는 작업과 기능 분석 및 그 반대의 과정을 실시할 때 사용되어야만 한다. 작업 분석과 기능 분석은 사용자와 SMEs로부터 제공되는 정보에 기초한다. 연구자는 사용자의 작업을 분석하고 평가하여 작업을 각 구성 요소별로 분할한다. 구성요소는 관용어구로서 기술되어야 한다. 작업과 기능 분석에서 얻어지는 디자인 목적과 정보는 실행 기준을 개발하기 위해 사용된다(표 8.1, 단계 5).

대표하는 작업은 중요도, 빈도, 어려움을 기초로 하여 선정한다. 선택된 작업은 독립변수로 사용할 수 있다(서로 다른 보행 보조기기도 독립변수이다). 이 상황을 위해 선택되는 작업은 걷고, 사용자의 진로를 가로막는 물체를 선회하는 동작을 포함한다. 또한 화장실에 들어가고, 사용하며, 나오는 작업과, 계단의 작은 부품을 사용하는 것을 포함한다. 첫번째 작업은 보행 보조기기 원형의 평가를 위해 사용된다. 수행 척도는 선택된 작업으로부터 개발된다.

주관적 척도와 객관적 척도를 수립하기 위하여 6단계의 과정을 따른다. 왜냐하면 첫 번째 반복은 개발 단계로 오직 하나의 작업만이 보행 보조기기를 위한 새로운 설계를 선택하는 기준으로 사용할 수 있다. 마찬가지로 가장 중요하다고 생각되는 디자인 목적도 사용될 수 있다. 제품 개발 단계에서 평가의 폭과 깊이는 연구자에 의해 결정된다. 비용과 이익은 연구자의 의사결정에 도움을 주는 고려사항이다. 만일 추가적인 평가를 위해 제작되어야 하는 보행 보조기기의 제작비가 비싸다면, 평가는 철저히 수행되어야 한다. 반대로 보행 보조기기의 제작비용이 비싸지 않고, 변경 비용도 비싸지 않다면 원형을 이용한 평가의 폭과 깊이(복잡성)는 작아질 수 있다.

디자인 목표(종속 치수)는 객관적인 측정과 주관적인 측정을 필요로 한다. 표본 상황을 위한 종속 치수를 표 8.2에 나타내었다. 측정항목에 추가적으로 보행 보조기기의 안정성을 결정하기 위하여 기초와 깊이를 측정하여야 한다. 많은 제작자는 보행 보조기기가 지지할 수 있는 체중의 한계를 기본적인 항목으로 생각한다. 만약 더 많은 정보가 필요하다면, 재료의 강도는 보행 보조기기의 재료와 제작에 정통한 기술자와의 상담을 통하여 결정할 수 있다. 주관적인 측정 기법은 인터뷰, 설문지, 순위법, Likert 평정 척도, 또는 중요도 평가와 같은 기법에 의한 평가가 있다(Cordes 1984). 집단 인터뷰는 개방적 개인 인터뷰 보다 토론을 촉진시킨다(McClelland 1990). 특히 몇 개의 디자인과 비교해서 유용한 것을 선택하여야 하는 강요되는 선택 순위는 사용자에게 선호의 순서로 디자인의 순서를 매기는 것을 요구한다. 연구자의 관찰과 평가는 도움이 될 수 있다. 그러나 연구자는 그 결과에 선입견이 반영되지 않도록 주의하여야 한다.

[표 8.2] Dependent Measurements for Product Development

Objective
Walker weight
Height adjustment
Percentage of the target population who can use the walker
Distance between walker legs
Biomechanical analysis of weight distribution
Material strength
Subjective
Perceived stability
Perceived comfort
Perceived pain or strain
Perceived exertion
Perceived ease of use
Perceived ease of adjustment
Perceived portability
Forced-choice rankings

피실험자의 훈련과 평가 과정의 예비 수행은 7단계로 구성된다(그림 8.1). 학습효과를 제거하기 위하여 충분한 훈련이 실시되어야 한다. 피실험자는 실험 조건에 관계없이 작업 수행 능력이 계속해서 향상되어서는 안된다. 8번째 단계는 실제 평가 단계이다. 이 경우 몇 개 원형의 비교 조사를 포함한다. 피실험자는 한개 혹은 그 이상의 기준 작업을 수행하고, 연구자는 주관적이고 객관적인 정보를 수집하고 분석한다. 분석을 기초로 하여 하나의 디자인이 유효성 평가를 위한 다음 단계를 위해 선택된다. 실제의 예에서, 보행 보조기기 작업은 비실험적 방법, 형식적, 비형식적, 삼차원, 효율 지향적 정황으로 평가되었다. 비실험의 의미는 비록 대조되는 상황이라고 하더라도 비통계적 제어를 사용한다(하나의 보행 보조기기는 다른 것과 비교한다). 비교 연구는 비형식적인 인터뷰에 추가하여 형식적인 절차와 설문지를 사용하는 것처럼 형식적과 비형식적 요소를 모두 포함하고 있다. 보행 보조기기의 원형은 실제 작업에서 사용되기 때문에 이 과정은 삼차원적 평가법으로 수행된다.

수립된 평가의 목적(추가적인 평가를 위해 하나의 보행 보조기기를 분석하기 위하여)은 참여자 중 소수에게만 적합할 수도 있다. 피험자는 실험에 대해 상세한 설명을 들은 후, 의학적인 심사를 받고 실험에 동의한다는 서류에 서명을 한다. 병원과 간호시설은 브리핑, 심사, 동의서의 내용과 형식을 결정하는 Human-use committee가 있다.

실험의 디자인은 반복 측정이 되도록 하고 순서의 효과를 상쇄시킬 수 있도록 하여야 한다. "반복 측정" 이라는 용어는 각각의 실험 조건 아래에서(다양한 보행 보조기기 디자인) 수행하여야 할 작업을 피험자 스스로가 통제하고 완수한다는 의미이다. 각 보행 보조기기의 실험순서를 상쇄시키기 위해서는 균형 잡힌 라틴 방진법을 사용하여 실험을 디자인 한다. 이 방법은 하나의 실험조건(각 보행 보조기기의 디자인 안)이 다른 조건보다 앞선 수행과 뒤따르는 수행을 교대로 진행하는 것이다(Winer at al. 1991). 이 방법은 실험순서의 조합들을 모두 수행하지 않고도 각 실험순서들을 서로 대등하게 할 수 있어 선호되는 방법이다. 또 다른 방법은 실험 관리자에 의해 실험 순서를 무작위로 정하는 방법이다.

주관적인 데이터의 분석은 비모수 통계 분석 방법으로 수행된다(Siegel, 1956; Winer etal. 1991). 비모수 통계 분석은 주관적인 데이터를 수집하여 사용성 연구를 하기 위하여 중요한 수단으로 이용되며, 샘플의 크기가 작은 경우에 유용하다. 매개 변수 통계 분석은 적절한 실험 디자인을 위한 객관적인 데이터의 분석에 이용하며, 모집단의 샘플 개수가 충분한 경우에 유용하다. 주관적인 데이터와 매개 변수 통계량의 사용에 관한 적지 않은 논쟁이 존재한다(Anderson 1961; Gaito 1987; Westermann 1983).

그 결과는 사용자의 선호도와 수행 데이터에 기초하여 선택된 디자인을 명확하게 나타낸다. 연구자는 중요하다고 생각되는 항목에 가중치를 줄 수 있다. 예를 들면, 대상물의 무게, 조절능력, 목표로 하는 모집단에서 가장 많은 비율을 차지하는 사용자의 항목에 더 큰 가중치를 줄 수 있으며, 편리함과 미적 요소 보다 생체역학적 이익에 더 큰 가중치를 부여할 수 있다.

첫 번째 반복의 결과로서, 디자인 1이 추가적인 평가를 위하여 선택되었다(표 8.3). 디자인 1은 디자인 2, 3에 비하여 가장 넓은 높이 범위를 가졌으며, 안정성, 조정성, 이동성이 좋았다. 표 8.3아래의 메모에는 디자인 1이 사용하기가 가장 어려운 것임에도 불구하고 선택되었다는 사실을 기록하고 있다.

[표 8.3] Hypothetical Results from Product Development

	Design 1	Desing 2	Desing 3
Load	6 lb	7 lb	16 lb
Height	17 – 37 in	32 – 37 in	30 – 38 in
Weight distribution	Good	Good	Good
Material construction	350 – lb capacity	375 – lb capacity	500 – lb capacity
Posture	Good	Good	Good
Stability	17.5*	12.2	14
Comfort	14.5	15.8	16
Pain or strain	12.1*	14.2	14.6
Ease of use	10.3	12.2	16.8*
Ease of adjustment	18.7*	16	14.8
Portability	16.5*	13.9	9.8
Ranking	1.25*	2.25	2.5

* Significantly different from other two walkers ($p < .05$).

Not : All ratings(except ranking) used a Borg-type scale with anchored subjective ratings 0-20(Borg 1962). The lower number indicates less and the higher number indicates more of the given quality. Rankings were 1-3

2. 반복 : 유효성 평가(장치의 통제)

유효성 평가의 목적은 보행 보조기기가 사용자의 걷기 능력을 향상시키는지와 일상생활 동작에서 조작능력을 향상시키는지를 결정하기 위한 것이다. 그러므로 평가는 보행 보조기기를 사용하는 피실험자와 사용하지 않는 자로 구성하고, 대표적인 몇 가지 작업을 수행하게 한다. 만약 연구자가 보행 보조기기가 보행에 효과적이라고 믿는다면, 이 평가는 불필요한 것이 되고 이 단계는 제외할 수 있다. 만약 이 단계를 제외하였다면, 사용성 평가는 새로운 디자인과 기존의 디자인의 비교로부터 시작된다(사용성 [비교] 평가; 그림 8.1, phase3).

SMEs와 사용자들의 확인은 단계 1(예비 평가)의 시작 전에 수행되고, 실험의 피실험자들은 이 시점에 SMEs에 의해 그룹에 추가된다(그림 8.1, 단계 1). SMEs, 사용자, 연구자 사이의 상호작용은 예비 평가의 결과에 초점을 맞춘다(그림 8.2, 단계 2).

개발 단계에서 확인하였던 것처럼, 최적의 보행 보조기기를 위한 디자인의 목적은 여전히 추가할 내용이 있을 것이다(표 8.1; 그림 8.1, 단계 3). 추가되는 목적들은 예비 평가 단계에서 확인할 수 있으며, 피실험자, SMEs, 사용자 간의 상호작용에 대한 것이다.

작업과 기능분석은 재평가해야만 한다(그림 8.1, phase 2, 단계 4). 개발 단계에서 수집된 정보를 참고로 하여 대표적인 작업을 수정할 수 있다. 효율성 평가 과정의 두 번째 반복에는, 새로운 보행 보조기기가 기능적 목적을 달성하는지 판단할 수 있는 모두 세 개의 대표적인 작업이 있다. 이 작업은 작업 또는 기능 분석 단계에서 작은 물체를 피하는 운동과 보행 능력 등(화장실에 들어가고 사용하며 나오는 행동; 작은 계단의 사용)의 확인을 통하여 평가한다. 각 작업은 제한된 실험실 환경에서 수행된다. 각 작업에서 수행 척도는 성공적인 작업 수행을 위하여 기본적인 정보로 제공해야만 하고, 객관적이고 주관적인 데이터를 포함한다(그림 8.1, 단계 5). 제품 개발과, 효율성 평가, 비교 평가를 위해서 동일한 기준이 사용되며, 이 기준으로 표준 작업의 개발과 제품 향상을 확인할 수 있다. 추가적인 종속 값에는 작업의 각 요소들의 수행 시간, 전 절차를 완수하는 시간, 심박수, 활동의 지각이 있다(Borg 1962, 1970, 1978)(표 8.4).

[표 8.4] Hypothetical Results from Efficacy Testing : Walking and Maneuvering Task

	Walker	No Walker	
Total time	9.2 mins	15.6 mins	
Get up	1 min	2 min	
Turn right	0.45 min	1.2 min	
Walks 5 ft	1.5 mins	2.6 mins	
Walk around chair	0.6 min	1.5 min	
Walk 4 ft	1.3 mins	2 mins	
Avoid toy	1 min	1.9 min	
Walk 5 ft	1.77 mins	2.9 mins	
Sit in chair	1.5 mins	1.5 mins	
Heart rate	145 beats/min	155 beats/min	
Perceived exertion	15.8*	18.3	
Stability	19.7*	5.1	
Comfort	18.5*	6.7	
Pain or strain	5.5*	14.2	

* Significantly different from no walkers ($p < .05$).
Not : All ratings(except ranking) used a Borg-type scale with anchored subjective ratings 0-20(Borg 1962). The lower number indicates less and the higher number indicates more of the given quality.

예에서, 객관적 · 주관적 측정기법은 제품개발 단계와 효율성 평가 단계에서 동일하게 사용되었다(표 8.2, 그림 8.1, 단계 6). 첫 번째 작업은 보행과 사용자의 진로를 가로막은 물체를 피하는 것이며, 다음의 절차를 포함한다; 의자로부터 일어나기, 오른쪽으로 돌기, 5피트를 걸은 후 경로를 가로막는 장애물을 왼쪽으로 피해가기, 4피트를 걸은 후 장난감을 피해가기, 5피트를 걸은 후 식탁 의자에 앉기.

보행 보조기기의 기본적인 작업에 추가하여, 평가 절차에 포함하여야 할 두 번째 내용은 다음과 같다. 만약 누군가가 보행 보조기기를 책상과 캐비닛 사이에 넣어 두었다면 이를 사용하기 위한 작업 패턴을 평가 절차에 포함시켜야 한다.

그리고 피실험자를 대상으로 평가에서 사용되는 각 작업을 훈련시켜야 한다(그림 8.1, 단계 7). 하나 이상의 작업(보행, 화장실 사용, 계단의 사용)에 대해 연구가 진행되었기 때문에 학습 또는 조절인자의 전이와 같은 순서 효과를 배제하기 위해서이다. 평가 절차에서 피험자의 훈련은 학습효과가 연구의 결과에 영향을 줄 것이라는 가능성을 감소시킨다.

훈련이 실시된 후, 실제 평가(실험 평가)가 수행된다. 작업 효율은 시간과 정확도로 평가한다. 효율성 평가는 실험적, 형식적, 삼차원적 수행 평가이다. 어떤 연구 방법이라도 실험평가의 일관성을 위하여 피실험자의 훈련, 측정기법, 데이터 처리를 확실하게 하여야 한다. 이 논제에 대한 두가지 우수한 연구는 Winer 등(1991)의 실험실 연구와 Cook과 Campbell의 현장연구가 있다.

효율성 평가과정에 참여하는 피실험자의 수는 예비 평가에 참여했던 피실험자 보다 많을 수 있다. 또한 반복 측정되는 연구이기 때문에 상대적으로 작은 수의 피실험자로도 적절한 결과를 얻을 수 있다. 통계분석은 분산과 이후 평가의 반복되는 측정 분석을 포함할 수 있다.

결과는 연구자에게 피험자의 효율과 선호도의 측면에서 보행 보조기기의 사용의 유효성에 대한 명백한 결과를 제공한다. 효율성 평가는 세가지 환경에서 보행 보조기기의 사용에 관한 이익과 한계에 대한 정보를 제공한다. 초기의 결과는 보행 보조기기 사용시 유리한 점에 대해서 제시한다(표 8.4). 표 8.4에서 보면 피실험자는 작업을 더 빨리 수행했으며, 힘이 적게 들며, 통증과 스트레인이 작으며, 더욱 안정적이고, 쾌적하며, 보행 보조기기를 사용하지 않을 때 보다 심박수도 낮았다. 최종 결과물은 연구팀에 의해 재평가된 제품이다.

3. 반복 : 비교 현장 평가

유용성 주기(유효성 평가)의 두 번째 반복은 보행 보조기기의 사용이 보행 능력과 화장실 사용 능력을 향상 시키는지 밝혀내는 것이다. 다음의 문제들은 평가가 진행되는 동안 확인된다.

1. 보행 보조기기의 모서리를 잡을 때, 무지구(thenar eminence)의 통증으로 인해 불편함이 유발된다.
2. 피실험자들은 손잡이가 차갑지 않은 재료의 사용을 바라며, 다른 것과 구별되는 색상이 사용되기를 바란다.
3. 피실험자들은 물체를 지지할 수 있는 작은 쟁반, 컵 홀더, 조절가능한 주머니 등 분리할 수 있는 부착물을 원한다.
4. 접을 수 있는 좌석은 약하고 불안하며, 정확한 외형과 패딩이 없다.

이 개념은 SMEs, 피실험자, 사용자 그리고 연구자에 의해 토론된다(그림 8.1, 단계 1,2). 제품 개발비와 구매비용은 선호도의 표현과 관련하여 고려하여야 할 대상이다. 개선될 수 있는 내용은 기존의 디자인에 통합하고, 새로운 보행 보조기기를 제작한다(그림 8.1, 단계 3) 새로운 디자인은 그 다음 그것이 사용되어질 환경에서 재평가되어야 한다. 추가적으로 연구자는 새롭게 디자인된 보행 보조기기와 일반적으로 판매되고 있는 보행 보조기기의 비교 평가를 수행한다(사용성[비교] 평가, 그림 8.1, 단계 3).

작업과 기능분석의 재검토 결과는 보행자가 걷는 작업을 수행할 때 가장 잘 드러난다. 예전 디자인과 새로운 디자인의 보행 작업을 통하여 평가될 수 있는데, 왜냐하면 보행이 대표적인 작업이기 때문이다(그림 8.1, 단계 4). 비교 현장 평가의 목적은 실제 환경 내에서 하나 혹은 그 이상의 디자인안을 평가하는 것이다. 이것을 통하여 연구자는 보행 보조기기를 사용 할 때의 결과와 보행 보조기기를 사용하지 않았을 경우의 결과를 비교 평가 할 수 있다. 비교 평가할 작업은 실험실에서 유효성 평가를 위해 수행 되었던 작업과 유사해야 한다. 평가는 깔개가 깔린 개인병원과 좁은 홀 등에서 수행될 수 있다. 또한 분리된 바닥면 사이에 조명이 설치되어 있으며, 저수준의 주변 조명을 사용한 사무실의 서류 보관함에서 작업을 수행하게 할 수도 있다. 목표 그룹 평가에 가장 적당한 작업 환경은 SMEs, 사용자, 연구자에 의해 결정된다. 만약 사용자가 작업의 내용을 추가하기를 원하거나 물체를 옮기기를 원한다면, 이것 역시 평가의 내용에 포함시켜야 한다(그림 8.1, 단계 5). 주관적 혹은 객관적 측정 기법은 결과를 확인하기 위한 유효성 평가 동안 사용된 방법과 동일하다(그림 8.1, 단계 6).

평가 상황에 대한 훈련과 사전 연습이 필요하다. 왜냐하면 평가 환경이 실험실에서 현장으로 바뀌었기 때문이다. 훈련은 평가 과정 동안 발생할지도 모를 실수를 예방하고 학습 효과를 배제할 수 있다(그림 8.1, 단계 7). 평가의 과정은 여덟 번째 단계이며, 데이터를 제품 디자인에 적용하기 위한 과정은 아홉 번째 단계이다.

[표 8.5] Hypothetical Results of Walker Subjective Ratings

	New Design	Walker A	Walker B	
Stability	18.8	17.7	19	
Comfort	15.3*	12.3	14	
Pain or strain	8.9*	17.3	16.2	
Ease of use	15	15.9	16.5	
Perceived exertion	16.4	15	15.2	
Ranking	1.25*	2.5	2.25	

* Significantly different from no walkers ($p<.05$).

Not : All ratings(except ranking) used a Borg-type scale with anchored subjective ratings 0-20(Borg 1962). The lower number indicates less and the higher number indicates more of the given quality. Rankings are 1-3

비교 평가의 결과는 다음과 같다: 새로운 보행 보조기기가 기존의 것에 비해 선호도가 높았다. 새로운 보행 보조기기가 사용될 때 사용자의 심박수가 낮았으며, 작업을 더 빠르게 수행할 수 있었으며, 사용이 더 쉬었다. 그리고 사용자가 더 편안함을 느꼈으며, 통증과 스트레인이 작았다 그러나 서거나 앉은 작업은 새로운 보조기기가 시간이 더 소요되었다. 안정성, 운동 인식력, 보조 작업의 수행도에는 차이를 보이지 않았다. 이러한 결과는 사용자의 선호도와 수행도의 측정을 통해 디자인된 새로운 보행 보조기기가 보행을 지원하는데 있어서 우위에 있다는 것을 나타낸다(표 8.5).

결론

의료 또는 재활 장비의 사용성 평가는 제품 개발의 필수적인 요소임에도 불구하고 종종 경시되어 왔다. 경시의 결과는 장비의 운용자나 환자들이 이 제품을 사용할 때 명백히 드러난다. 사용자의 평가를 수행하지 않고 제작된 제품은 사용하기 어려우며 직관적으로 사용할 수 없고 불편하다. 의료 장비의 사용성 평가는 제품의 승인을 위한 기준과 국제 혹은 국내 표준을 설정하기 위하여 고려되는 등 점차 그 중요성이 폭넓게 인식되고 있다(McCelland 1990).

다행히도 평가와 치료 장비를 평가하고 디자인 하는 것(Jeng and Radwin 1998), 특별한 사용자를 위한 장치(Bull et al. 1989; Das 1998; Everly et al. 1998), 기술적 문제가 요구되는 그룹을 위한 기술은 다수의 인간공학 실무가들의 관심을 얻고 있다.

의료 전문가들은 환자들을 진료하면서 축적된 자신의 경험과 환자 개개인의 요구에 의해서 장비를 디자인 한다. 그러나 시스템적인 사용자 평가를 수행하여 디자인을 수행하는 것은 아니다. 그들은 제품의 디자인에 대한 완전한 지식을 가지고 있다기 보다 그들 자신의 장비와 환자들이 사용하는 장비에 대한 지식을 가지고 있다. 작은 노력은 다수의 환자들을 위해 효과적인 의료 장비를 생산할 수 있도록 한다.

사용성 평가는 사용자의 측면에서 제품을 평가할 수 있도록 한다. 이 방법은 모든 의료 및 재활 장비의 평가를 위해 사용할 수 있다. 사용성 평가는 학습 용이도, 유효성, 효율성, 적응성, 보전성, 내구성, 안전성, 사용자와 작업의 일치성 등의 요소를 포함한다. 전문적인 프로그램에서 제조자, 실무자, 지도자는 환자 치료의 개선을 위해 사용성 평가의 개념과 절차를 도입하여야 한다.

PART 3

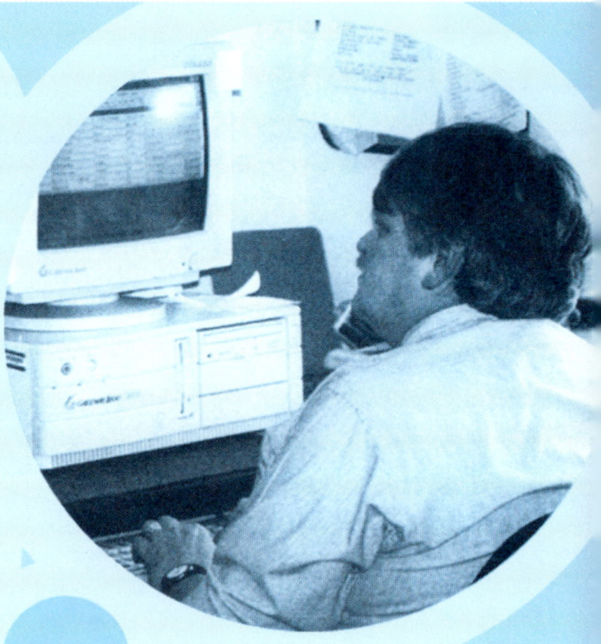

특별한 고려사항

제9장
들기 작업 분석

개요

들기(lifting)는 가장 빈번한 신체 작업 가운데 하나이다. 치료사는 이 작업에서 발생하는 상해의 원인과 물체를 드는 방법 등과 같은 들기 과업과 관련한 위험요인들, 그리고 다양한 들기 과업 평가법의 이해를 통하여 상해의 예방과 상해 관리 프로그램에 참여하여야 한다. 이 장에서는 안전한 들기 과업의 평가를 위한 두가지 방법에 대하여 살펴본다. 1982년 미국 국립산업안전보건연구원(NIOSH)에서 발표한 들기 과업 평가 공식은 치료사와 인간공학전문가에 의해 검토되고 추천되었다. 이 공식은 1991년 새로운 평가 공식으로 수정되었는데, 기본적인 평가 기준에 비대칭 작업형태와 손잡이에 대한 평가가 포함되어 있다. 1991년에 발표한 두 번째 공식은 작업자의 움직임을 고려하고, 낮은 위치에서의 작업과 드릴 작업으로 인한 영향을 계산하기 위하여 모멘트(moment)와 압축력(compresseion)의 개념을 사용한 Bloswick에 의해 개발되었다.

요통의 치료와 예방에 관한 사회적 관심이 점차 높아지고 있다. 이에 대한 많은 연구들이 들기 과업에서 척추의 기능과 구조의 생체역학적 분석을 수행한다. 이러한 결과로 과업 분석을 통한 들기 과업의 스트레스를 예측할 수 있으며, 개인에게 알맞은 들기 과업의 허용량을 결정할 수 있는 몇 가지 평가 모델이 제시되었다. 이러한 노력에도 불구하고 요통은 해마다 놀라운 비율로 증가하고 있다. 1987년 미국의 요통으로 인한 근로 손실 일수는 약 45,000,000(전체 근로 일수의 약 40%)일로 추정되며, 이로 인한 손실액은 약 140억 달러에 달했다(Peterson 1990). 또한 해마다 요통의 치료에 200억 달러가 소요되고 있다(Webster and Snook 1990).

상해는 작업자가 자신의 신체적 능력을 넘어서서 작업을 수행할 경우 발생한다(Anderson 1985). 작업 관련 요통의 15-65%가 들기 작업을 수행하던 중에 발생하는 것이다. 이 중 80-90%의 요통은 6주 이내에 회복된다. 그러나 들기 작업 상해 관리를 위한 비용의 70-80%가 나머지 5-10%의 요통 환자들을 위해 소요된다(Nachemson 1992). 무거운 작업물을 반복해서 드는 작업은 요통의 발생을 8배나 증가시킨다(Mayer et al. 1988). Post-job offer screening test는 작업이 필요로 하는 신체적 능력 보다 작업자의 능력이 우수하거나 같은 자 즉, 적합한 작업자를 선정하는 방법 가운데 하나이다. 이 심사를 통하여 작업으로 인한 상해를 2.5배 정도 감소시킬 수 있다(Keyserling et al. 1980; Laflin et al. 1997; Perry et al. 1994). 상해의 발생과 회복에 관하여 정신사회적 요인의 역할에 대해서 중요하게 고려되어야 한다(Nachemson 1992).

들기 작업으로 인한 상해의 원인

들기 작업으로 인한 상해의 원인은 외부로부터의 충격, 과로, 그리고 누적된 스트레스이다. 또한 장시간 앉은 자세와 정신사회적 스트레스와 더불어 전방으로의 과도한 굴곡과 같은 정상적인 동작 범위를 넘어선 자세에서 밀고, 당기는 활동, 지속성 부하(예를 들어 진동과 같은)는 요통과 손상의 원인이 된다. 요통의 가장 큰 원인은 구부린 자세와 들기 작업이 합쳐진 경우이다. 가슴 위로 들어 올리는 작업은 어깨와 손목 관절에 과도한 스트레스를 유발할 뿐만 아니라 척추의 굴곡을 증가시켜 척추 각 관절면의 부하를 증가시킨다. 들기 작업을 위한 가장 효율적인 높이는 40-60인치이다. 들기 작업을 수행한 후 몸을 비트는 작업은 후륜(posterior annulus)의 부하에 의해 추간판 탈출증의 위험도를 증가시킨다. 신발과 바닥면과의 마찰은 밀기와 당기기 작업에서 정적·동적 근력에 중요한 영향을 미친다. 밀기와 당기기 작업의 이상적인 높이는 35.5-44.5인치이다. 지속적으로 서있거나 앉은 자세는 근육의 피로와 디스크의 스트레스를 증가시킨다. 반복되어 가해지는 압축력은 척추 종판(vertebral end plate)과 연골에 미세한 외상을 일으키며, 섬유륜(annulus fibrosus)을 약하게 하고 척추관(spinal canal)으로 튀어나오게 한다. 어떤 주장은 만성 요통의 70-80%가 신경근 잠식(nerve root encroachment) 또는 바뀐 생체역학적 원리로 인한 척추관절돌기(facet)의 기능장애로 인한 디스크성 통증(discogenic problems)을 원인이라고 한다. 들기 작업 동안의 굴곡, 신전, 외측굴곡, 회전에 의한 전단력은 판륜(annulus)과 척추후관절의 저항을 받는다. 간격이 좁아지는 것과 같은 디스크의 변화는 척추후관절의 스트레스를 증가시킨다. 척추뼈 몸통에 가해지는 압축력은 들기 작업에서 스트레스의 빈도, 기간, 예상되는 압축력에 영향을 미치는 작업물의 무게와 직접적인 관계가 있다. 압축력의 30%이하로 작용하는 부하에서는 5000회 이상의 들기 작업을 수행할 수 있는 반면, 70%이상을 요구하는 부하에서는 단지 몇 회 정도만을 수행할 수 있다.

급성 외상은 미끄러짐, 전도, 낙하, 예상과는 다른 물체의 무게, 잡기 실패로 인한 능력의 상실, 물체를 잡거나 균형을 유지하기 위한 과정에서 발생한 예상하지 못한 동작 등으로 갑자기 발생한다. 비록 정기적인 안전교육을 통하여 이러한 작업환경에 대한 주의를 강화시키더라도 갑작스럽게 발생하는 사고의 원인을 모두 제거하기는 불가능하다. 외상성 상해는 서로 복합적으로 작용할 수 있으며 종종 만성질환으로 발전하기도 한다(NIOSH 1981).

작업이 작업자의 근력 또는 구조의 생리적 한계를 초과할 때 무리가 발생한다. 많은 연구자들이 인대, 근육, 척추체, 추간판, 척추관절 그리고 척추종판 등 다양한 해부학적 구조에 가해지는 들기 작업의 영향에 대하여 연구하였다. Snook과 Ciriello(1991)에 의해 개발된 들기 작업 기준표에 의한 NIOSH 들기 작업 공식은 안전한 들기 작업의 한계를 예측하고 작업을 재설계하는데 이용된다. 들기 작업으로 인한 상해는 과도한 노력으로 인해 발생하며 작업자 선별검사를 통하여 최소화 할 수 있다.

누적외상성 질환은 주로 상지에 발생하며, 요통과 같은 질환을 기술하는 것으로 사용되기도 한다. 동일한 근육군, 관절 또는 건에 지속적으로 가해지는 반복된 힘에 의한 누적 스트레스는 연부조직에 미세한 열상과 외상을 유발한다. 이러한 상해의 결과로 염증이 나타나기 시작한다. 지속적인 염증은 건과 활액에 질환을 가져오고 근육 열상, 인대의 질환, 과도한 흉터조직의 발생, 퇴행성 관절 질환, 윤활낭염, 그리고 신경포착을 가져온다. Genaidy 등(1993)은 척추 압박 허용 한계를 계산하는 공식을 개발하였다. 척추 압박 허용치(압축력)은 척추의 한부분(예를 들면, 척추, 추간판, 척추종판) 이상이 기능을 상실하기 직전까지 가해진 최대의 압박 부하이다. 요추골은 척추에서 압축으로 인한 힘을 가장 크게 받는 곳이다. 다음으로 흉추, 경추 순이다. 많은 연구자들이 척추의 압축력이 추간판보다 낮다는데 동의한다. 구부림과 비틀림과 같은 복잡한 부하는 척추 허용 한계 값을 떨어뜨린다. Genaidy 등에 의해 개발된 수식은 미세 외상이 발생하는 부하를 계산하는 것이기 때문에 어느 부분의 기능상실을 야기하는 부하를 계산하는 NIOSH 들기 작업 공식보다 더욱 예방의 효과가 크다(Laflin and Aja 1995). Genaidy 등은 특정 작업의 압축힘을 계산하기 위하여 Chaffin와 Anderson(1984), Bloswick(1993)에 의해서 제의된 생체역학적 방법을 응용한 공식을 수립하였다.

스트레스와 누적외상성 손상의 증가에 기여하는 변수들은 들기 작업을 설계할 때 고려되어야 한다. NIOSH에 의해 제시된 변수(수평거리, 수직높이, 자세의 대칭여부, 손잡이 유무, 들기 빈도)들은 물론 심리사회적 요인 또한 고려되어야 한다. 근육이 최대 수의 수축의 40% 보다 크게 되면, 혈류의 양과 국소 근육 피로에 영향을 미친다. 불충분한 회복 시간 역시 혈액의 흐름을 저해하고 근육과 피로 및 스트레인의 회복을 저해한다. 작업은 최대 수의 수축의 노력안에서 수행되도록 하여야 하고, 부적절한 자세가 지속되지 않도록 설계되어야 한다. 요추에 스트레스를 미치는 개인적 위험인자는 복잡하다. 개인적 위험 인자는 연령, 성별, 인체 치수, 신체 건강 수준, 병력, 흡연, 심리 사회적 요소, 들기 작업의 기술 등이다.

개인적 위험 인자

연령

근력은 20세에서 30세 연령 사이에 최대가 되며, 그 후 서서히 감소한다. 하체의 근력이 상체의 근력보다 더욱 빨리 감쇠한다. Hogan(1980)의 연구에 따르면, 65세에서의 최대 근력은 20세의 80%이다. 연령이 증가하면 뼈의 밀도가 감소하며 핵으로부터 겔의 소실이 발생하고, 디스크의 퇴행이 일어난다.

요통의 발생에 관한 주요 연구들을 살펴보면, 요통의 발생은 연령이 30대에서 40대사이에 가장 많이 발생하고 49세까지 증가하며 그 후 서서히 감소한다. 연령의 증가에 따라 재발 빈도는 증가하고 병증과 장애의 기간도 증가한다(Garg et al. 1990).

성별

평균적으로 여성들의 들기 작업에 사용되는 근력(주로 팔, 몸통)은 남성의 60%정도이며, 하체의 근력과 심혈관계는 남성의 70%정도이다. 일반적으로 근육의 횡단면적이 클수록 더 큰 힘을 발휘할 수 있다. 남성의 근력이 일반적으로 여성보다 크다. 상지와 하지에 대하여 자세히 분석해 보면 작업 디자인에 응용하기 위한 차이점이 더욱 잘 드러난다. 근력은 정적 및 동적 측정을 기반으로 하여 분석한다. 정적인 측정에서, 여성들의 근력은 밀 때보다 당길 때 더욱 크게 나타난다. 정적 상태에서 여성의 상지 근력은 남성의 35%~79%수준이며, 평균적으로 남성의 55.8%의 근력을 나타낸다. 동적 근력에 있어서 여성은 남성의 59%~84%에 해당하며, 평균적으로 63.8%의 근력을 나타낸다. 정적 상태에서 하지 근력은 남성에 비해 57%~86%의 근력을 보이며, 평균적으로 72%의 근력을 나타낸다. 이러한 차이는 작업의 위험도를 평가할 때 남성과 여성의 차이를 고려하여야 한다는 것을 의미하며, 또한 특정 작업에서의 작업 효율을 평가하기 위해서도 이러한 차이가 고려되어야 한다. 결론적으로 여성들이 상당한 피로와 신체적 스트레스를 느낄 수 있는 작업 수준은 남성들의 작업 수준의 중간에서 무거운 작업 범주에 해당한다(Garg et al. 1990).

인체측정

체중과 신체의 크기는 어느 정도 요통의 발생과 직접적인 상관성이 있다. 체중은 관절의 스트레스를 증가시키고 퇴행성 질환을 촉진시키며, 생체역학적 원리에 의해 요추에 스트레스를 가하여 요통으로 이어진다. 신체가 큰 사람, 특히 배가 나온 사람들은 그로 인해 작업에 필요한 적절한 자세를 유지하는데 방해를 받을 수 있으며, 수평면상에서 수행되는 들기 작업의 스트레스 증가는 요부에 압박 부하를 증가시킨다. 체중이 무거운 사람은 들기와 운반 작업에 더 많은 에너지를 소비하는데, 이로 인해 피로가 증가하고 스트레인이 증가된다. 질량은 일반적으로 밀기와 당기기에 이익을 주며 부하의 효과를 상쇄시키는 이점이 있다(Garg et al. 1990).

작업 현장에서는 키가 크거나 작은 사람들의 수요가 증가할 수 있다. 이는 생체역학적 스트레스를 증가시킨다. 대부분의 작업장은 평균적인 신장(남자 5ft 9in., 여자 5ft 5in.)에 맞추어서 디자인 되어 있기 때문이다(Grandjean 1988). 또한 평균의 범위를 벗어나는 사람들에게서 수평 부하와 수직 스트레스 그리고 부적절한 자세가 더욱 많이 유발될 수 있기 때문이다.

병력

요통은 최초 5년 이내에 50~60%가 재발하며, 그 후 점차 낮아진다고 보고되고 있다. 요통이 있는 사람은 상해의 위험성을 증가시킬 수 있는 무거운 물체를 취급하는 작업에 종사해서는 안 된다(Nachemson 1992).

흡연은 요통의 발생과 밀접한 관계가 있으며 회복시기를 더디게 하는 것으로 추정된다. 생리적 원인에 대한 추측은 다양하다. Frymoyer 등(1983)은 흡연이 척추의 혈류 흐름을 저하시키고, 척추와 디스크의 상태를 악화시키고 상해에 대하여 민감하게 반응하게 하며, 치료를 느리게 한다고 제시하였다.

심리사회적 요인은 손상의 주요한 요인으로 작용한다고 생각되며, 상해로 인한 장애의 정도에도 영향을 미치는 것으로 추측된다. 직무 만족도와 고용주와의 관계, 그리고 가정에서의 스트레스로부터 요통의 발생과 장애의 기간을 예측할 수 있다(Frymoyer and Cats-Baril 1987).

들기 작업 기법

들기, 구부리기, 비틀기의 혼합된 동작이 요통을 유발하는 가장 주된 요인이다. 요통의 25-70%가 들기, 구부리기, 밀기, 당기기, 옮기기 작업이 원인으로 작용한다(NIOSH 1991). 부하의 무게, 필요한 힘, 빈도, 모양, 부하의 치수, 부하의 안정성, 부하의 비대칭성, 예상치 않게 갑자기 요구되는 최대 힘 등은 손상을 증가시키는 원인으로 보고되고 있다. Marras와 Mirka(1989)에 의하면, 체간의 비대칭성은 근력의 감소를 가져오는데, 비대칭도가 15도 증가할 때 마다 최대 근력(등척성 수축, 구심성 수축, 원심성 수축)은 8-9% 정도의 비율로 감소한다. 체간의 근력은 22.5도의 굴곡에서 최대가 되며, 그 이상과 이하에서는 7-10% 정도 낮아진다.

들기 작업을 위한 몇 개의 동작을 살펴보면 다음과 같다. 상체 구부려 들기(the back or stoop lift : 무릎은 펴고 등을 구부린 자세), 등을 곧게 펴거나 구부려 쪼그려 앉아서 들기(deep squat lift with back straight or flexed : 무릎을 90도 이상 굴곡한 상태), 자유 자세 또는 등을 편 채로 부분적으로 쪼그려 앉은 자세(freestyle or partial squat with back straight:무릎 굴곡이 90도 이하인 상태), 체간을 이용한 운동학적 들기(trunk kinetic lift:쪼그려 앉아서 엉덩이와 골반을 먼저 움직임), 다리를 이용한 2단계 들기(two-stage leg left or leg roll:쪼그려 앉은 자세에서 체중을 한쪽 또는 양쪽 허벅지로 옮긴 후 들기), 가벼운 들기(the golfer's left for very light load:다리를 곧게 펴고, 구부리지 않은 등이 고관절을 중심으로 앞으로 회전 운동을 수행하며, 이때 한 팔은 지지의 역할을 수행한다)(Brooks 1995; NIOSH 1991).

문헌조사에 의하면, 가장 많이 사용되는 들기 자세는 쪼그려 앉은 자세에서 등을 앞으로 혹은 뒤로 젖힌 자세, 자유 스타일, 구부린 자세, 역기 선수 자세 그리고 골퍼 자세이다. NIOSH는 하나의 들기 기법의 증거를 제시하는 것은 아니다. 교육의 강도는 척추만 아니라 신체의 다른 부분(무릎과 심혈관계)에 가해지는 스트레스의 양을 크게 한다. 들기 기법의 반복적 교육과 더불어 작업장에 대한 순응 정도가 가변적이기 때문에(Carlton 1987; St. Vincent et al. 1989), 더욱 합리적인 들기 기술은 인간공학과 관계있는 개념을 논할 것이다. 이 개념은 들기 동안에 척추에 가해지는 수평적 부하에 특별한 주의를 기울인다. 기법의 적용은 개인의 다리 길이, 체격, 골격의 크기, 척추, 기타 골격계, 심혈관계의 상태를 고려하여야 한다. 쪼그려 앉은 자세에서 슬개대퇴부(patella femoral)에 가해지는 압력은 모멘트 팔(moment arm) 계산에 의해서 매우 높고 잠재적인 손상을 유발할 수 있다. 쪼그려 앉은 자세에서의 반복적인 들어올리기 작업은 더욱 많은 신진대사 작용을 요구하고 쉽게 피로하게 한다.

훈련 프로그램은 인간공학적 해법의 적용과 디자인에 작업자들을 적극적으로 배려하여 직무 만족도와 적응력을 높인다. 관리적인 면에서 작업자의 인간공학적 요구를 만족시키지 않는다면 교육은 직무 불만족을 야기하는 요인이 되며 상해는 증가할 것이다(King et al. 1997). 이것은 Carlton(1987)과 Vincent 등(1989)이 주장하는 신체 역학적 훈련과 임상적 치료에 있어서 작업 환경에 대한 부분을 미뤄서는 안 된다는 이론을 부분적으로 지지하는 것이다. 이 기법은 등을 곧게 펴고 쪼그려 앉은 자세를 강력히 추천한다. McCauley(1990)는 작업에서 신체 역학적 훈련이 작업 환경으로의 이월을 초래한다는 것을 알았다. McCauley(1990)과 Carlton(1987) 연구의 약점은 훈련과 테스트가 불과 한 달의 시간 간격을 두고 행해졌다는 것이다.

들기 작업의 속도는 척추에 가해지는 압박 부하에 영향을 미친다. 동작의 형태와 관절에 가해지는 부하의 크기가 서로 다른 세가지 들기 조건에서 실험을 수행 한 결과, 평균적인 들기 작업의 속도는 1.4초로 평가되었다(Hsiang and McGorry 1997). 역도 선수들이 허리 높이 부분에서 활동의 양을 감소시키고 부하의 가속도를 유지하기 위하여 관성과 속도를 사용할 수도 있지만, 빠른 속도의 들기와 당기기 동작은 관절면의 관절낭 인대를 찢을 수도 있다. 속도의 증가는 최대 수의 수축의 양을 감소시킨다. 문헌에 의하면, 일반적으로 들기 작업은 신체와 최대한 밀착해서 가능한 천천히 수행하도록 권고하고 있다(Garg 등 1990).

쪼그려 앉은 들기 동작

쪼그려 앉은 들기 동작은 척추를 펴거나 또는 약간 앞으로 숙인 자세를 유지하거나, 또는 엉덩이와 척추를 수평하게 유지하거나 굴곡시키는 환자 치료 프로그램에서 가장 대중적인 방법이다. 쪼그려 앉은 들기 동작은 다음과 같다.

1. 물체를 가능한 신체와 가깝게 밀착하여 척추의 구부림으로 나타나는 모멘트와 압박 부하를 최소화한다.
2. 척추기립근 척추 후방의 비활성 조직에 가해지는 압박 부하를 감소시킨다.
3. 다리는 기계적 이익을 취할 수 있도록 들기 작업을 보조하라.
4. 들기 동작의 초기에 나타나는 수평적 동작에 체중을 사용하라.

들어 올기기 동안 척추의 후만(척추를 구부림)을 유지한다면 척추기립근의 활동은 감소한다. 이 때문에 척추에 가해지는 압박 부하는 감소한다. 이 자세는 후방 인대와 요추 후부 근막을 긴장시키고 척추의 굴곡 동작을 최소화하여 척추기립근의 활동을 감소시킨다. NIOSH(1991) 보고서에 의하면, 척추의 굽힘은 L5-S1디스크와, 척추관절면, 섬유륜의 전단력을 증가시킨다.

전단력은 부하전단(load shear)과 관절전단(joint shear)로 나눈다. 부하전단은 L4-L5 디스크면에 평행으로 작용하는 전단력을 의미하며, 상체의 굴곡과 손에 부하가 가해진 경우 중력 작용에 대한 결과적인 힘이다. 관절전단은 관절이 받을 것이라고 예상되는 전단력을 의미한다. 관절전단은 부하전단력에서 근육에 의해 작용하는 전단력을 뺀 값으로 계산된다. 부하 들기의 전략들은 스모 들기(sumo lift) 또는 바로 들기(dead lift)를 이용하여 평가하는데, 관절 전단력은 부하 전단력보다 약 35%작은 것으로 추정한다. 스모 들기는 전통적인 바로 들기보다 8% 낮은 부하 전단력을 나타낸다. 따라서 요부손상으로부터 회복기에 있는 사람은 이러한 들기 자세가 추천된다(Cholewicki 등 1990).

Rose 등(1987)은 들기 작업에서 요추의 전방 전단력을 최소화 하는데 척추기립근의 활동이 매우 중요하다고 주장한다. 이들의 연구에 의하면, 등을 구부려 들기 작업을 수행할 척추기립근의 활동은 들기 동작이 진행되는 동안 초반 1/2동안 가장 강하게 나타나며 이후 점차 감소한다고 한다. 이 관계는 등을 둥글게 하거나 약간 후만을 유지하는 들기 자세에서 반대로 나타난다(척추기립근의 활동은 처음 반은 낮으며, 후반에 크게 나타난다). 부하가 증가하여 척추가 아치 모양을 나타내게 되면, 척추가 후만일 때 보다 척추기립근의 활동은 증가하게 된다. Rose등은 들기의 초기에는 추간관절에 가장 큰 부하가 발생하며, 이때 들기 작업을 위해서 신체는 관성력을 이겨내어야 한다. 비록 이 수축이 척추에 전단력을 유발하는 원인으로 작용하지만, 척추기립근은 척추가 견뎌내는 힘이 약하고 더욱 큰 손상을 유발하는 전단력을 상쇄하기 위하여 활동한다. 척추기립근의 활동 감소는 갑작스럽거나 예상치 못한 부하의 이동과 함께 척추를 후만시키는 들기 동작과 더불어 근육과 인대에 더 큰 손상을 유발시킬지도 모른다. 복사근(oblique abdominal muscle)은 들기의 처음 1/2동안 들기 부하와 들기 기법의 양쪽 모두를 위하여 더욱 강하게 활동한다. 복사근은 복강내의 압력과 흉요근막의 긴장을 통하여 들기 작업동안 척추를 지지한다.

척추를 안으로 혹은 바깥쪽으로 굽히거나, 곧게 펴거나 또는 둥글게 구부리는 자세를 취하거나 이러한 자세가 중요한 것이 아니라, 들기 작업을 시작할 때 부하의 위치가 가장 중요한 요소이다. 쪼그려 앉아서 들기 자세는 역도 선수와 같이 등을 곧게 펴거나 또는 약간 앞으로 굴곡한 자세를 취하는데, 이때 부하는 척추에 가해지는 압박 부하를 줄이기 위하여 반드시 작업자의 다리사이에 있어야 한다. Chaffin 과 Anderson(1984)의 연구에 의하면, 등을 구부린 자세는 L5-S1 디스크에 가해지는 압박 부하가 최소화되는데, 이러한 이유는 다리의 간섭을 받지 않고 물체를 신체와 가장 가깝게 위치시킬 수 있기 때문이다. 이때 척추기립근의 활동은 감소한다. 또한 이 자세는 요배근막(lumbodorsal fascia)의 스트레스를 감소시킨다. 척추를 곧게 세운 자세를 유지하는 것은 물체를 잡기 위해 더욱 쪼그려 앉아야 하며, 따라서 무릎의 스트레스를 증가시킨다. 낮게 쪼그려 앉은 자세는 발이 바닥과 떨어지게 되어 안전성을 저해하며, 만약 발이 물체와 충분히 떨어지지 않은 경우 지렛대의 효과를 감소시키는 결과를 초래한다. 무릎 신전근은 들기 작업에서 약한 부분에 속하며, 물체를 곧게 들어올리기 위하여 비대칭적인 자세를 취하게 한다. 비대칭적인 들기 작업은 최대 수의 수축력을 현저히 떨어뜨리는 결과를 가져오며, 디스크에 가해지는 압력과 압박 부하, 근육의 활동을 증가시키며, 체간 근육이 길항근으로 작용하도록 촉진하여 요추 부위에 복잡하고, 잠재적으로 위험한 스트레스를 유발한다(Marras 와 Mirka 1989; NIOSH 1991).

역기 선수 자세

Cholewiki 등(1991)은 1989년에 있은 캐나다 역도 선수권 대회에 참가한 남녀 선수를 대상으로 바로 들기 자세에서의 L4-L5디스크에 가해지는 압박부하와 전단부하를 분석하였으며, 또한 L4-S1, 고관절, 무릎관절에 가해지는 반작용 모멘트(moment)를 분석하였다. 바로 들기는 바닥에 놓인 바벨을 무릎까지 연속적인 동작으로 들어 올린 후 둔부를 곧게 유지하고, 마지막으로 어깨를 당겨서 들어 올리는 자세이다. 스모와 전통적인 방법이 사용된다. 스모 들기 자세는 다리를 넓게 벌리고 무릎사이로 팔을 내려 바벨을 잡고 들어 올리는 것이다. 전통적인 들기 자세는 다리를 좁게 벌리고 양팔을 무릎의 바깥쪽으로 내려 바벨을 들어 올린다. 두가지 들기 자세 모두 척추를 곧게 하거나 약간의 아치형을 유지한다. 이 자세에서 척추골에 가해지는 압박부하를 계산하면, 사체 연구를 통하여 보고된 모든 보고서의 조직 내성 한계를 넘어선 수치가 나타난다. 그러나 역기 선수들은 명백하게 드러나는 어떠한 손상도 입지 않고 한 주에 몇 차례씩 훈련에 임할 수 있다.

스모(다리를 넓게 벌린)자세는 요추 관절에 가해지는 부하를 감소시킨다. 다리를 넓게 벌리면 부하를 신체의 가까이에 위치시킬 수 있으며, 결과적으로 모멘트 팔(moment arm)을 짧게 유지할 수 있다. 신체 분절의 길이는 들기 기법과 부하로 인한 스트레스에 영향을 주는 요인이다. 체간(torso)의 길이는 무게를 지지하게 위해 필요한 모멘트의 양에 영향을 미친다. 체간의 길이가 길수록 모멘트 팔의 길이는 짧아지게 된다.

부하에 의한 전단력은 손으로 잡은 물체와 상체를 굴곡하였을 때의 중력의 결과로 작용한다. 전단력은 상체의 각도, 상체의 무게, 그리고 바벨의 무게에 의해 달라진다. 관절의 전단부하는 부하에 의한 전단력에서 근육의 구조를 간략히 표현한 생체역학적 모형에 의해 계산된 값을 빼어서 산출한다. 전방의 전단력은 신전근육의 활동으로 상쇄된다. 그러므로 전통적인 들기 기법보다 스모 들기가 유리하다.

들기에 사용되는 기법과 인체 분절의 길이에 따라서 무릎관절과 고관절, 그리고 L4–L5디스크에 가해지는 힘이 달라진다. 205.5kg의 바벨을 들 경우 디스크에 가해지는 압축력은 최고 10,405N이 되며, 이것은 NIOSH에서 지정한 최대 허용 한도인 3,432N을 초과하는 값이다. 사체 연구와 살아있는 인간을 대상으로 하는 허용한도의 차이는 많은 요인에 의한 것이다. 사체 연구의 대상은 살아있는 젊은 사람이 아닌 나이가 많은 사람이었을 수도 있기 때문이다. 또한 뼈의 무기질 성분과 체중의 차이가 척추에 가해지는 축 방향의 압축력에 영향을 준다. 무거운 역기에 의해서 극단적으로 척추에 가해지는 부하는 뼈의 강도가 증가하여 부하에 적응하였기 때문으로 추측된다(Cholewicki 등 1990).

골퍼 들기 자세(Golfer's Lift)

골퍼 들기 자세는 가벼운 물체를 들어 올리거나 세탁기안의 세탁물을 집는 등의 작업을 위해 종종 훈련되는 동작이다. 골퍼 들기 자세는 한쪽 다리는 지면을 지지하고, 체간은 앞으로 굴곡 시킨다. 이때 지지하는 다리의 고관절에 회전이 발생한다. 그 후 바닥을 지지하지 않은 반대쪽 다리의 회전이 발생하고, 이 다리는 정상적인 척추의 모양을 유지하도록 한다. 한 손은 체중을 지지하는데 사용되고 다른 손은 들기 작업을 수행한다.

월슨 등(1997)은 동적 모델을 사용하여 골퍼 들기와 두 다리를 지지한 들기 자세에서 부하를 받는 관절의 반작용힘과 발목관절, 무릎관절, 고관절과 L4–L5 관절의 알짜 근육 모멘트(net muscle moment)를 계산하여 비교하였으며, 만성 요통 환자의 체간 굴곡 상태를 조사하였다. 두 들기 자세 모두 체중은 무시해도 좋으며, 한 팔은 지지와 밀기에 사용된다. 주관적인 통증지수는 0–10점 척도를 사용하였으며, 0점은 전혀 통증이 없음을 의미하고 10점은 지금까지 경험한 통증 중에서 가장 큰 통증을 의미한다. 골퍼 들기 자세를 이용하였을 때 통증의 차이는 없었으며 등을 앞으로 숙인 들기 자세에서의 통증은 증가하였다. 이것은 골퍼 들기 자세가 등을 앞으로 숙여서 드는 자세와 비교하여 척추신전근의 활동이 작기 때문이다.

골퍼 들기는 물체의 무게가 가벼운 경우 유용한 자세이다. 이 자세는 척추와 고관절, 무릎관절에 가해지는 스트레스를 감소시키며, 각 조직에 가해지는 누적된 스트레스를 감소시키는 데에도 유용한 자세이다.

들기 평가

들기 평가는 작업치료와 물리치료의 한 부분이다. 작업 관련 요통은 15-16%가 들기 작업서에 기인한 것이다(Mayer 등 1988).

들기 평가는 임상에서 여러 목적을 위하여 수행된다. 이 평가가 기능적인 용량 결정에 관한 것이든, 치료의 경과를 기록하기 위한 것이든, 예비 작업을 제공하기 위한 것이든, 평가의 척도는 효과적이고 신뢰할 수 있는 것이어야 한다. 들기 평가는 등척성 수축, 등속성 수축, 등관성 수축과 정신 물리적학 요인(psychophysical)을 포함하여 4개의 범주로 나누어 생각할 수 있다. NIOSH와 미국 장애인법에는 근력 평가와 특히 예비 작업을 위한 조사를 수행할 때 지켜야 할 지침을 제시하고 있다. 그 기준은 다음과 같다.

1. 안전(safety) : 테스트는 안전하게 수행되어야 한다. 피실험자들을 잠재적인 위험에 노출시켜서는 안 된다.
2. 신뢰도(reliability) : 테스트의 신뢰도가 증명되어야 한다.
3. 타당도(validity) : 의도하는 항목들을 측정하여야 하고, 미래의 효과와 손상을 예측하여야 한다.
4. 실용성(practicality) : 테스트는 비용과 절차적인 면에서 실용적이어야 한다.
5. 초점(focus) : 작업 수행에 필요한 항목들이 평가되어야 한다.

평가 중지에 대해서는 많은 연구가들이 보고하고 있다. Mayer 등(1988)과 Matheson등(1985)의 들기 평가는 다음의 요소를 중지의 근거로 있다.

- 위험도가 높은 작업 스타일
- 자세의 변화와 근육의 동원을 기반으로 하여 작업을 안전하게 마무리하기 곤란한 경우
- 한계 심박율을 초과 한 경우

- 부하가 최대라고 느끼는 자각 보고서
- 정신 물리학적 평가 결과
- 작업자가 안전하지 않다고 판단되거나 더 이상 부하를 수용하지 못하는 경우, 그리고 지침서에 의해 평가를 계속할 이유가 없는 경우
- 목표로 한 부하를 달성한 경우
- 체중에 의해 추천되는 부하를 초과하는 경우

정적 근력 평가

Chaffin(1975)에 의해 정의된 정적 근력은 최대의 수의적 등척성 수축에 의해 생성되는 힘 또는 토크를 의미한다. 그러나 정적 근력 평가의 타당도와 신뢰도에 대한 논쟁은 존재한다. Keyserling (1980) 등은 산업 현장에서 근골격계 상해와 관련된 예견되는 타당성을 증명하기 위하여 요부와 팔의 등척성 수축 평가에 대한 증거를 제시하였다.

Marras 등(1989)은 체간의 정적 수축시 토크값이 원심성 및 구심성 수축과 비교하여 20–30% 크다는 사실을 알았다. 동적 수축시 체간이 가장 큰 토크를 발생하는 각도가 22.5도 인 반면 정적 수축 시에는 40도 굴곡된 상태에서 토크값이 가장 크다.

Keyserling 등(1978)은 정적 평가가 특정 평가 기준과 부합할 때 높은 신뢰도를 나타낸다고 보고하였다. 이 기준은 신체 자세에 대한 지속적인 통제, 갑작스럽게 움직이는 것을 피하고, 힘을 4–6초간 지속적으로 유지하는 내용을 포함한다. 이상적인 근력 측정 장치는 인간이 정적 자세를 유지하는 동안 생성되는 평균적인 힘과 토크가 측정되는 것이다. 측정 장치는 피실험자와 기계의 계면에서 발생하는 불편함으로 인해 피실험자의 최대 능력에 영향을 주어서는 안된다. 평가 사이의 적절한 휴식은 피로를 예방하기 위하여 필요하다.

케이블 장력계는 임상에서 가장 편하게 사용할 수 있는 사용 빈도가 높은 장치이지만 지속적으로 평가에 사용되거나 자세를 유지하기 위해서는 많은 주의가 필요하며, 신뢰성 있는 데이터를 확보하기 위해서는 지속적인 조정이 필요하다. 평가의 신뢰도를 높이기 위해서는 다음의 내용을 포함하여야 한다.

1. 신체의 각 부분, 그리고 작용하는 근육
2. 평가가 진행되는 동안의 자세; 사진 또는 그림이 효과적이다.

3. 반작용힘에 대응하여 신체를 어떻게 지지할 것인가에 대한 설명
4. 근력 측정 장치와 기록 장치의 작동 특성에 대한 설명(Chaffin 1975, Garg 등 1990, Keyserling 등 1978)

그러나 등척성 근력 평가는 작업과 작업자가 적절히 연결되지 않은 경우에 발생하는 과도한 노력에 의해서 발생하는 손상을 감소시킬 수 있지만, 들기 작업의 가속과 관계되는 구성요소, 물체의 배치와 이동, 부하의 크기와 지속성, 손잡이, 빈도 또는 지속시간은 평가할 수 없다는 한계를 가지고 있다. NIOSH의 보고서에 의하면, 들기 작업의 동적 모델에서 나타나는 디스크의 최대 압축력, 배부 근육의 최대 동적 근력은 정적 모델에서와 비교하여 2배 내지 3배 정도 더 크게 나타난다. 모든 평가와 같이 신뢰성 있고 실제적이며, 예측력이 우수하고, 유용한 데이터를 얻기 위해서는 지속적인 연구가 뒷받침되어야 한다.

등속성 근력 평가(Isokinetic Testing)

등속성 근력 측정 장치는 미리 결정된 속도까지 개인의 힘과 관절각을 통제하면서 실험을 수행할 수 있는 장치이다. 운동시 사지의 각 비율이 미리 설정된 속도와 같거나 이를 초과할 때, 근력계는 지속적인 사지의 움직임에 의한 반작용힘을 만들어 낸다. 등속성 평가의 결과는 피실험자가 만들어 내는 토크, 작업, 그리고 힘의 분석이 포함된다.

토크는 근육이 수축 시 관절 회전축과 근육에 의해 발생하는 힘의 모멘트 값이다. 토크는 최대값을 기록하거나 평균값을 기록한다. 수축하는 근육의 힘과 거리에 의해 예상 작업을 결정할 수 있다. 일률은 주어진 작업을 수행하기 위해 소요되는 시간에 의해 평가된다. 지구력은 지속적으로 등속성 수축을 유지하기 위하여 필요한 힘을 발휘할 수 있는 근육의 능력이다. 등속성 수축은 처음 평가에서 기록된 최대값의 50% 이하로 낮아지는 반복횟수로 정량화될 수 있으며, 반복횟수의 저하율 또는 평가 수행에 소요된 시간으로 정량화 할 수 있다(perrin 1993).

등척성 그리고 등속성 수축에서 근육이 발휘하는 최대 토크는 성별, 연령뿐만 아니라 속도, 체간의 각도가 변수로 작용한다. 배부의 신전근은 일반적으로 복부 근육에 비해 강하다. 복부 근육이 강한 자는 배부의 근육 역시 강하다는 것을 발견할 수 있다. 일반적으로 복부와 배부 근육은 연령이 증가함에 따라 쇠퇴한다. 체간 근육은 반복적인 수축 보다 지속적인 수축에 의해 더욱 쉽게 피로해지며, 복부 근육이 배부 근육에 비해 쉽게 피로해진다(Hasue 등 1980).

Dueker 등(1994)은 제강소에서 과중한 노동에 종사하는 남녀 노동자 중 지원자를 대상으로 체간 근육의 등속성 수축을 평가하였다. 피실험자들을 선 자세에서 체간을 초당 60도, 120도, 180도 구부렸다 펴는 동작을 수행케 하였다. 이 속도는 Marras와 Mirka(1989)의 연구 내용과 대조되는데, 그들의 연구에서는 체간 근육이 초당 30도의 속도일 때 원심성 근력이 증가한다고 하였다. 동적 들기 작업의 속도는 일반적으로 초당 30도를 초과하지 않도록 권장된다. Deuker는 문헌조사에 의해 남성과 여성의 근력 차이를 조사하였는데, 여성은 남성 근력의 약 60%인 것으로 보고하였다. 연구의 결과 등장성 들기의 표준을 접하지 않았던 여성들과 100파운드(작업에 필요)를 들고 작업을 수행했던 여성들의 상해율에는 차이가 없었다. 6년 이상 근무한 작업들의 경우, 직업성 요통을 경험한 작업자와 그렇지 않은 작업자들 사이에 등속성 수축의 평가에 대한 어떠한 차이도 보이지 않았다. Marras는 상해의 위험성은 동작 범위의 증가와 작업 속도의 증가와 관계가 있다는 사실을 발견하였다. 불균형적인 작업 자세는 체간 근력을 감소시키며 근육에 가해지는 부하를 증가시킨다. 안전관리는 근력 평가에서 매우 중요한 부분이다. Dueker 등(1994)의 연구에서 피실험자들 중 3명이 평가와 관련된 문제로 인해 응급실로 이송되었다. Langrana와 Lee(1984)는 등속성 평가의 높은 신뢰도를 유지하기 위한 자세는 앉아서 평가하는 것이라고 보고하였으며, 이들의 평가에서는 어떠한 피해도 보고되지 않았다.

심물리적 평가(Psychophysical Tests)

심물리적 들기 모델은 실제 들기 작업의 용량을 결정하는 가장 예측력이 우수한 것이다.

심물리적 평가를 통하여 작업자의 최대 허용 부하(무게), 들기 빈도, 상자의 크기, 들기 작업 시 최초의 높이, 들어 올리는 수직 높이를 결정할 수 있다. 들기 작업의 비대칭도와 들기 자세 또한 이 연구를 통하여 결정할 수 있다(Matheson 등 1995).

심물리학은 신체와 정신사이의 함수 관계를 연구하는 것이며, 감각의 증가도 자극의 증가에 따라 커진다는 사실을 전제로 한다. "동일한 비율의 자극은 동일한 주관적인 비율을 초래한다. 모든 종류의 자극 양식에서 감각은 자극 검출력의 함수이다" (Garg 등 1990). 정신물리학은 들기 작업을 수행하는데 있어서 최대 허용 부하(무게)를 결정하는데 이용된다. 피실험자들은 한 번에 들 수 있는 최대 무게와 8시간의 작업 동안 반복해서 들 수 있는 최대 무게를 결정하기 위하여 변수들을 조정한다. 이 모델은 내리기, 밀기, 당기기 그리고 운반 작업에도 적용할 수 있다. 심물리적 평가는 생체역학적 모델에 비해 들기 빈도가 높지 않은 경우 최대 허용 무게가 더 크게 나타난다. 반복적인 들기 작업에서 정신-물리적 평가의 최대 허용 무게는 생리적 모델을 이용할 때와 비교하면, 들기 빈도가 낮은 작업에서는 작게 나타나며 들기 빈도가 높은 작업에서는 높게 나타난다(Garg 등 1990).

정신-물리적 평가에서 피실험자들은 들기 작업을 평가하기 위하여 척도를 사용한다. Borg척도와 같은 평가 척도는 작업 시간(하루) 동안에 수행되는 반복적인 들기 작업의 체감적인 최대 무게와 체감 용량을 평가하는데 이용된다. 이 연구는 작업에 투입된 노력과 실질적인 신진대사 사이의 상호 관계와 함께 작업 수행을 위해 지각된 노력의 강한 신뢰성과 타당성을 보여준다. 남성과 여성 사이에 척도를 적용하는 방법의 차이는 발견되지 않았다(Hogan 1980).

등관성 수축(Isoinertial) 및 진행성 등관성 수축(Progressive Isoinertial Lifting)

등관성 수축 평가는 개인이 취급할 수 있는 최대 무게를 결정하기 위하여 정신-물리학적 평가 방법을 사용한다. 작업자는 안전한 작업 수행을 위하여 허용할 만한 체감 스트레인을 등급화하고, 평가를 위한 자세를 취하도록 허용된다. Kroemer(1983)의 연구에 의하면, 평가를 반복해본 결과 동적 들기 평가가 정적 들기 평가보다 더욱 신뢰할 수 있는 결과를 얻을 수 있다고 하였다. 진행성 등관성 수축 들기(PILE)는 Mayer 등(1988)에 의해 정의되었다. 이것은 동일한 성별내의 각 개인을 위한 증가된 부하 들기와 같은 순서를 포함하고 있다. 들기 평가의 종료점은 피로(20초 동안 4번의 들기 작업을 완벽히 수행하지 못하거나 피실험자가 불편함을 호소할 경우)에 의해 결정된다. 에어로빅 종료점은 피실험자 연령대의 최대 심박수(베타 수용체 차단 약물 치료법을 받고 있거나 사전에 준비된 심박수의 한계 데이터를 사용하는 경우 제외)의 85%를 초과하는 경우로 정의하고, 안전 종료점은 자기 체중의 55–60%보다 무거운 물체를 드는 경우로 한다.

PILE 실험은 경부와 요부의 평가를 위하여 설계되었다. 경부의 평가는 허리(30 in.)에서 어깨(54 in.)까지의 들기 평가로 정의되고, 요부의 평가는 바닥면에서 허리(30 in.)까지의 들기 평가로 정의된다. 여성은 8파운드의 무게(우유를 담는 빈 나무상자)로 시작하며, 남성은 13파운드의 무게(Blankenship [1986]에 의해 묘사된 것과 유사한 주문 제작한 나무상자)로 평가를 시작한다.

피실험자는 빈 상자로 들기 평가를 시작하여 20초 동안 네 번의 들기 작업을 수행한다. 네 번의 들기 작업이 끝나면 맥박을 측정하고, 에어로빅 종료점까지 여성은 5파운드, 남성은 10파운드씩 무게를 증가시킨다. 이 실험 절차는 피실험자의 종료 요구가 있을 때까지 진행하거나 네 번의 작업을 완벽히 수행하지 못하거나(심물리학적 종료점), 작업자가 한계 심박율에 도달하거나(에어로빅 종료점),

물체의 무게가 피실험자 체중의 55-60%를 초과하는 경우 종료하게 된다. 결과는 다음과 같다.

1. 평가의 종료 시점까지 들어 올린 반복된 무게 : 임상적으로 이 무게는 들기 작업 용량의 개인적 빈도로 기술된다. 노동부에 의하면, 5분 동안 들기 작업을 한번 수행하는 것은 하루의 67-100% 동안 들기 작업을 수행할 수 있는 것이다.

2. 평가를 마칠 때까지의 지속 시간

3. 최종 혹은 목표 심박수: 최대 심박수와 거의 일치하는 최종 심박수는 비록 고통에 대한 호소가 실험 종료의 이유일지라도 이것은 피실험자들의 노력한 지표일 수도 있다.

4. 한 일의 합계(TW) : 한 일은 힘과 거리의 곱과 같다. 거리는 들기 작업 주기의 20초 동안 이동한 거리이며, 요부 평가에서는 10ft, 경부 평가에서는 8ft이다. TW는 힘과 거리의 곱을 합한 것이다. 예를 들어, 여성이 100초 동안 요부 들기 평가를 수행하였다. 이때 최종적인 힘은 마지막 20초 동안 든 물체의 무게이며, 만약 이 힘을 28 lb로 가정한다면:

$$TW = (8 + 13 + 18 + 23 + 28) \times 10ft = 900ft\text{-}lb$$

5. 에너지 소모량 : 에너지 소모량(TP)은 한 일을 소요된 시간으로 나누어 산출한다.

$$TP = TW/t = 900ft\text{-}lb/100sec = 9ft\text{-}lb/sec \ (12.4W)$$

PILE 프로토콜은 어떠한 임상적 환경에서도 쉽게 사용할 수 있으며, 신뢰성과 타당성이 높은 평가 도구이다. 이 평가법은 최대 들기 작업 데이터로부터의 추정보다 하루 8시간 작업 동안 반복적인 작업내용을 보다 현실적으로 반영하고 있다. 심박수의 사용은 심혈관계의 상태 수준과 투입된 노력과의 형식화된 관계를 설명할 수 있다.

최대 들기 부하 평가

최대 들기 부하 평가는 일정한 시간에 한 번에 들 수 있는 최대 무게로 정의한다. 일반적으로 이 무게는 하루 8시간의 작업동안 1시간에 1번 들 수 있는 안전한 무게이다. 드는 횟수는 우연 들기(occasional lifting : 하루 8시간 작업 중에 33-66%차지)의 최대 부하의 70%를 사용하며, 반복 들기(frequent lifting : 하루 8시간 작업에서 67-100%를 차지)의 40%를 사용한다.

Matheson과 Blankenship(1986)은 여러 해 동안 최대 들기 작업 평가를 제안한 사람들이다. 그들은 바깥 손잡이를 자르고, 중간을 가로지르는 막대를 설치한 나무로 된 14in.× 14in.× 14in.의 상자를 사용하여 평가하였다. 피실험자들은 빈 상자를 바닥에서 허리 높이까지 쪼그려 앉아 들기 혹은 파워 들기(역기 선수 자세로 들기)로 들어 올린다.

만약 처음 주어진 부하(무게)를 쉽게 들 수 있었다면, 치료사는 환자가 최대의 노력에 도달할 때까지 5 – 10lb의 무게를 증가시킨다. 평가는 피실험자가 통증이나 피로를 더 이상 견뎌낼 수 없을 때 종료한다. 최대 들기 평가는 허리에서 어깨, 허리에서 머리 위, 어깨에서 머리 위 또는 평가를 위하여 필요하다고 인정되는 자세로 수행한다(Blankenship 1986).

PILE 들기 평가와 최대 들기 평가를 모두 사용하는 것이 한 가지 종류의 평가만을 사용할 때 보다 더욱 신뢰성과 타당성이 높다. 들기 작업의 평가는 근력, 체형, 성별, 들기 자세 등을 고려한다. NIOSH 공식은 평가 항목에 신장과 들기 기법에 관한 항목을 포함하고 있다. 다른 평가 도구들은 이론적인 모형만을 이용하거나 개인적인 평가를 제외한 스트레스 요인을 묘사하지 않을지도 모른다.

직무 수행에 있어 안전한 들기 자세를 평가하는 방법

1985년 과학비평위원회는 근골격계 상해 예방을 위한 국가전략회의(Proposed National Strategy for the Prevention of Musculoskeletal Injuries)에 작업 관련 요통 예방에 대한 내용을 추가하는 것에 인식을 같이 하였다(NIOSH 1986). 이 문서는 NIOSH의 근골격계 관련 연구를 위한 청사진으로 제공되었다. 그러나 회의에서 합의된 내용을 토대로 작업장 내에서의 기술과 디자인을 변경하고 들기 작업에 대한 기법의 훈련을 실시하며, 작업자의 배치와 훈련에도 불구하고 상해는 지속적으로 증가하였다. 미국 노동부의 노동통계청(U. S. Department of Labor Bureau of Labor and Statistics)에서는 다음과 같은 자료를 발표하였다(1982).

- 작업장의 상해와 질병의 20%가 요통에 대한 것이다.
- 해마다 작업자 손해 배상액의 25%가 요통으로 인한 재해로 지불된다.

1988년 국가안전회의의 내용에는 다음과 같은 내용을 포함하고 있다.

- 작업 상해의 주요 원인은 과도한 육체적 노동 때문이며 모든 상해의 31%를 차지하고 있다.
- 신체에서 가장 많은 손상을 받는 부위는 허리이다(1700백만 건 중 22%)

다음의 세가지 개념이 일반적으로 인정된다.

1. 수동 들기 작업을 수행하는 대다수 작업자들이 요통 재해의 위험에 노출되어 있다.

2. 만약 작업이 작업자의 물리적 능력을 초과하게 되면 요통이 발생한다.

3. 동일한 작업을 수행하는 작업자들도 신체적 능력과 한계에 큰 차이를 보인다(Waters 등 1994).

작업 수행 지침 1981

1981년 NIOSH에서는 수동 들기 작업을 위한 작업 수행 지침서를 발표하였다. 지침서에서 과도한 육체적 노동으로 인한 상해는 작업이 작업자의 육체적 능력 이상의 것을 요구할 때 발생한다고 지적하였다. 과도한 육체적 노동으로 인한 상해는 다음의 공식에 의하여 위험도를 산출할 수 있다.

$$Strian\ index(SI) = \frac{Job\,demands}{Worker\,capacity}$$

이상적인 작업 환경에서의 SI는 1보다 작거나 같으며, 이것은 작업자의 능력이 작업 요구보다 같거나 혹은 크다는 것을 의미한다. 만약 70lb(32kg)의 무게를 들어야 하는 작업에서 작업자가 35lb (16kg)만을 들 수 있는 능력을 가진 경우 SI는 다음과 같이 계산된다.

$$(SI) = \frac{70}{35}$$
$$SI = 2$$

계산된 SI 지수는 무리한 육체적 능력이 요구되는 위험한 작업임을 나타낸다.

수동 들기 작업 수행 지침은 1981년 동안 들기 작업의 위험성과 관련한 연구를 통해 수정되어 들기 작업의 위험을 관리하기 위해 추천되었으며, 대칭 작업, 두 손을 사용한 들기 작업에 적합한 물체의 무게를 계산하기 위한 공식으로 소개되었다. 공식에 의하면 들기 작업을 위해서는 부드럽고 튼튼한 손잡이가 필요하며, 작업 자세를 제한 받지 않아야 하며, 작업장내의 환경적인 요소 또한 고려가 필요하다. 또한 물체의 폭은 30in.(76.2cm)를 초과하여서는 안된다. 계산을 위해서는 두 개의 변수를 고려하여야 하는데, 행동한계(action limit: AL)와 최대 허용 한계(maximum permissible limit:

MPL)이다. AL은 추정된 평균 들기 무게를 의미하며, 이는 남성 작업자의 99%, 여성 작업자의 75%가 안전하게 들 수 있는 값이다. MPL은 AL의 3배이다(NIOSH1981).

공식을 실제 작업에 적용한 다음, 실제 물체의 무게와 AL, MPL을 비교한다. 어떤 상황에서의 들기 작업의 무게는 MPL보다 높았으며, 이러한 작업은 용인되기 어렵다. AL과 MPL사이에 들기 작업을 하여야 할 물체의 무게가 존재한다면 관리적 또는 공학적 기법이 적용되지 않는다면 허용되기 어렵다.

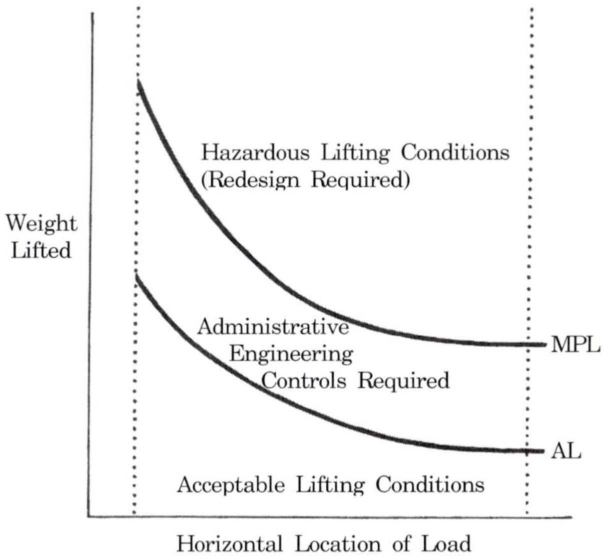

[그림 9.1] Weight in relation to horizontal location of the load during a lift. (MPL = maximum permissible limit ; AL = action limit.) (Reprinted from National Institute for Occupational Safety and Health. Work Practices Guide for Manual Lifting, U.S. Department of Health and Human Services. NIOSH Technical Report No. 81122. Cincinnati ; NIOSH, 1981.)

관리적인 통제는 들기 작업의 위험성을 감소하기 위하여 작업자의 선택과 훈련의 내용을 포함하고 있으며, 공학적인 통제는 작업자의 안전을 강화하기 위하여 작업장의 인간공학적 개선을 포함한다. 들기 작업이 AL이하로 계산되었다면 대부분의 작업자에게 위험성이 없다는 것을 나타낸다. 그림 9.1은 들기 작업에서 MPL과 AL의 관계 및 부하의 수평적 위치와의 관계를 나타낸 것이다.

수동 들기 작업 수행 지침에 의한 특수한 들기 공식은 다음과 같다.

$$AL = 90 \times (6/H) \times [1-(0.01\,|V-30|)] \times [0.07+(3/D)] \times [1-(F/Fmax)] \text{(U.S. Customary)}$$

$$AL = 40 \times (15/H) \times [1-(0.004\,|V-75|)] \times [0.7+(7.5/D)] \times [1-(F/Fmax)] \text{(Metric)}$$

H는 작업자와 부하사이의 수평거리, V는 부하가 놓인 높이, D는 들어 올린 높이, F는 들기 빈도 그리고 Fmax는 1시간 또는 8시간 작업 중의 빈도 계수를 나타낸다(빈도 계수표는 표 9.2).

수정 들기 공식

수정 들기 공식을 위한 원동력

1981년 NIOSH 들기 공식이 소개 된 후 4년 동안 긍정적인 비평과 부정적인 비평이 모두 있어왔다.

보건 관리자들과 안전 전문가들은 들기 작업을 평가할 수단이 마련되어 긍정적인 입장을 취하였다. NIOSH 공식의 타당성과 적응성을 평가하기 위하여 현장 연구가 수행되었으며, 수년에 걸쳐 101 종류의 들기 작업에 대한 데이터가 수집되었다. 저자들은 사고가 발생하였을 경우 보상비, 의료비, 상해율의 관점에서 문제가 되는 작업을 인식하기 위하여 AL 방법을 사용하였다. NOISH 방법은 수동 물자 취급 상해의 가혹도와 발생률을 낮출 수 있는 높은 잠재력을 가지고 있다(Liles와 Mahajan 1985, p.60).

그러나 1981년의 공식은 연구가들이 사용하기 위해서는 들기 작업에 대한 정의가 명확해야 한다는 문제점이 있었다. 소수의 산업 현장에서는 작업이 대칭적이고 시상면상에서 두 손을 사용하여 수행되며, 또한 작업하기에 적당한 손잡이를 갖추고 있다. 그러나 대부분의 산업 현장에서의 들기 작업은 비대칭적이며 신체의 한쪽 면으로만 부하가 가해진다. Mitral과 Fard(1986)은 대칭적 들기 작업과 비대칭적 들기 작업에 대하여 최대 들기 능력의 차이와 생리적인 영향에 대하여 연구하였다. 18명의 젊은 남성을 대상으로 실험을 수행하였는데, 비대칭 들기 작업에서의 허용 무게는 대칭작업에 비해서 약 8.5%정도 낮았다. 또한 들어 올릴 수 있는 최대 무게도 작은 것으로 나타났다. 피실험자들은 비대칭 작업에서 물리적 스트레스를 더욱 받으며, 비대칭 작업을 선호하지도 않는 것으로 조사되었다. 비대칭 작업 수행 시 증가하는 산소 소비량과 심박수의 차이는 크지 않은 것으로 분석되었다.

손잡이의 유무에 관계되는 변수는 1981년의 공식에서는 고려되지 않았다. 실제 작업현장에서는 설계가 잘되어 있는 손잡이를 찾기가 쉽지 않다. 1980년도에 Drury 등은 상자 취급 시 손의 위치와 특성에 대해 연구를 수행하였다. 연구 결과 대칭 작업에서 가장 나쁜 작업은 손잡이가 없는 상자의 취급과 상자를 위에서 아래로 내리는 경우였다. 손잡이가 상자의 중심을 따라 위쪽으로 위치할수록 바닥에서 허리까지 들어 올리는 작업이 용이했다. 패럿(pallets)에 상자를 싣거나 혹은 내리는 작업 모두 높이 변수가 포함되어 있으며, 손잡이의 위치는 옮겨야 할 대상물의 무게에 따라 달라진다.

수정을 위한 절차

1985년도에 전문가들과 경험이 많은 소비자 패널은 공식의 수정을 위하여 수동 들기 작업 수행 지침서와 기본 자료의 재검토 작업을 의뢰 받았다. 다음의 문제를 해결하기 위하여 1987년에서 1990년 사이에 다섯 번의 공개회의가 개최되었다.

- 작업 수행 지침에 따른 기존의 방법과 공식은 시상면상에서 이루어지는 두 손을 사용한 반복적인 들기 작업의 잠재적인 손상 위험을 평가할 수 있는가?
- 1981년의 들기 작업 공식이 비대칭적 들기 작업을 설명할 수 있는가?
- 수동 들기 작업의 위험성에 관한 새로운 데이터가 1981년의 공식에 적용될 수 있는가?

이 문제에 대한 해답을 구하기 위하여 1981년의 공식을 세 단계의 과정을 거쳐서 수정하였다. 첫 단계로 1981년까지의 들기 작업과 관련된 문헌을 조사하였다. 다음 네 개의 보고서는 문헌 조사한 자료들을 생리학적 측면, 생체역학적 측면, 정신물리학적 측면, 역학적 측면(epidemiologic)으로 요약 편집한 것이다.

- 수동 들기 지침에 대한 생리학적 기초(Rodgers and Yates 1991)
- 수동 들기 지침에 대한 생체역학적 기초(Garg 1991a)
- 수동 들기 지침에 대한 정신물리학적 기초(Ayoub 1991)
- 수동 들기 지침에 대한 역학적 기초(Gara 1991b)

두 번째 단계는 수평 혹은 수직면 상의 여러 곳에 부하가 위치할 때, 들기 한계에 대한 주요한 데이터를 연구된 자료와 통합하여 수정하는 것이다. 더욱 신뢰할 수 있는 데이터를 얻기 위해서는 피실험자를 대상으로 다양한 빈도와 주기를 갖는 들기 작업을 직접 수행케 하여 데이터를 수집하는 것이다. 이들 데이터로부터 모집단에 적합한 허용 부하를 백분위수로 정리하여 표로 나타낸다(Batti'e 등 1989, Garg 1989, Garg와 Badger 1986, Ruhmann과 Schmidke 1989, Snook과 Cirielle 1991).

세 번째 단계는 들기 공식에서 다음에 나열하는 세 가지 주요한 기술적인 요소들을 개발하는 것이다. 표준 들기 위치(standard lifting location: SSL), 부하 상수(load constant), 작업 요소를 표현하기 위한 승수 혹은 계수. SSL은 작업자의 자세를 특징짓는다. 1981년 SSL의 공식에는 수직 높이 30in.(76cm), 수평 거리 6in.(15cm ; 발목의 중간점에서 물체사이의 거리).로 규정하고 있다. 이것은 Ruhmann과 Schmidke의 연구 결과와 비교할 때 이상적인 수직높이는 같은 것으로 나타났으나, 수평거리 6in.는 수정되어야 할 필요성이 제기되었다. Garg(1989)는 남자 대학생들을 대상으로 한 실험 연구를 통해서 그들이 가진 실제의 들기 능력과 NIOSH 공식을 통하여 추정된 값을 비교하였다. 그들은 또한 MPL과 측정된 수평거리의 비교를 통하여 다음의 식을 수립하였다.

$$H = [6 + (\frac{W}{2})]in.$$

H는 수평거리를 나타내며, W는 신체의 수평 축으로부터 부하가 떨어져 있는 거리이다(그림 9.2).

이 결과는 1981년의 NIOSH 들기 지침에 의해서 계산된 값보다 실제 측정된 거리가 더 크다는 사실을 나타낸다. 기존의 연구와 달리 이 연구에 의한 수평거리는 6in.에서 10in. 로 다소 증가하였다. 작업들은 그들이 생각하는 것보다 물체를 더욱 멀리 잡는 경향이 있으며 공식은 이를 반영하지 못한다.

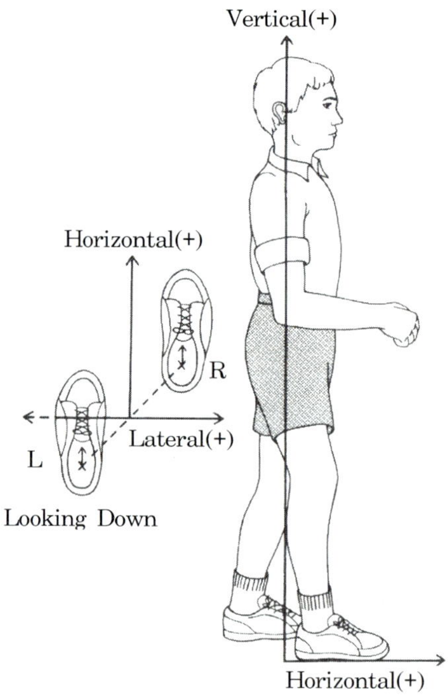

[그림 9.2] Vertical, lateral, and horizontal axes. (L=left, R=right) (National Institute for Occupational Safety and Health. Scientific Support Documentation for the Revised 1991 NIOSH LIfting

공식을 평가하기 위한 두 번째 구성요소는 부하 상수(LC)이다. 부하 상수는 수동 들기 작업에서 주어진 환경과 제약을 기초로 한 표준 들기 위치(SSL)에서의 최대 무게이다(Putz-Anderson과 Waters 1991). 1981년의 공식에서 LC는 90 lb(4 1kg)으로 제정되었다. 그러나 수정된 공식에서는 감소된 51 lb(23 kg)로 결정되었다. 부하 상수가 작아진 원인은 수직위치 요소가 6 in(15 cm)에서 10 in.(25 cm)까지로 높아졌기 때문이다. 또한 Snook과 Ciriello(1991)은 여성 작업자에 적합한 최대 허용 무게는 1981년의 공식에 의해 추정된 값이 무겁기 때문에 적당하지 않다는 주장 때문이다. 51 lb로 수정된 LC는 몸의 비틀림이 없고 손잡이가 있는 상자를 표준 들기 위치에서 들어 올리는 것으로 여성 작업자의 75%, 남성 작업자의 99%가 들기에 무리가 없는 무게이다. 90 lb에서 51 lb로 낮아진 LC로 수립된 수정 들기 공식으로 작업자들을 더욱 안전하게 보호할 수 있게 되었다.

수정된 들기 공식은 1981년 공식에서 표현된 작업 변수와 유사한 승수 혹은 계수를 포함하고 있다. 1991년 들기 공식에 사용되는 6개의 승수는 다음과 같다: (1) 수평 (2) 수직 (3) 거리 (4) 비대칭 (5) 빈도 (6) 손잡이. 승수의 역할은 이상적이지 않은 들기 작업 조건에서 LC의 최대 무게를 감소시킨다. 각 승수의 값은 최적의 상황에서 1.0부터 최악의 상황에서의 0.0까지 다양하다. 1991년의 들기 공식은 다음과 같다:

$$RWL = LC \times HM \times VM \times DM \times AM \times FM \times CM$$

여기서, RWL은 추천 들기 한계, LC는 부하 상수, HM은 수평 승수, VM은 비대칭 승수, DM은 거리 승수, AM은 비대칭 승수, FM은 반도 승수, CM은 손잡이 승수이다. 각 승수들은 다음 괄호안의 저자들의 연구들을 기초로 산출되었다: 수평 승수(Garg 등 1993; Snook과 Ciriello 1991), 수직 승수(Punnett 등 1987; Snook과 Ciriello 1991), 거리 승수(Gary 등 1978 ; Snook과 Ciriello 1991), 비대칭 승수(Garg와 Badger 1986 ; Garg and Banaag 1988), 빈도 승수(Garg 등, 1978), 손잡이(Garg와 Saxena 1980; Smith와 Jiang 1984).

1981과 1991년의 공식 비교

유사점

1981년과 1991년의 들기 공식은 생체역학, 작업 생리학, 정신 물리학, 의생태학의 영역에서 동시에 사용된다. 두가지 공식 모두 안전한 들기 작업을 결정하기 위하여 변수들의 수정이 가능하다. 또한 안전한 들기 작업은 두가지 들기 작업 공식을 공동으로 사용하여 추정이 가능하며, 이것은 들기 작업에 관계된 요소들 간의 조절된 상호 작용을 허용한다(예를 들면, 수평 거리, 들기 빈도). 또한 두 공식들은 모두 공학 또는 다른 도구들을 사용하여야 추정할 수 있는 허용 들기 스트레인 영역을 설정할 수 있다. 그림 9.3은 1991년 공식의 허용무게를 나타낸 그래프이다. 이것은 그림 9.1과 비교하여 분석할 수 있다(Putz-Anderson과 Waters 1991).

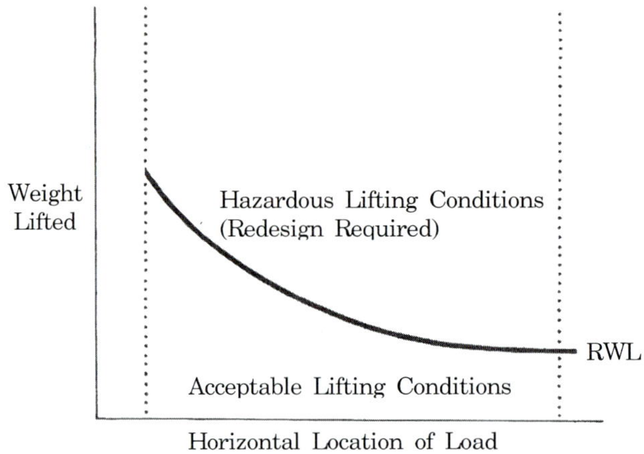

[그림 9.3] Weight lifted in relation to horizontal location of load during lifting (RWL=recommended weight limit.) (Reprinted from V Putz-Anderson, TR Waters. Revisions in the NIOSH Guide to Manual Lifting. Presented at the National Strategy for Occupational Musculoskeletal Injury Prevention : Implementation Issues and Research Needs. April 1991. Ann Arbor, MI.)

차이점

두 공식사이의 차이점은 표 9.1과 같다. 두 공식 사이에는 주목할 만한 두 가지 차이점이 있다. 첫 번째는 1991년 공식에 두 가지 추가적인 요소가 포함되어 있다는 점이다: 비대칭 요소와 상자의 손잡이 유무. 두 번째 차이는 1991년 공식이 RWL을 제공하는 반면, 1981년 공식은 AL과 MPL을 제공한다는 것이다.

1991년 공식 사용법

RWL = 51 lb × (10/H) × [1 − (0.0075 | V − 30 |)] × [0.82 + (1.8/D)] × (1 − 0.0032A) × (FM from table) × (CM from table) (U.S. customary)

RWL = 23 kg × (25/H) × [1 − (0.003 | V − 75 |)] × [0.82 + (4.5/D)] × (1 − 0.0032A) × (FM from table) × (CM from table) (Metric)

H는 발목의 중심점부터 손까지의 수평거리이다. 이것은 들기 작업 시작과 끝 지점에서의 물체를 잡은 손목의 중간점과 발목의 중간점을 이은 선의 길이이다(그림 9.2).

[표 9.1] Comparison of National Institute for Occupational Safety and Health Lifting Equations

Factor	Multiplier		
	1981 Equation	1991 Equation	
Load constant	90 lb	51 lb	
Horizontal	6/H	10/H	
Vertical	1 − (0.01 | V − 30 |)	1 − (0.0075 | V − 30 |)	
Distance	0.7 + 3/D	0.82 + 1.8/D	
Frequency	$1 - F/F_{max}$	From Table 9.2	
Asymmetry	−	1 − 0.0032A	
Coupling	−	From Table 9.3	

V는 손과 바닥까지의 수직거리이다. 들기 작업의 시작과 끝지점에서의 물체를 잡은 손과 바닥까지의 거리이다(그림 9.2).

D는 들기 작업의 시작과 끝지점까지 수직 이동 거리이다. 들기 작업의 시작점에서의 V와 끝지점에서 V를 연결하면 D(차이의 절대값)를 얻을 수 있다.

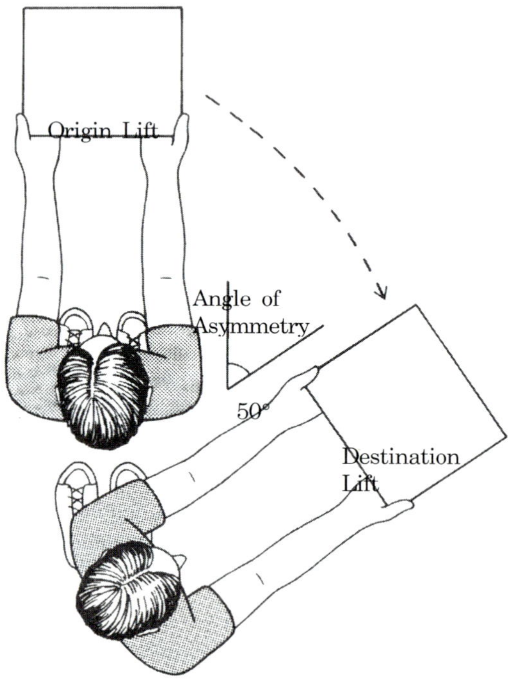

[그림 9.4] Overhead view of asymmetric lift.

A는 시상면을 기준으로 할 때 부하가 위치한 각도 즉, 비대칭 각도를 나타낸다. 피실험자는 들기 작업을 시작할 때 바닥으로 실을 매단 추를 떨어뜨린다. 이 추 끝에 분필을 매달면 바닥에 들기 작업의 목적지로 궤적을 나타낼 수 있다. 측정을 위해서 카드보드를 사용할 수도 있다. 관절각도계 또한 비대칭각도를 측정하기 위한 도구이다(그림 9.4). 비대칭 작업은 상해의 위험성을 증가시키므로 가능한 대칭 자세에서 작업이 수행되도록 설계할 필요가 있다.

FM은 빈도 승수로서 분당 평균적인 들어올리기 횟수를 의미하며, 시간과 횟수로서 정의된다. 들기 작업 시간은 단시간(short), 보통시간(moderate), 장시간(long)으로 구별된다.

나쁜 손잡이는 손잡이를 잡기 위해 과도한 노력을 기울여야 하며, 허용될 수 있는 물체의 무게가 감소한다. 왜냐하면 들기 작업은 동적이며, 손잡이의 상태에 따라서 작업의 성과가 달라질 수 있기 때문이다. 대체로 손잡이의 효과는 들기 작업의 전반에 걸쳐 영향을 미친다. 다음은 손잡이를 좋음, 보통, 나쁨으로 분류하여 각 각 그 조건을 설명한 것이다.

[표 9.2] Frequency Multipliers

Frequency (lifts/min)	Work Duration					
	≤8 Hours		≤2 Hours		≤1 Hour	
	V<30	V≥30	V<30	V≥30	V<30	V≥30
0.2	0.85	0.85	0.95	0.95	1.00	1.00
0.5	0.81	0.81	0.92	0.92	0.97	0.97
1	0.75	0.75	0.88	0.88	0.94	0.94
2	0.65	0.65	0.84	0.84	0.91	0.91
3	0.55	0.55	0.79	0.79	0.88	0.88
4	0.45	0.45	0.72	0.72	0.84	0.84
5	0.35	0.35	0.60	0.60	0.80	0.80
6	0.27	0.27	0.50	0.50	0.75	0.75
7	0.22	0.22	0.42	0.42	0.70	0.70
8	0.18	0.18	0.35	0.35	0.60	0.60
9	0	0.15	0.30	0.30	0.52	0.52
10	0	0.13	0.26	0.26	0.45	0.45
11	0	0	0	0.23	0.41	0.41
12	0	0	0	0.21	0.37	0.37
13	0	0	0	0	0	0.34
14	0	0	0	0	0	0.31
15	0	0	0	0	0	0.28
>15	0	0	0	0	0	0

[표 9.3] Coupling Multipliers

Coupling	V<30 in (75cm)	V≥30 in (75cm)
Good	1.00	1.00
Fair	0.85	1.00
Poor	0.90	0.90

V=vertical height

좋은(Good) 손잡이의 조건

- 손잡이의 지름은 0.75–1.50 in.(2–4 cm)이어야 하며, 길이는 4.5 in.(11cm) 이상이어야 한다. 그리고 상자와는 2 in.(5.4cm)의 틈새가 있고 둥글며, 부드럽고 미끄러지지 않은 재질의 것이어

야 한다.

- 상자에 홈을 판 손잡이는 3 in.(8cm)의 높이가 되어야 하며, 길이는 4.5 in.(11cm)인 타원형으로 부드럽고 손이 미끄러지지 않도록 하여야 한다. 상자의 두께는 최소한 0.43 in.(1 cm)이상이어야 한다.
- 상자 전면의 길이는 최소한 40cm가 되어야 하며, 높이는 12 in.(30cm)미만 이어야 한다. 그리고 부드럽고 표면이 미끄러지지 않은 재질의 것이어야 한다.
- 만약 상자에 부하가 없다면, 작업자는 손목의 편향 동작과 부자연스러운 자세, 그리고 과도한 힘의 수반 없이 대상물을 편안히 잡을 수 있어야 한다.

보통(Fair) 손잡이의 조건

- 상자의 외부에 부착된 손잡이 또는 홈이 파진 손잡이가 있어야 적어도 적당한 디자인이다.
- 어떤 종류의 손잡이도 없다면, 상자 아래에 손가락을 90도로 구부려 잡을 수 있다.

나쁜(Poor) 손잡이의 조건

- 상자의 전면이 16 in.(40 cm)보다 길고, 상자의 높이가 12 in.(30 cm)보다 높다. 거칠며 미끄러지기 쉽고 날카로운 손잡이와 무게가 어느 한쪽으로 치우치기 쉬우며 안정성이 부족하고 장갑의 사용이 요구된다.
- 외부에 부착된 손잡이와 홈이 파진 손잡이가 없다.

그림 9.5는 손잡이 승수를 분류한 것이다.

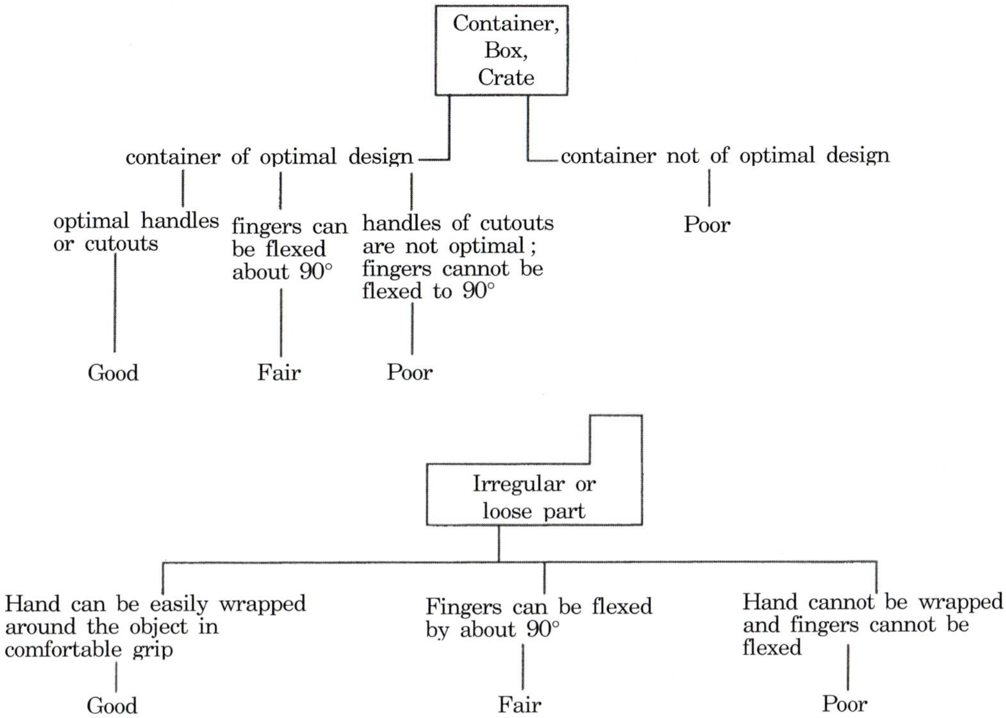

[그림 9.5] Classification of coupling multipliers.

1991년 들기 공식의 한계

1991년 들기 공식은 단지 아래의 조건에 해당하는 들기 작업에만 적용된다:

1. 작업 환경은 기온이 65°~80°F(18-27℃)이고, 습도가 50%를 넘지 않는다.

2. 다른 작업들은 많은 에너지가 필요 없다고 가정한다.

3. 두 손을 사용한 들기 작업이며 빠른 속도를 요구하지 않고 작업의 변동이 없다. 한 손을 사용한 들기 작업이나 앉거나 혹은 무릎을 구부려서 수행되는 들기 작업, 주의가 필요한 작업공간에서의 들기, 사람의 들기 혹은 손수레, 삽으로 수행하는 작업에는 적용하지 못한다.

4. 작업자와 바닥사이에는 부드럽고 마른 바닥과 가죽으로 만든 작업화의 깨끗한 밑창의 결합과 유사한 마찰력이 존재한다.

들기 지수(Lifting Index)

들기 지수는 수동 들기 작업의 과도한 노력으로 인해서 발생하는 위험성을 추정할 수 있다. 치료사가 작업자들과 정보를 나눌 때에는 단순한 숫자를 사용한 보고서 기록이 유용하다.

복잡한 수학적 공식과 계산은 작업자들을 혼란스럽게 하고 당황하게 할 뿐만 아니라 시간을 낭비하는 일이다. 들기 지수는 작업의 가혹도를 평가하는데 사용되며 다양한 인간공학적 문제들 가운데 우선적으로 해결하여야 할 내용을 찾아낼 수 있다. 또한 들기 지수는 단시간 들기 작업을 해결하기 위한 들기 지수를 사용하여 장시간 들기 작업의 문제에 초점을 맞출 수 있다. 예를 들어, 특정 작업의 들기 지수가 4이고, 단시간 작업의 들기 지수를 3으로 감소시킬 수 있다면 장시간 작업의 들기 지수는 1 또는 그 이하가 된다.

$$LI = L/RWL$$

L은 들기 작업을 위한 물체의 무게이며, RWL은 1991년 들기 공식을 통해 계산된 값이다. 만약 LI가 1보다 크다면 상해를 입을 위험이 높다는 것을 의미한다. 이는 작업을 위한 물체의 무게가 추천 한계를 넘었다는 것을 나타내기 때문이다. 반면 LI가 1보다 작다면 상해의 위험성이 작다.

사례연구 1.

작업 설명(Job Description)

헤롤드는 레스토랑에서 요리사와 주문을 받고 서빙을 하는 직무에 종사하고 있다. 그의 신장은 6 ft 4 in.(193cm)이고 가냘픈 체격이며 가족을 부양하고 있다. 몇 년 동안 산발성 요통을 앓고 있으며, 후천성 척추관 협착증으로 우측 다리에 쏘는 듯한 통증을 느끼고 있다. 손님이 가장 많은 점심시간에 반복적인 서빙 작업에서 가장 극심한 통증을 느꼈다. 카운터의 폭은 36 in.(91cm)이며, 음식을 접시에 담는 높이는 36 in.(91cm)이고, 서빙을 위해서 48 in.(122cm)의 높이에 있는 카운터로 옮겨야 한다. 접시에 음식이 가득 담겼을 경우 5 ib.(2.3kg)의 무게이며, 접시에 음식을 담은채로 카운터를 가로질러 미끄러지게 하는 행위는 허락되지 않는다.

작업 분석

1981년 들기 공식을 이용하면 다음과 같다.

$AL = 90 \times (6/H) \times [1 - (0.01 \mid V - 30 \mid)] \times [0.7 + (3/D)] \times [1-(F/Fmax)]$

H origin = 18 in.(46cm) ; V origin = 42 in.(107cm)

H destination = 30 in.(76cm) ; V destination = 50 in.(127cm)

D = 8 in.(20cm) ; F = four lifts per minute

Fmax = 18 (from Fmax table, NIOSH 1981)

$$AL(destination) = 90 \times (6/10) \times [1 - (0.01 \mid 50 - 30 \mid)] \times [0.7 + (3/8)] \times [1 - (4/18)]$$
$$= 90 \times 0.2 \times 0.8 \times 1.075 \times 0.78$$
$$= 12\ lb(5.4kg)$$

1991년 들기 공식을 적용하면 다음과 같다.

$$RWL(destination) = 51 \times (10/H) \times [1 - (0.0075 \mid V - 30 \mid)] \times [0.82 + (1.8/D)] \times (1 - 0.0032A) \times FM \times CM$$

H origin = 18 in.(46cm) ; V origin = 30 in.(76cm)

H destination = 30 in.(76cm) ; V destination = 50 in.(127cm)

D = 8 in.(20cm) ; A = 0

FM = 18 (from table ; using the criteria of four lifts per minute, duration of ≤ 1 hour, V ≥ 30 in.(76cm)

CM = 1.0 (from table ; using the criteria of good coupling and V ≥ 30 in.[76cm])

$$RWL = 51 \times (10/30) \times [1 - (0.00751 \mid 50 - 30 \mid)] \times [0.82 + (1.8/8)] \times 1 \times 0.84 \times 1$$
$$= 51 \times 0.33 \times 0.85 \times 1.045 \times 0.84$$
$$= 12.56\ lb(5.7kg)$$

토의

실제로 들어야 하는 물체의 무게는 2.3kg(5 lb)이며, 이는 1981년 공식에 의해 계산된 AL 5.4 kg(12 lb)보다 작고, 1991년의 공식에 의해 계산된 RWL 5.7 kg(12.56 lb)보다도 작다. 그러므로 명백하게도 위험요소는 음식이 담긴 접시를 들어 올리는 것 보다 헤롤드 자신에게 있다고 할 수 있다. 헤롤드와 같이 진단을 받는 사람들은 앞으로 굴곡하는 자세를 피하여야 한다. 이 사례는 작업장의 평가 요소에 대한 중요한 개념을 설명한다. NIOSH 공식은 단지 지침으로 사용하기 위하여 설계되었으며, 작업장 평가를 위해 고려하여야 할 요소를 위한 것이 아니다. 그러나 공식은 들기 작업을 작은 요소들로 나누는 방법을 제공한다. 1981년의 공식(LC=0.2)과 1991년의 공식(LC=0.33)을 비교하면 각 LC값에 큰 차이가 있다. 그림 9.6은 작업의 수평 도달 거리가 매우 중요함을 보여준다.

이 작업은 비대칭 작업이 없기 때문에 1981년의 공식으로 분석할 수 있다. 1991년 들기 공식을 사용할 때는 비대칭 승수와 손잡이 승수는 고려하지 않는다(A = 0 ; CM = 1). 이 작업에의 1981년 AL(12 lb[5.4kg])과 1991년의 RWL(12.56 lb[5.7kg])의 차이는 무시할만한 수준이다.

헤롤드는 레스토랑 종업원으로서의 직무를 성공적으로 수행할 수 없다. 그는 접시를 드는 작업을 위하여 척추를 안정시키는 방법과 신체의 역학적 개념에 대한 교육을 통하여 이득을 얻을 수 있다. 그러나 그는 패스트-푸드 작업의 모든 측면에서의 반복적인 움직임과 지속적으로 서 있는 자세를 견뎌낼 수 없었다. 그는 추운 레스토랑에서 따뜻한 서점 관리인으로 이직하였다. 그는 따뜻한 기온이 자신의 척추 질환에 도움이 된다는 사실을 알았다.

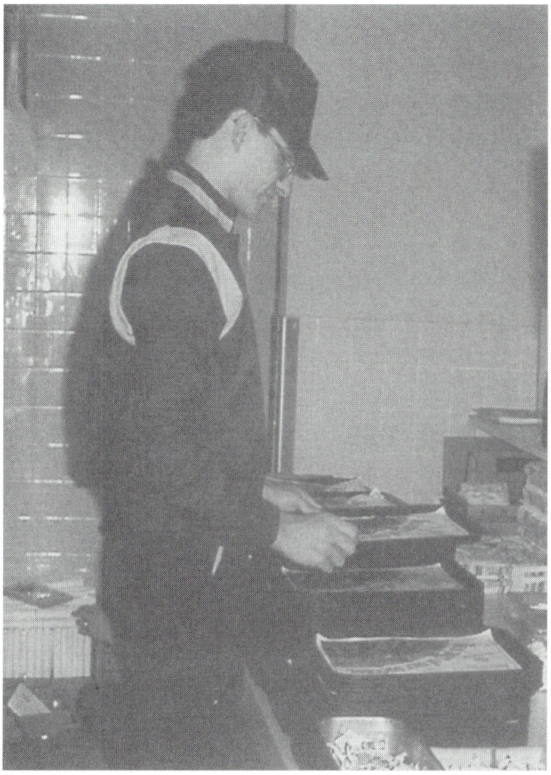

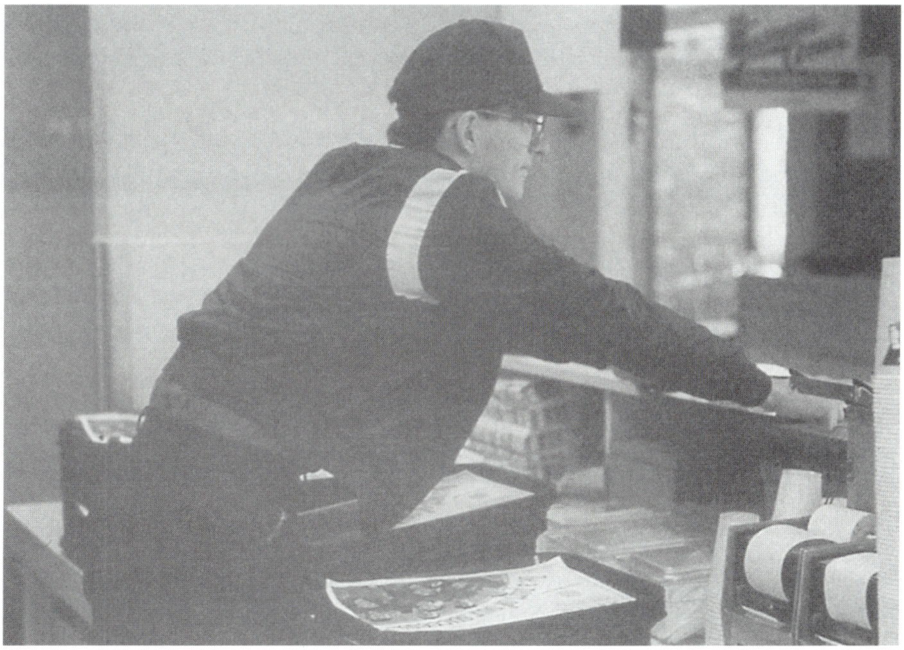

[그림 9.6] Fast food worker handing food tray to customer.

사례연구 2.

작업 설명

밥은 32세의 작업자로 대형 종합병원에서 근무하고 있다. 그가 작업과 관련하여 지속적인 요통을 호소한 후, 그의 직무인 린넨 서비스의 평가가 수행되었다. 그의 가장 필수적인 작업은 젖은 세탁물을 린넨 카트의 입구로 들어올리는 일이다. 이 작업에서 비대칭적 작업이 조사되었기 때문에 수정된 1991년의 NIOSH 들기 공식이 선택되었다(그림 9.7).

작업 분석

H origin = 20 in.(51 cm);V origin = 18 in.(46 cm)

H destination = 20 in.(51 cm) ; V destination = 52 in.(132 cm)

D = 34 in.(86 cm) ; A = 50 degrees

FM = 0.13 (from table ; frequency = 10 lifts per minute ; duration = 6 hours/day)

CM = 1.0 (good coupling)

린넨 백의 무게 = 30 lb(13.6 kg)

$$\begin{aligned} RWL(org) &= 51 \times (10/H) \times [1-(0.0075\,|V-30|)] \times [0.82+(1.8/D)] \times (1-0.0032A) \times FM \times CM \\ &= 51 \times (10/20) \times [1-(0.0075\,|52-30|)] \times [0.82+(1.8/34)] \times (1-0.0032\,|0|) \\ &\quad \times 0.13 \times 1 \\ &= 51 \times 0.5 \times 0.91 \times 0.87 \times 1 \times 0.13 \times 1 \\ &= 2.6\ lb(1.2\ kg) \end{aligned}$$

$$\begin{aligned} RWL(dest) &= 51 \times (10/H) \times [1-(0.0075\,|V-30|)] \times [0.82+(1.8/D)] \times (1-0.0032A) \times FM \times CM \\ &= 51 \times (10/20) \times [1-(0.0075\,|18-30|)] \times [0.82+(1.8/34)] \times (1-0.0032\,|50|) \\ &\quad \times 0.13 \times 1 \\ &= 51 \times 0.5 \times 0.84 \times 0.87 \times 0.84 \times 0.13 \\ &= 2\ lb(0.9\ kg) \end{aligned}$$

$LI(origin) = L/RWL = 30/2.6 = 11.5$

$LI(destination) = L/RWL = 30/2 = 15$

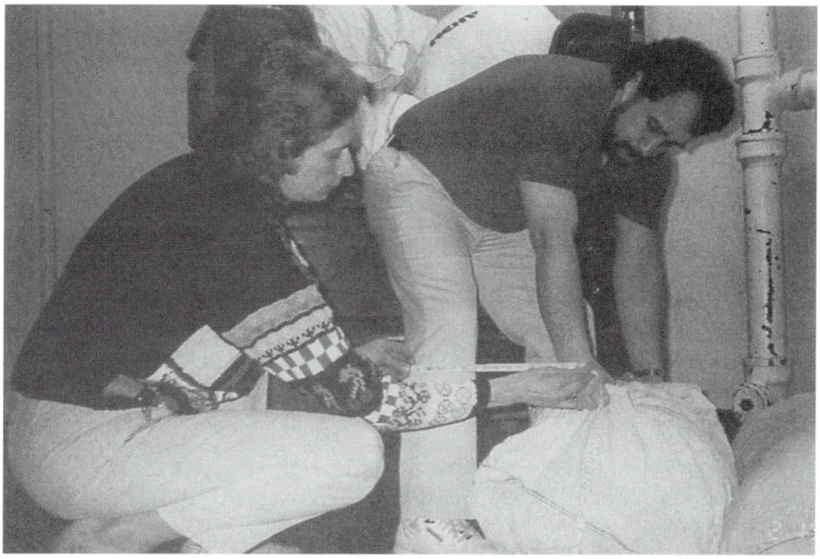

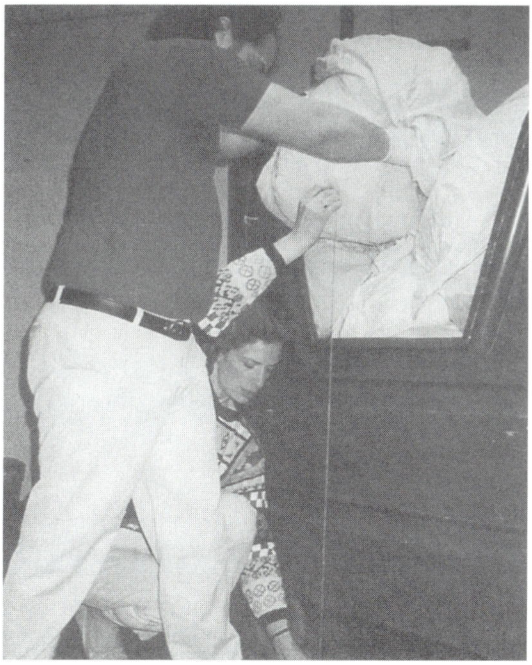

[그림 9.7] Hospital laundry worker performing asymmetric lift

토의

반복적인 들기 작업으로 들기 지수(LI)는 높게 나타났다. 이 작업에서 작업자는 RWL의 12-15배의 무게를 들어 올리는 것으로 나타났다. 작업 변수 분석에서 빈도 상수가 가장 LC를 감소시키는 것으로 나타났다. 한명의 작업자를 추가한다면 들기의 빈도는 낮아질 것이고, 들기 작업 사이에 휴식을 취할 수 있는 기회가 허용될 것이다. 수평 요소 0.5는 들기 지수를 감소시키며, 린넨 백을 신체에 밀착하여 들어 올린다면 들기 지수를 증가시킬 수 있다. 작업자는 백이 젖어 있으며, 때때로 피로 더럽혀져 있어 달갑지 않았다. 리넨 백을 보다 신체에 좀더 가까이 밀착시켜 작업할 수 있도록 몸 전체를 감쌀 수 있는 앞치마를 제공한다. 비대칭 변수는 신체의 역학적 요소를 고려하여 교육을 통해 제거하도록 한다. 몸을 비트는 행위는 이 작업에서 반드시 필요한 요소는 아니다.

압박 부하 계산을 위한 Bloswick의 측정법

두 개의 NIOSH 들기 공식은 척추에 가해지는 압박 부하를 측정하기 위한 것이 아니라 작업을 설계할 때에 작업자의 능력의 한계를 계산하기 위한 것이다. Bloswick의 공식은 무생물을 들어 올릴 경우에만 척추에 가해지는 압박 부하를 계산할 뿐만 아니라 다양한 대상물의 들기 작업을 행할 때에도 그 계산 영역을 확장 할 수 있다.

Bloswick(1993)은 미시간 대학에서 개발한 컴퓨터 생체역학 모델 프로그램을 단순화하여 분석에 이용하였다. 치료사들은 Bloswick의 공식이 척추에 가해지는 압박 부하를 추정할 수 있다는데 공감하였다. 만약 척추에 가해지는 압박 부하를 계산할 필요가 있다면 컴퓨터 생체역학 모델을 이용할 수 있을 것이다. NIOSH 공식과 마찬가지로 Bloswick의 공식 또한 작업 변수를 각 구성요소로 나누어 척추에 가해지는 압박 부하를 수학적으로 계산하는 것이다. 이 공식의 초점은 작업자 신체에 가해지는 무게의 영향과 척추에 가해지는 압박 부하, 그리고 반복과 손잡이의 효과는 강조하지 않는다. Bloswick은 젊고 건강한 작업자들을 위해 최대 안전 한계를 NIOSH 압박 부하의 한계인 770 lb 또는 3,400 N을 제시하였다. 그러나 이 한계는 나이가 많은 작업자나 손상에서 회복중인 자들에게는 비현실적일 수 있다.

이 공식의 적용을 위해서는 다음의 변수 값들을 작업장에서 측정하여야 한다:

BW = 작업자의 체중

L = 들어야 할 물체의 무게

HB = 물체와의 수평거리, 요부(lower back)에서 손까지의 거리로 측정되며 단위는 인치(inch)이다.

Cos(theta) = 수평축과 몸통 사이의 코사인 각도(그림 9.8)

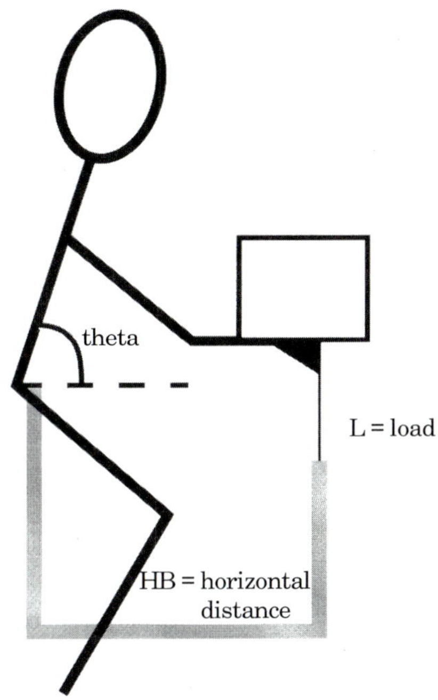

[그림 9.8] Bloswick estimate of back compressive force

몸통이 수직일 때 코사인 값 = 0

몸통을 1/4 굴곡한 경우 코사인 값 = 0.38

몸통을 1/2 굴곡한 경우 코사인 값 = 0.71

몸통을 3/4 굴곡한 경우 코사인 값 = 1

요추 압박 부하를 계산하기 위한 Bloswick의 계산법은 아래와 같다.

F = A + B + C

A = 3(BW) cos(theta) = 들기 작업을 진행하는 동안 작업자의 상체 무게를 지지하는 배부 근육의 반작용 힘

B = 0.5(L × HB) = 들기 작업을 위한 배부 근육의 힘과 물체가 작업자로부터 떨어져 있는 거리

C = 0.8[(BW/2 + L)] = 압박 부하의 분포와 상체의 무게

Bloswick의 공식을 사례 연구1에 적용하면 다음과 같다.

BW = 230 lb

L = 5 lb

HB = 30 in.

Cos(theta) = 0.71(torso bent 1/2)

F = A + B + C = 3[(BW)cos(theta)] + 0.5(L × HB) + 0.8[(BW)/2 + 1]

F = 3(230 × 0.71) + 0.5(5 × 30) + 0.8[230/2 + 5]

F = 489.9 + 75 + 96

F = 660. 9 lb (압박 부하)

압박 부하가 NIOSH의 추천치 770 lb보다 작다고 하더라도, 척추 질환을 앓고 있는 헤롤드에게는 부담이 될 수 있다. 작업의 각 부분에서 보듯이 수평 도달거리에 닿기 위해서는 상체의 굴곡이 필요하며, 이때 상체의 무게가 가장 현저한 요소로 작용한다.

결론

치료사들은 들기 작업으로 발생하는 손상의 원인을 잘 알고 있으며, 들기 작업의 평가를 통하여 개인적인 위험요소를 치료 프로그램에 활용하는 방법을 알고 있기 때문에 상해의 예방과 관리 활동을 병행하여야 한다. 모든 작업 상황을 고려한 들기 작업 교육 프로그램은 없으며 단지 특정한 기법만을 강조하는데, 이는 다수의 들기 작업에 있어서 가장 안전한 방법이기 때문이다.

1981년 NIOSH 공식보다 수정된 1991년 NIOSH 공식이 치료사들에 의해서 작업장의 평가에 주로

사용된다. 수정된 공식이 산업 현장의 작업장 평가에 예전의 공식보다 더욱 유용하기 때문이다. 공식이 단지 지침을 제공하고 작업의 한 부분만을 설명하는 것이기 때문에 치료사들은 공식의 결과에서 자신의 영역에서 필요한 부분만을 고려하여야 한다. NIOSH 들기 공식은 작업자의 자세와 작업 위치들을 주의 깊게 관찰할 수 있는 객관적인 평가 도구이다. NIOSH는 요부의 상해를 줄이기 위하여 공식을 적용하여 지침을 마련하기 전에, 조사를 통하여 유효성을 검증하도록 경고한다(Waters 등 1994). 치료사는 이러한 조사 활동을 수행하는데 있어 도움을 주어야 한다.

Bloswick의 공식은 물체를 들어 올리고 내리는데 있어서 중요한 몇몇 요소에 초점을 맞춤으로써 척추에 가해지는 압박 부하를 평가할 수 있다. 또한 그것은 환자의 이동 작업을 위하여 사용될 수 있다. Bloswick의 공식은 컴퓨터를 이용한 생체역학 모델로써 추정할 수 있으나 NIOSH 들기 공식과는 달리 정확한 결과를 제시하지 못할지도 모른다.

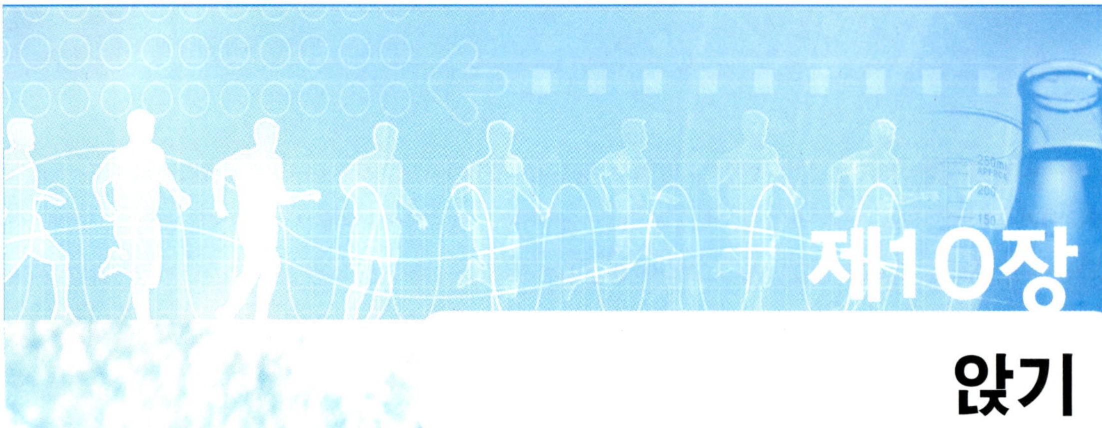

제10장 앉기

요약

사무실과 공장에서의 컴퓨터 사용이 증가함에 따라 업무는 다차원에서 일차원으로 진보하고 있으며, 장시간 앉아 있는 경우가 많이 늘어났다. 직장에서는 주로 앉아서 일하게 되었으며, 조잡하게 설계된 컴퓨터 워크스테이션으로 사용자는 등, 목, 어깨, 팔꿈치, 전완, 손목, 손, 발에 부상을 당할 수 있는 위험에 처함에 따라 직장에서 앉기는 매우 중요한 요소가 되었다. 산업 컨설턴트로 앉기에 관한 이슈를 상담하는 인체공학적 사무실 디자인에 관한 전문지식을 가진 치료사가 점차 증가하고 있다. 본 장에서는 앉기의 생체역학, 장시간 나쁜 자세로 앉아 있는 것과 관련된 위험, 인간공학적 좌석 디자인의 요소, 작업자에 맞는 워크스테이션 구성 방식, 앉아서 하는 작업에서의 주의점, 그리고 컴퓨터의 사용, 앉기-서기 자세, 무릎의자(kneeling chair), 요추지지(lumbar support) 등을 포함한 특별 고려사항에 관해 논의해 보기로 하겠다.

서 있을 때보다 앉아 있을 때 디스크에 가해지는 압력이 더 크다는 사실이 연구에 의해 밝혀졌다. X선 사진으로 보면 앉아 있을 때 골반이 후방경사 되어 요추가 편평해지고 생리적 만곡이 사라진다. 근전도계(EMG)는 앞으로 숙이거나 또는 뒤로 기대 있는 자세로 앉아 있을 때 체간 근육이 이완하며 최소한의 근육활동만으로도 체중을 균형있게 유지시켜 준다는 것을 보여주었다. 그러나 앞으로 숙인 자세로 앉아 있을 때가 디스크에 가하지는 압력이 가장 커진다. 나쁜 자세로 장시간 앉아 있게 되면 작업자의 신체에 나쁜 결과를 가져올 위험이 있다. 이상적인 인간공학적인 의자 디자인은 좌석 높이와 등 받침, 좌석 지지와 기울기를 바른 자세로 쉽게 조절해 준다. 높은 등 받침과 팔걸이, 발 지지대는 선택 요소이며 이들 요소의 필요성 여부는 용무의 필요에 부합하는지 여부를 분석한 후 결정하여야 한다. 안장형 의자(saddle chair), 무릎 의자(kneeling chair), 앉기-서기 워크스테이션 등을 포함한 매우 폭넓고 다양한 선택 사양이 있으며 요추지지, 쐐기, 등 슬링 등 보조 장치도 다양하게 있다. 이러한 선택 사양은 생산성 향상과 부상 위험을 감소시키며 바른 자세로 편안하게 일할 수 있게 하는데 초점을 맞추고 있다.

직업 이름에 관한 사전에 나와 있는 정의에 따르면 "앉아서 하는 일은 인간의 신체를 포함하여 물건을 들거나, 옮기거나, 밀고 당기거나 또는 움직이게 하기 위해 자주 또는 지속적으로 10 파운드 이상의 힘과 이외의 무시할 수 있는 힘을 사용하는 것이다. 앉아서 하는 일에서 대부분은 앉아 있지만 잠깐씩 걷거나 서 있기도 한다. 걷거나 서 있는 활동을 짧은 시간 동안만 가끔씩 하는 일은 모두 앉아서 하는 일의 기준을 만족한다." (미국 노동부 1991, P. 1013). 앉아서 하는 일은 다음의 특성으로 구성된다 : 시력, 반복 동작, 특히 전완 손의 정교한 조작, 4시간 이상 앉아 있기(Eastman Kodak 1983).

과거 다양한 활동을 요구하였던(작업 공간 안에서 움직이며 하던 일)일이 지금은 장시간 동안 앉아 있을 것을 요구하고 있다. 이러한 대비는 은행, 보험, 출판, 항공사 같은 곳에서 뚜렷하게 나타난다. 컴퓨터는 현재 거의 모든 작업 환경에서 사용되고 있으며, 작업자는 컴퓨터 단말기 앞에서 고정된 자세로 보다 많은 시간을 보내고 있다. 그러므로 의자의 중요성은 더욱 커지고 있다.

좌석에서의 고려사항

1940년대 연구가들은 앉기 자세의 효과에 대해 연구하기 시작하였다. 앉기는 골반의 좌골결절과 이를 둘러싸는 주변 연부조직에 체중이 실리는 자세라고 정의되어 왔다(Schoberth 1962). 앉아 있을 때, 대부분의 체중은 엉덩이와 등, 그리고 다리에 실리게 된다.

앉기의 생체역학을 충분히 이해하기 위해 해부학을 간단히 살펴보기로 하겠다. 경추, 흉추, 요추를 포함하여 33개의 척추가 천골과 꼬리뼈를 이루며 척추골을 구성한다. 서있을 때 등뼈는 3개의 자연스런 곡선을 만든다. (1) 목 곡선은 안으로 들어가고(척주전만), (2) 가슴 곡선은 밖으로 나오고 (척주후만), (3) 허리 곡선 안으로 들어간다(척주전만). 등뼈의 경추와 요추 부분은 흉부 척추골과 연동하여 움직인다. 추간원판(척추와 척추 사이에 있는 디스크)은 척추와 척추 사이에 있다. 추간원판은 척추 사이의 충격을 흡수하는 기능을 하며 척추골을 유연하게 해준다. 디스크는 단단하고 섬유질로 된 외벽으로 감싸여 있는 점성유체로 이루어졌다. 인대는 척추에 안정감을 주고 척추골의 앞과 뒤에 있다. 척추골을 따라 있는 근육은 자세를 유지시키고 몸통에 안정감을 준다. 척추가 보호하는 척수를 구성하는 신경은 말단에서 접수된 움직임과 감각 정보를 뇌에 전달하고 뇌의 명령을 말단에 전달한다. 혈액은 척추골을 따라 흐르지만 디스크에 제공되는 혈액은 제한된다.

천골은 특히 고정적이고 골반과 연결되어 움직이므로 골반의 움직임은 요추의 형태에 영향을 준다. 골반의 전방경사는 요추 전만을 증가시킴으로써 체간을 똑바른 자세로 유지시킨다. 골발의 후방경사는 요추를 편평하게 만들며, 때로는 척주 후만을 일으키기도 한다. X 선 실험을 통해, 앉은 자세에서 골반의 후방경사는 요추를 편편하게 함을 알 수 있었다(AKerblom 1948; Andersson 등1979; Burandt 1969; Carlsoo 1972;Keegan 1953 ; Rosemeyer 1972; Schoberth 1962; Umezawa 1971). 디스크에 가해지는 압력은 또한 선 자세에서 똑 바로 앉을 때와 구부정하게 앉을 때에는 엄청난 차이가 있음을 보여준다. Nachemson과 Elfstrom(1970), Andersson 과 Ortengren(1974)는 디스크 압력을 측정하는 방법을 개발하였고, 압력이 서 있을 때 보다 앉아 있을 때 더 크다는 사실을 알아내었다.

Nachemson과 Morris(1964)는 자세지지 없이 서 있을 때와 앉아 있을 때의 디스크 압력을 측정한 자료를 발표하였다. 서 있을 때 측정한 압력은 앉아 있을 때 보다 약 35% 적었다. 연구는 또한 증가된 디스크 압력은 디스크에 과부하가 가해졌다는 것과 보다 빠르게 마모가 진행됨을 의미한다고 하였다(Grandjean 1988).

디스크 압력은 등 받침이 있는 의자에 앉으면 감소하였고 특히, 등받침이 수직상태에서 110도 기울였을 때 가장 많이 감소하였다(Andersson과 Ortengren 1974). 등받침 기울기는 좌석과 등 받침 사이의 각도이다. 디스크 압력은 생리적인 요추 전만 상태로 서 있을 때보다 50-mm 요추 패드를 사용하여 110-120도 뒤로 기울여진 좌석에 앉아 있을 때에 더 낮았다(Andersson과 Ortengren 1974).

주로 근전도를 사용하여 서 있을 때와 앉아 있을 때 등 부위의 근육활동을 연구한다. Lundervold (1951a, 1951b, 1958), Floyd와 Roberts(1958)의 연구에서 등 지지대를 요추 부위에 설치했을 때가 흉추 부위에 설치했을 때 보다 근전도 활동이 줄었음을 발견하였다. 이는 요추 부위를 지지해 주는 것이 등 전체를 지지해 주는 것만큼 효과적이라고 한 Akerblom(1948)의 주장을 뒷받침한다. 이 연구는 직립한 자세로 앉을 때 디스크 압력은 감소하고 세 가지의 자연스런 척추곡선을 유지해 주며, 약간 구부리거나 구부정한 자세로 앉아 있을 때 주근육이 사용하는 에너지는 감소한다는 사실을 밝혀냈다.

Zacharokow(1988)는 올바른 앉기 자세를 위해 천골과 하위 흉추 부위를 지지해야 한다는 이론을 뒷받침하는 연구를 실시하였다. 흉추와 골반 사이의 적당한 축의 관계를 고관절 위의 상부체간을 곧게 세움으로써 회복시켜야 한다는 것이 앉아 있을 때의 천골-하위 흉추 지지의 이론적 근거가 된다. Zacharokow는 앉아 있는 것은 동적인 활동임을 지적하였다. 사람들은 좌골결절 위에 체중을 지지한 채 앉아 있게 되며, 이 자세는 골반의 잠김 위치가 된다. 천골지지가 없다면 골반이 전방경사되고, 천골이 후방으로 회전하면 요추가 편평해지거나 척추 후만이 초래된다. Zacharokow는 기울기 110-120도의 등받침에 요추 패드의 사용은 일을 할 때 작업대 표면으로부터 너무 멀어지게 한다고 주장하였다. 이를 보상하기 위해서 목과 상반신을 구부리게 되며 이는 이 부위의 스트레스를 증가시키게 된다. 이에 대해 많은 치료사들이 동의하고 있다. Zacharoko는 Zack Back Posture Chair라는 의자 시스템을 개발하여 이러한 문제를 해소하였다.

요추지지는 테이블에 밀착하여 일을 할 때는 효과가 없을 수 있다. Stewart와 McQuilton(1987)는 연구에서 골반 근육의 균형을 이룬 자세가 몸을 의자 베이스 뒤가 아닌 좌골결절 위에 놓이게 한다는 것(승마에서와 같이)을 발견하였다. 이렇게 균형잡힌 자세는 손 조작의 정확성을 더해 주며 요추의 생기적 만곡을 유지하는 데에도 도움이 된다.

경추와 어깨

시야 선은 머리와 목의 자세를 결정한다. 만약 일을 하는 작업면이 너무 낮거나 또는 컴퓨터 스크린이 사용자와 너무 떨어져 있다면 경부와 체간의 굴곡이 일어난다. 두부 전방자세가 되면 머리의 무게를 받쳐주기 위해 경부의 근육 활동이 증가하고 그 결과 근육의 피로가 증가한다. 컴퓨터 사용이 많아짐에 따라 목과 어깨의 통증을 호소하는 직장인들이 많아졌다. 이러한 부위의 통증을 요통만큼 일반적으로 호소하고 있다. 이 같은 손상과 관련된 진단에는 어깨와 경부 근육의 스트레인, 퇴행성 디스크, 과사용 증후군 등이 있다. 일본에서는 이러한 현상이 종종 타이피스트, 전화 교환원, 현금 출납원, 조립 공장 노동자 사이에서 나타나므로 이를 직업병으로 간주하고 있다(Grandjean 1988).

영상단말기(VDT) 사용자에 관한 연구에 따르면, 전완과 손의 소근육은 지속적인 동적 수축 상태에 있지만, 어깨와 경부의 근육은 자세지지를 위하여 정적 수축을 계속하게 된다. 장시간의 정적 수축은 상당한 피로를 가져온다. Onishi 등(1982)은 키보드 작업 중 승모근의 근전도 활동을 연구하여 활동이 이루어지는 동안 승모근에서의 정적 하중이 최대 수축 수준의 20~30%에 도달함을 발견하였다.

키보드는 기계와 사람을 연결하는 일차적 기기이므로 키보드를 칠 때의 바른 자세가 우선적으로 중요하다. 키보드의 높이는 승모근의 정적 부하와 직접적으로 관련된다. 키보드 사용자의 어깨 긴장은 또한 전완의 각도와 관련된다. Erdelyi 등(1988)은 전완의 각도가 최소 100도 일 때 승모근에 가해지는 정적 부하가 줄어든다는 것을 발견하였다. 적정하게 팔걸이를 조절해 줌으로써 목과 어깨 근육의 근활동을 감소시키는데 필요한 지지력을 제공할 수 있다. Andersson 등(1974)은 등받이 기울기가

110–120도 일 때, 요추와 경추, 그리고 흉추 부위의 근전도 활동이 줄어든다는 것을 발견하였다.

적정한 작업면의 높이는 중요하다. 만약 작업면이 너무 높다면, 주관절이 굴곡되고 견관절은 외전 및 거상된다. 이는 어깨 관절에 스트레스가 가해지고 목과 어깨 근육의 피로를 증가시킨다. 바람직한 자세는 15–20도 이하의 견괄절 외전 및 25도 이하의 견관절 굴곡 자세로 작업하는 것이다(Engdahl 1978).

다리

다리는 하루 작업 동안 크기가 4%까지 팽창한다(Winkel 1978, 1981). 의자의 높이가 너무 높거나 좌석이 너무 깊은 것은 대퇴와 무릎 뒤에 압력이 가해주며 좌골신경을 압박할 수 있다. 그럼으로써 다리와 발목, 그리고 발이 붓게 된다. 의자가 너무 높으면 바닥 위에 발을 놓이게 하기 위해 작업자가 앞으로 기울이게 된다. 결과적으로 좌석의 뒷부분은 사용되지 않으며 사용자는 지지되지 않은 자세로 앉게 된다. 너무 낮은 의자는 골반의 후방경사 및 요추를 편평하게 만들 뿐만 아니라 횡격막 호흡을 감소시켜 에너지를 감소시킨다.

이러한 문제점을 피할 수 있는 가장 좋은 방법은 발이 바닥 또는 발판에 놓일 수 있게 의자의 높이를 조절하는 것이다. 좌석의 끝과 무릎 뒤 사이의 공간은 2.5cm(1인치) 정도 떨어져 있어야 한다. 작업자는 자주 휴식을 취함으로써 발의 부종을 방지할 수 있다. 매 15분마다 일어나 움직임으로써 부종을 2.3%까지 감소시킬 수 있다(Winkel 1978, 1981).

앉기의 인체공학

장시간 앉아 있는 사람은 다음의 이유로 인해 등 요통이 발생할 수 있다.

- 시간이 지남에 따라 인대가 긴장하고 근육이 스트레칭되어 요통을 일으킨다.
- 성인의 약 60%가 일생에 최소 한 번 이상 요통을 경험한다. 가장 일반적 원인은 디스크 장애이다(Grandjean 1988).
- 요추가 편평해진 자세로 앉아 있으면 디스크 탈출이 발생할 수 있다.

치료사는 산업 관리자에게 비록 서 있을 때에 비해 앉아 있을 때 작업자의 고관절, 무릎, 발목과 발에 요구되는 정적 근육활동이 줄어들지만, 앉아 있을 때 등, 특히 요부에는 더 큰 긴장이 가해진다는 것을 인식시키고 강조해야 한다. 또한 올바른 앉기 자세를 권장하고 좋은 자세의 장점을 강조해야 한다. 좋은 자세는

- 과신장을 방지하기 위해 인대의 스트레인을 줄인다.
- 근육 불균형을 일으키는 근육 긴장과 등 근육의 과신장을 줄인다.
- 디스크 내부의 압력을 줄인다.
- 흉추와 경추, 그리고 견갑대에 가해지는 스트레스를 줄임으로써 전반적인 운동학적 연쇄에 따라 건강한 척추를 만들 수 있다.
- 근육에 역학적 장점을 부여하여 효과적인 근육 작용을 할 수 있게 하고 피로를 줄여준다. 사지가 작업을 수행하는 동안 자세유지 근육은 척추와 흉곽을 지지하는데 사용된다.
- 상반신을 굴곡시키지 않으므로 작업자가 어깨 높이와 머리 위로 팔을 뻗을 때, 상지의 관절운동 범위를 더 크게 할 수 있다.
- 흉골과 골반 사이의 수직거리가 더 커지기 때문에 효과적인 횡경막 호흡을 돕는다.
- 효과적으로 호흡을 하여 생체기관(뇌를 포함한)에 산소공급을 원활히 하여 생산성을 증대하고 피로를 감소시킨다.
- 적정한 좌석의 기울기와 깊이로 하지의 순환을 향상시킨다.
- 긍정적인 자아 이미지를 도모한다.

치료사는 앉기의 생체역학을 충분히 이해하여 산업 관리자에게 올바른 워크스테이션을 설계하도록 도와야한다. 치료사는 작업자가 하는 일의 형태에 대해 바르게 알아야 한다. 예를 들면, 책상에서 글을 쓰는 일과 컴퓨터에 데이터를 입력하는 일은 서로 다른 해결책이 요구된다. 작업자의 체형 차이와 의자에 앉는 습관과 움직임의 차이 역시 고려해야 한다. 이러한 요소들이 의자와 그 부속 장치의 선택에 영향을 준다.

대부분의 사무실과 산업용 의자의 구성요소는 다음과 같다.

- 좌석(너비와 깊이)

- 등받침
- 좌석의 높이
- 의자다리(캐스터가 달린 또는 달리지 않은)
- 등받이의 전후방 기울기 조정 장치
- 팔걸이 과/또는 발판 (선택사양)

사무실 또는 산업용 의자의 일반적 문제점

- 등받침이 쉽게 조절되지 않으며 등의 하부를 적정하게 지지해 줄 수 있는 조절 범위가 제한되어 있다. 종종 산업용 의자는 패딩이 없는 경우가 있어 작업자는 날카로운 가장자리가 그대로 노출된 의자에 앉는다.
- 의자 높이를 조절할 때 좌석을 시계 방향으로 돌려 올리거나 반대 방향으로 돌려 낮춘다. 이를 위해서는 작업자가 의자에서 일어나야 한다.
- 기울기 조절 손잡이는 좌석 아래 또는 뒤에 있기 때문에 닿기가 힘들다. 대부분의 작업자는 이 장치의 목적에 익숙하지 않고 잘 사용하지 않는다.
- 팔걸이가 있는 의자의 경우 종종 팔걸이가 너무 넓거나 또는 높이가 너무 낮거나 높게 위치해 있다. 팔걸이가 너무 높이 있는 경우 작업대 아래로 의자를 위치시킬 수 없기 때문에 작업자는 의자의 전방에 걸터 앉게 된다. 결과적으로 팔걸이는 일하는 동안 사용되지 않으며 작업자의 자세를 지지해 주지 않는다.
- 키가 작은 사람은 좌석이 너무 깊기 때문에 발이 지면에서 떨어지거나 등받침에 등을 지지할 수 없게 된다.

바른 인체공학적 의자 디자인

인체공학적인 바른 의자를 선택할 때 가장 중요한 요소는 조절할 수 있는 기능이다. 앉아 있는 상태에서 조절을 쉽게 할 수 있어야 한다. 구매자는 어떤 제조사는 기업에 의해 좌석의 높이가 조절되는 것만으로도 쉽게 "인체공학적"이라고 선전한다는 것을 알아야 한다. 이러한 의자는 다른 면에서는 인체공학적인 바른 의자로서의 기준을 만족하지 않는다. 인체공학적이라고 라벨을 받고 미국 국립표준학회/인간요소 사회의 표준을 만족시킨 의자일지라도 모든 사람을 편안하게 해 줄 수는 없다. 이러한 표준은 인체측정학 데이터에 따라 인구의 5에서 95번째 까지(최소에서 최대)의 백분율에 속하므로 그러한 표준은 최소한이며 인구의 10%에게도 적용되지 않는다. 그러므로 동일한 의자를 구입하려 한다면 여러 크기(한가지 크기 이상)로 나오는 의자를 선택하여야 한다.

의자 디자인과 관련한 인체측정학 데이터를 토대로 여러 추천서가 출판되었다(크기, 등받침, 의자 높이 조절 기능)(Chaffin과 Andersson 1984;Eastman Kodak 1983, 1986). 데이터는 인구의 개인적 신체 크기가 다르므로 나라마다 다르다.

인체공학적 의자를 말할 때 사용하는 Dynamic(역동적) 이란 용어는 전후방으로 기울어지는 기능을 가지고 등받침이 쉽게 조절되는 의자를 뜻한다. 이러한 필수 조건을 넘어 의자는 매우 다양하다. 어떤 것은 좌석과 등받침 기울기 장치가 하나의 단위로 "역동적"으로 앞으로 기울여지며 또 어떤 것은 좌석이 기울기 장치와 함께 등받침 기울기 장치가 조절된다. 또 어떤 것은 좌석과 등방침이 서로 독립적으로 조절된다. 어떤 의자는 정적인 자세 장치를 이용하여 사용자가 자신이 선호하는 자세로 고정할 수 있게 하며, 어떤 것은 자유 유동 디자인(다이나믹 모션)으로 되어 있어 사용자의 움직임과 함께 계속적으로 움직여지기도 한다. 앉아 있을 때 하는 일의 성격, 사용자의 개인 습관, 사용자의 취향이 반드시 고려되어야 한다. 사람들은 일에 따라 다른 자세를 취한다. 그러므로 인체공학적 의자는 다양한 일을 편안하게 할 수 있어야 한다.

대부분 회사의 예산 구분에서 의자는 자본 설비에 해당된다. 인체공학적으로 바른 사무실 또는 산업용 의자의 1개 당 비용은 약 1,200 달러에 이른다. 하지만 기압에 의한 의자 높이 조절, 등받침 조절, 좌석의 기울기가 가능한 의자는 약 250 달러이다. 비용은 조절 기능의 수와 천의 선택에 따라 달라진다. 치료사는 다양한 사무실 또는 산업용 의자를 병원 또는 사무실에 가져다 놓고 작업자에게 앉아 보게 하여 그 반응을 연구해 볼 수 있다.

바른 자세를 유지해주는 의자에 익숙해질 때까지는 일정 시간이 지나야 하며, 특히 바르지 않은 자세로 오랜 시간 지내왔던 사람의 경우에는 시간이 더 필요하다.

치료사는 경영자, 감독관, 대리점, 종업원들에게 새로운 의자를 선택할 때 평가해야 하는 고려 조건을 알려주어야 한다. 평가와 선택의 과정에 경영자가 적극적으로 개입, 작업장에서 바른 의자가 사용될 수 있게 해야 한다. 인체공학적으로 바르게 디자인하기 위해서는 다음의 요건에 의거하여야 한다.

- 좌석의 높이는 공기압으로 쉽게 조절할 수 있어야 한다.

- 등받침은 쉽게 조절할 수 있어 요추를 수직(높이), 수평(전후방)으로 지지해 주어야 하며, 가늘게 디자인되어 등을 돌릴 경우 팔 또는 가슴이 등 받침에 부딪치지 않게 한다.
- 좌석은 등받침과 별도로 전후방으로 기울여 질 수 있어야 한다. 이 기능은 섬세한 세부 작업 또는 사무실 작업을 할 때 유용하다.
- 좌석 가장 자리는 곡선으로 되어 무릎 뒤에 가해지는 압력을 감소시켜야 한다.
- 엉덩이가 편안하게 의자 뒤와 좌석 사이에 충분한 공간을 확보한다.
- 조절이 되는 팔걸이(선택적)는 작업대 아래에 놓일 수 있을 정도로 작고 낮아야 하며, 작업자가 작업대에 가깝게 다가가 일할 때 등을 지지해 주어야 한다.
- 베이스는 5족으로 되어 의자가 뒤집어 지는 것을 방지한다.
- 앉은 채 한 손으로 쉽게 이들 기능을 조작할 수 있어야 한다.
- 커버 직물은 편안해야 하고 더운 날 열전도를 감소시키고 추운 날엔 정전기를 감소시키며 자극에 강하고 쉽게 세탁할 수 있는 것이어야 한다.
- 맞춤 의자의 특징과 조절에 익숙해 질 수 있도록 교육을 제공하여야 한다.

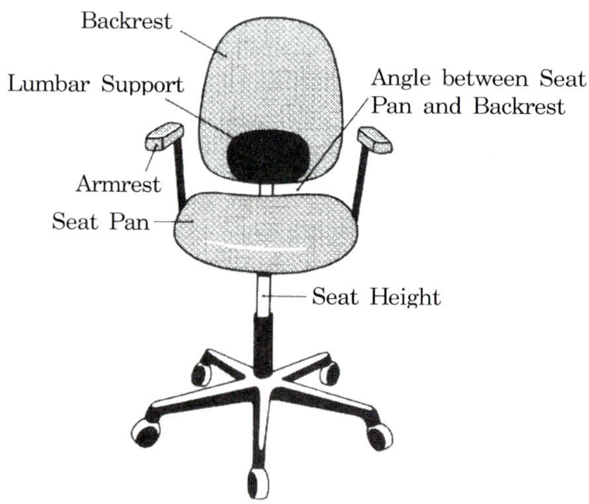

[그림 10.1] Ergonomic design guidelines for a chair (* Measured relative to chair seat.)

의자 평가는 고용주와 종업원이 다양한 의자를 평가하는데 도움을 준다. 그러한 평가의 한 예는 부록 10.1에 나와 있다. 인간공학적으로 바르게 의자를 디자인하기 위한 가이드라인은 그림 10.1에 자세히 나와 있다.

인간공학적 의자는 다른 모든 인간공학적 기기들과 마찬가지로 사용자에게 적절하게 맞지 않는다면 효과가 없다. 적절하게 의자 또는 기기를 맞추어 사용할 수 있도록 사용자를 교육시켜야 한다. 산업 분야에서 자문을 해주고 있는 치료사의 가장 훌륭한 역할은 구매과, 경영자, 대표이사에게 조절 가능한 기기를 구입하고 사용법에 대한 교육이 의료비용을 절약할 수 있다는 사실을 설득시키는 것이다.

작업대 높이

"데스크 탑을 어느 높이로 하는 것이 적절한가?"라는 질문을 자주 한다. 이 질문은 새로운 워크스테이션 설계 시에 아주 중요하다. 작업대의 높이를 추천하는 것과 관련된 정보는 Eastman Kodak(1983)에서 제공한다.

추천사항에 대한 내용은 그림 10.2에 자세히 나와 있다. 대부분의 경우 워크스테이션은 고정되어 있고 책상은 영구적 또는 카운트 탑이며 선반은 빌트-인 시스템이다. 이러한 상황에서 의자는 작업자와 워크스테이션의 관계를 조절할 수 있는 가장 유동적이며 중요한 요소가 된다. 작업 높이는 수행하는 일의 성격에 따라 좌우된다. 쓰는 일 또는 간단한 조립과 같은 작업은 팔꿈치 높이에서 가장 쉽게 할 수 있다. 만약 일이 소근육이 사용되는 정교하고 시각적 정확성이 요구되는 일이라면, 작업대를 높여 눈에 가깝게 가져다주는 것이 필요하다(Eastman Kodak 1983).

워크스테이션의 레이아웃 역시 중요하게 고려할 사항이다. 워크스테이션에 있는 아이템은 편안하게 뻗어 닿을 수 있는 거리에 놓여야 한다. 아이템 배치를 위한 좋은 법칙은 팔 길이 또는 양 팔의 반지름 내에 물체를 놓는 것이다. 그러므로 전화기, 메모판, 컴퓨터, 키보드, 계산기, 관련 자료, 파일과 같이 자주 사용하는 아이템은 근접하게 위치시켜야 한다. 머리 위에 선반을 설치하거나 또는 파일 캐비닛을 마련해 어지럽게 널려 있지 않게 한다.

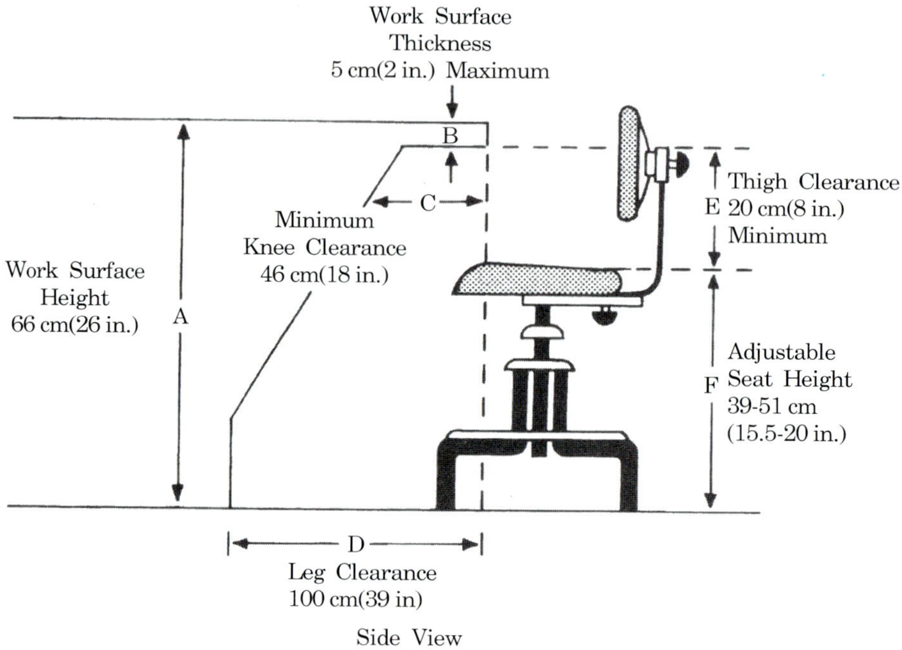

[그림 10.2] Recommended dimensions for a seated workstation without a footrest. (Reprinted courtesy of Eastman Kodak Company)

팔걸이

팔걸이는 조립 또는 수리 작업에서와 같이 팔을 몸 밖으로 걸쳐 놓아야 하고, 일하는 동안 많이 움직이지 않는 작업에서 필요하다(Eastman Kodak 1983). 근전도 연구를 통해 팔걸이 지지대를 사용할 때 승모근 활동이 줄어들었음을 알 수 있다.

디스크 압력 역시 팔걸이를 사용할 때 줄어들었으며, 좌석과 등받이의 기울기가 너무 크지 않게 해준다(Andersson과 Ortengren 1974).

조절할 수 없는 팔걸이는 흔히 평균 크기의 사람에게 너무 넓으며 긴 팔을 가진 사람에게는 너무 높아 어깨가 거상된다. 팔걸이는 작업대 앞 가까이에 있어야 하며 수동적으로 재조절할 필요없이 경사져 있고 가장 자리는 쿠션으로 처리되어야 한다.

재봉일을 장기간 앉아서 하는 섬유산업 작업자를 위해 상지를 지지할 수 있는 특별 설계된 팔걸이가 연구되었다. 컴퓨터 작업자는 상완을 지지해주는 주관절 및 전완지지대를 사용하여 손목과 손을 자유롭게 움직이며 작업할 수 있다.

발판

작업자의 신장이 다양하기 때문에 워크스테이션 디자인시 조절할 수 있는 발판이 필요하다. 발판은 고정용 또는 이동용, 수평, 플랫폼식, 기울어진 발판 등 다양한 모양으로 나온다. 발고리가 있는 의자는 고리가 종종 바닥에 너무 가깝게 있고 고정되어 있기 때문에 만족스럽지 않을 수 있다. 키가 작은 사람이 의자를 높게 하고 앉아야 할 때 발고리가 안 닿게 될 수 있다. 어떤 의자는 발고리가 의자와 함께 움직여 조절할 수 있게 나오기도 했으며 또 다른 의자는 발고리와 의자가 서로 독립적으로 따로 조절할 수 있게 나왔다. 이동식 발판은 양 발을 모두 지지할 수 있을 정도로 커야 한다. 30cm×41 cm (12in.×16in) 크기와 25~30도 기울기의 미끄러지지 않는 면을 가진 발판이 추천된다(Roebuck 등 1975).

발판이 워크스테이션 빌트-인이라면 깊이 30cm 좌석의 너비에 어디서나 닿을 수 있는 너비여야 한다. 워크스테이션 빌트-인 발판의 보드는 5cm(2인치) 이상으로 다양해야 한다(책 선반과 같이) (Eastman Kodak 1983). 이 추천 사항에 대한 내용은 그림 10.3에 나와 있다.

다양한 종류의 발판이 가능하며 그 종류는 사무용 또는 산업용 자재 카다로그에서 찾아 볼 수 있다. 전화번호부 또는 나무토막으로 만든 발판으로 경제적인 발판을 마련할 수 있다. 작업자들은 종종 발판을 보며 곧게 앉아야 함을 상기하게 된다고 말하곤 한다.

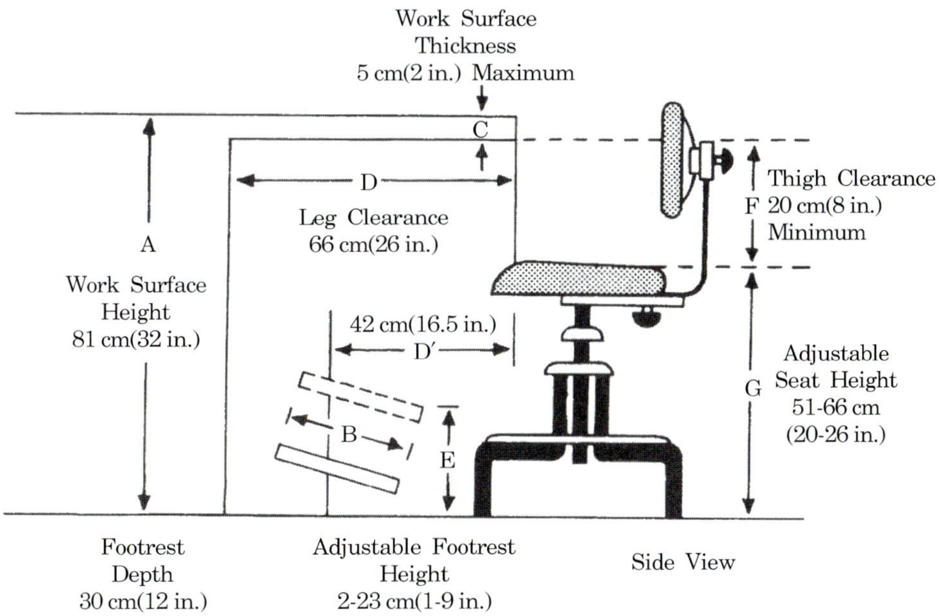

[그림 10.3] Recommended dimensions for a seated workstation with a footrest. (Reprinted courtesy of Eastman Kodak Company.)

특별 고려사항 : 앉기 자세의 작업자들을 위한 워크스테이션 디자인

컴퓨터 사용자

적절하지 않게 설계된 컴퓨터 워크스테이션은 요통뿐만 아니라 목, 어깨, 전완, 손목, 손, 다리의 손상을 야기할 수 있다. 또한 시력의 문제도 많이 보고되었다.

인간공학적 의자는 사무실에서의 문제를 해결하는 일차적인 수단이 되어 왔다. 그러므로 잘 맞지 않는 의자는 워크스테이션의 다른 모든 부분에 영향을 주며, 이들 부분에 대한 평가는 의자에 대한 평가가 선행되고 난 다음에 해야 한다. 고용주는 더 좋은 품질, 사용자에게 맞는, 조절할 수 있는 의자에 투자하는 것이 직장 환경을 개선하는 첫 번째 단계임을 인지하여야 한다.

오늘날 대부분의 사무실에서는 모듈 방식의 워크스테이션과 컴퓨터 스탠드를 사용한다. 높이 조절이 가능하고 기울어진 데스크 탑 책상과 인간공학적 의자가 편안하며 생산성을 향상시킨다는 연구 결과가 있다.

Hunting과 Grandjeam(1976)은 사무실 의자에 대한 연구를 실시하였다. 그들은 3가지 의자 (1) 등받침이 높고 경사시킬 수 있는 의자, (2) 비슷한 모델이지만 좌석이 고정된 의자, (3) 조절 가능한 전통적인 의자지만 등받이가 낮은 것을 서로 비교하였다. 2주 동안 각각의 의자를 사용한 후 사무실 작업자들은 등받침이 높은 첫 번째와 두 번째 의자를 선호하였다. 등 받침이 높은 의자는 몸을 뒤로 기댈 수 있고 체중을 지지해 준다. 상하 움직이는 기능은 대부분의 사용자들이 일단 편안한 위치를 찾게 되면 그 위치에 고정하고 싶어 하기 때문에 희망하는 기능이 아니라는 것이 밝혀졌다. 이 연구는 등받침의 경사가 디스크 압력과 근육의 긴장을 줄여준다는 연구 결과를 지지해 주고 있다. 예를 들면, 여러 시간 운전을 할 때 곧게 앉은 자세보다는 약간 뒤로 기댄 상태가 피로를 줄일 수 있다.

작업자와 워크스테이션을 잘 맞추는 방법

작업자와 워크스테이션을 잘 맞추기 위해 사용하는 가장 최선이며 손쉬운 방법은 자신의 몸과 기계(컴퓨터, 키보드, 터미널)와의 관계에 대해 작업자가 느끼는 운동감각적 또는 촉각적 접근 방법이다. 작업자는 바른 앉기 자세를 하고 있다고 가정한다. 고관절, 슬관절, 족관절은 90도이고, 발을 바닥에 딱 붙이고, 견갑대는 골반대 위에 있으며 머리는 어깨 위에 놓여 3개의 자연스런 척추만곡이 이루어지게 한다. 그 다음 작업자는 등 받침을 조절하거나 요추 쿠션, 타올 롤 또는 좌석 쐐기를 사용하여

적절하게 요천추 부위를 지지한다. 작업자와 스크린 사이의 거리는 머리 위치를 결정한다. 인간공학에서는 시야 거리로 51~76cm (20-30인치)를 권장한다(Pinsky 1987). 팔은 쉽게 관련 지점에 닿을 수 있어야 한다.

어깨 근육의 피로를 줄이기 위해 팔걸이 또는 손목지지대를 사용할 것을 추천한다. 스크린에 부착된 문서 홀더는 목을 구부리고 펴기를 반복하지 않고 눈을 옆으로 응시하며 작업을 할 수 있게 해준다. 발판은 키 작은 작업자의 발을 지지해 주거나 또는 장시간 앉아 있는 동안 발의 위치에 변화를 줄 때 이용된다. 어깨를 편안하게 이완시키며 25도 이하로 굴곡시키고, 20-25 이하로 외전시킨다. 주관절은 양 옆에 편안하게 놓인 상태로 90-100정도 굴곡한다. 전완과 손목은 중립 자세로 놓고 손가락과 엄지는 편안하게 굴곡한다.

빛과 기후 조절, 환기, 작업 공간 레이아웃, 저장 장소, 쉬는 시간, 컴퓨터 작업자의 건강과 안전 등이 사무실 분석에서 고려하여야 할 그 다음 중요한 요소들이다(7장 참조.)

다양한 교육훈련 기회를 제공하여 사용상 준수사항을 인지시킨다. 교육 내용에는 간단한 척추 해부에 관한 내용(디스크에 가해지는 압력 등), 바른 앉기 자세의 중요성, 앉아 있는 동안 구부리거나 몸을 비트는 것을 삼가는 등의 인체역학적 교정, 등, 목, 어깨, 손목, 손, 다리의 손상 메커니즘 등이 포함된다.

치료사는 개인 습관과 함께 작업 흐름 및 작업 방식 등을 고려하여 추천할 기기를 선정한다. 예를 들면, 작업자가 정보를 얻기 위해 컴퓨터를 사용하고 그 정보를 손으로 장부에 옮겨 적으며 가끔씩 계산기를 사용한다고 할 때, 사용되는 의자의 필수조건은 계속해서 키보드 작업만 하는 정보 프로세서의 의자의 필수조건과는 다를 것이다. 첫 번째 일에서는 팔걸이 또는 손목지지대가 워크스테이션에 있을 필요가 없으나 두 번째 일에서는 두 가지 중 하나 또는 모두가 유용하게 쓰인다. 작업자의 체형과 크기도 모두 다양하다. 의자의 선택과 사용시 사용자에게 가장 최선인 선택 사양을 추가로 마련하며, 선택 사양에는 헤드세트, 주관절 지지대, 팔걸이, 경사 보드, 분리형 키보드, 손목지지대, 발판, 눈부심 방지 스크린, 스크린 후드 등이 있다.

앉기-서기 자세

시트-스탠드 워크스테이션은 반복적으로 41cm(16인치) 이상 앞으로 향해 다가가거나 또는 15cm(6인치) 이상 위로 뻗으면서 하는 작업에서 사용한다(Eastman Kodak 1983.) 좌석이 전방으로 경사진 매우 높은 의자가 반 앉은 자세를 위해 사용될 수 있다. 이 자세는 움직임이 필요하고 손을 뻗는 일에서 요추 전만을 형성한 상태에서 체간을 지지해 준다. 이런 종류의 의자를 사용할 경우 대부분의 체중은 엉덩이와 다리에 실린다. 그래픽 디자인과 설계도면 작업과 같은 비교적 넓은 작업대를 차지하는 일에서는 시트-스탠드 워크스테이션의 사용을 고려해 볼 만하다.

컴퓨터 작업은 일반적으로 앉아서 행해졌다. 컴퓨터 단말기 앞에서 장시간 앉아 일하는 것은 비교적 인간공학적 요소들이 많이 도입된 사무실에서 행해진다. 하지만 시트-스탠드 워크스테이션이 점차 일반화되고 있는 추세이다. 단순히 버튼 또는 스위치를 누름으로써 앉은 위치에서 선 위치로 변화시킬 수 있다. 제조사는 5퍼센트 여성용 시트형에서 95퍼센트 남성용 스탠드형 까지 사용자의 크기를 고려한 제품을 생산하고 있다고 선전하고 있다. 물론 이 같은 조절 가능한 워크스테이션은 비용이 많이 든다.

무릎의자

노르웨이에서 유래한 밸란스 의자는 반 앉기, 반 정도 무릎을 구부리는 자세로 앉는 의자 중 가장 유명하다. 앞으로 기울어지는 좌석과 무릎 지지대로 구성되어 있다. 이러한 설계는 고관절의 각도를 더 넓게 해주고 3개의 자연스런 척추만곡을 유지해 주며 따라서 생리적인 요추 전만을 보전해 준다. 그러나 Krueger(1984)의 연구에서 무릎과 하퇴에 가해지는 무게가 너무 커져 앉아 있기가 고통스럽다는 것이 드러났다. 작업대의 높이가 중요한 요소가 되었다. 사무실에서는 일반적으로 작업자들이 무릎의자에 교대로 앉아 각 작업자 마다 2시간 이상 초과되지 않게 사용시간을 제한한다. 이는 바닥에 앉아 일해야만 하는 사람들에게 자세 변화를 가능하게 해준다.

요추지지, 쐐기, 백 슬링(Back Sling)

요추지지를 위한 다양한 제품이 가능하며 작고 둥그런 타원형 모양의 베개부터 요부와 측면 지지대(예를 들면, obus chair)로 구성된 플라스틱 프레임까지 폭 넓은 선택이 가능하다. 대부분의 의료자재 카탈로그에는 요추 쿠션, 롤, 하프 롤 등 다양한 품목을 소개하고 있다. 치료사는 사용자의 체형과 특수 의자 또는 좌석(사무실, 산업용, 가정용, 차량용)에 기초하여 쿠션을 바르게 사용할 수 있도록 인지시켜야 한다.

좌석 쐐기는 다양한 여러 형태로 나오며 바르게 사용했을 때 사용자에게 좌골지지를 제공하여 골반을 전방경사시키는데 도움이 된다. 이는 올바른 앉기 자세를 만들어 주고 글쓰는 작업을 위해 작업대에 가깝게 앉아야 하는 사용자에게 가장 잘 맞는 방법이다. 좌석 쐐기는 앞으로 경사 시키는 기능이 없는 의자에 유용하며, 장시간 앉아 있는 사용자에게 보다 다양한 자세를 취할 수 있게 해준다. 골반을 전방 경사시키는 또 다른 방안은 작은 타올 롤을 좌골결절 밑에 위치시키는 것이다. 체중이 앞으로 옮겨지면서 상반신이 작업대에 가깝게 이동할 때 타올이 좌골결절 위에서 몸이 흔들리는 것을 방지해 준다.

백 슬링은 의자와는 독립적으로 작용하는 기구이다. 요부 쿠션과 무릎에 고정시키는 슬링(붕대)으로 구성된 벨트 시스템으로 요추의 생리적 전만을 유지시킨다. 무릎을 감싸는 끈을 허벅지 사이의 버클로 고정시키므로 여성은 이것의 사용을 좋아하지 않을 수도 있다. 하지만 하루 종일 산업용 의자에 앉아 조립라인에서 근무하며 요통을 호소하는 노동자에게 이 장치는 크게 성공적이었다.

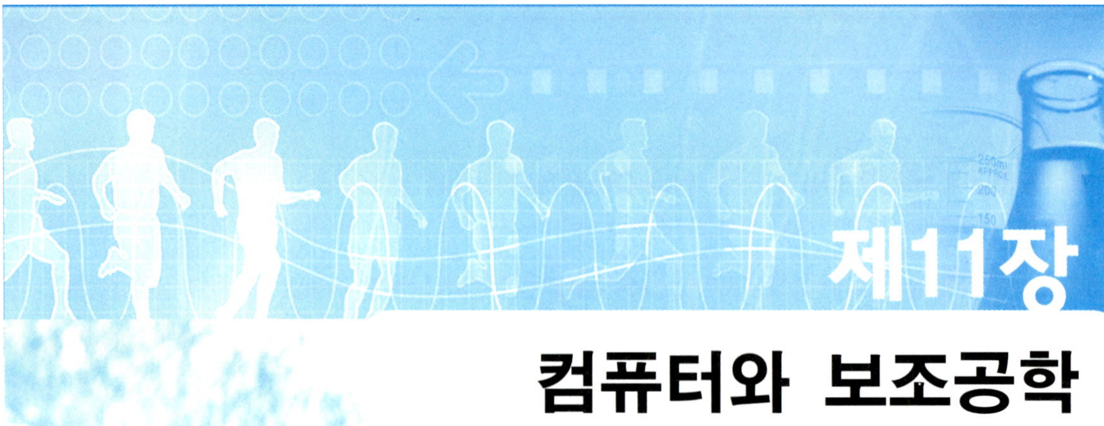

제11장 컴퓨터와 보조공학

요약

컴퓨터 워크스테이션은 직장과 가정에서 일반적인 것으로 인식되고 있으며, 일상적으로 데이터 입력, 워드 프로세싱, 정보통신, 웹 검색, 구매, 재고관리, 디자인, 실험, 오락 등 다양한 용도로 이용하고 있다. 많은 컴퓨터 사용자들이 하루 6시간 이상 분당 60단어 이상의 타이핑을 하고 있다(즉, 하루 150,000타 이상).

작업자들은 체간과 목, 그리고 팔의 자세를 거의 변화시키지 않고 정적인 자세로 장시간을 앉아 있게 된다.

컴퓨터 단말기와 키보드 앞에서 하는 일은 등과 목, 그리고 상지에 다양한 직업병을 유발시키고 심화시키는 것이 증명되고 있다(Armstrong 등 1993). 누적외상성 질환(Cumulative trauma disorder : CTD)이라 불리는 이 같은 상황은 "정보사회의 산업 재해"로 여겨진다(Doheny 등 1995). CTD에 대한 다른 용어에는 반복성 긴장 손상, 근건증후군, 직업적 남용 증후군(Frederick 1992)등이 있다. CTD와 관련되어 일반적으로 수반되는 건초염, 손목 건염, 드 퀴베인(de Quervain) 건초염, 상과염(epicondylitis), 수근관 증후군, 긴장성 경부 증후군 등이 있다.

누적외상성 질환의 역학

국립직업안전보건연구소(National Institute for Occupational Safety and Health:NIOSH)는 미국 내 직장인 중 15-20%가 CTD 장애를 유발 또는 심화시킬 수 있는 위험에 있다고 추정하고 있다. CTD에 소요되는 비용은 1989년 미국에서만 약 270억 달러에 이르렀다(Mallory와 Bradford 1989), 호주와 캐나다 등 다른 선진국에서도 CTD에 대한 사례 보고가 계속해서 증가하고 있는 추세이다(Fast 1995; Hashemi 등 1998). 컴퓨터 키보드 작업자가 키보드를 사용하지 않는 작업자보다 12배나 많은 CTD 증세를 보이고 있었다 (Fahrback 과 Chapman 1990; Oxenburgh 1984). 키보드 사용자 중 CTD의 유병율은 60%로 비교적 높았다(Schreuer 등 1996.) 30세에서 50세의 직장인 사이에서 여성이 남성 보다 2배 이상으로 더 많이 CTD 증세를 호소한다(Ballard 1993; Gun 1990; Leung and Wong 1995). CTD는 작업자의 생산성을 현저히 약화시키며 본인과 회사, 의료적, 사회적 자원에 치명적인 손실을 가져온다(Vender 등 1995).

홍콩의 한 연구는 사무직 직장인들 사이에서 나타나는 근골격계 증후군에 대해 96개 회사에서 총 688명의 직장인을 인터뷰하였으며, 그 중 65%가 여성이었고 68%가 하루 4시간 이상 컴퓨터 키보드를 사용하였다. 근골격계 증후군이 강하게 나타나는 사람은 특히 어깨(42%), 요부(39%), 목(39%), 상흉부(9%)에서 증세가 많이 나타나는 것으로 보고하였으며, 증세가 적게 나타나는 부위는 주관절(6%), 전완(9%), 손가락(13%)이었다. 약 60%가 현재의 직장에서 근무하면서부터 증세가 시작되었다고 느꼈다. 근골격계의 불편함을 보고한 사람 중 약 44%가 10 파운드 이상의 무게를 들어 올리기 위해 힘이 예전보다 더 많이 들었고, 스포츠에서의 능력 감소는 42%, 자녀 양육에는 37%, 가사에서는 32%로 능력의 저하를 경험하였다. 이 연구의 결과는 또한 작업공간의 설계(예를 들어, 데스크 탑, 의자 높이, 다리 공간)와 작업의 설계(일의 강도와 시간), 그리고 컴퓨터 작업 시간이 증상에 영향을 주는 가장 중요한 요소임을 시사했다.

CTD의 병리생리학은 완전하게 알려지지 않았다. 역학적, 임상적 연구를 통해 CTD의 원인은 내적 요소와 외적 요소로 나누어 짐을 알 수 있다(Ballard 1993; Leung and Wong 1995). 연구에서 누적적, 반복적인 힘이 동일한 근육군과 관절, 그리고 건에 가해져 연부 조직을 경미하게 파열시키고 외상을 입게 한다는 것을 증명하였다(Sjogaard 1990). 만성적인 연부 조직의 상태는 과도하고 격심한 근육과 관절의 움직임으로 더욱 악화된다(Alqattan과 Bowen 1993). 반복동작, 과도한 힘, 바르지 않은 작업 자세 등을 포함한 몇 가지 위험 요소가 CTD와 밀접하게 연관되어 있다(Yassi 1997). 또한 역할 갈등, 모호함, 과도한 업무량, 또는 업무 강도, 스트레스, 부정적 사회 상호작용과 같은 심리사회적 요소 역시 CTD의 발병 위험 요소로 작용한다(Alqattan 과 Bowen 1993; Doheny 등 1995). 그러나 이러한 심리사회적 요소의 예측성과 관련 위험성 등에 대해서는 아직까지 체계적으로 연구되지 않고 있다.

용량 대 반응 모델

Armstrong 등 (1993)은 CTD의 위험 요소를 결정하기 위해 용량 대 반응 모델을 제안하였다. 이 모델은 4가지 상호작용적 구성요소로 이루어 졌다. (1) 노출, (2) 용량, (3) 수용력, (4) 반응. 노출은 작업자의 외부적 또는 작업 환경을 의미하며 무게, 크기, 도구의 모양과 같은 일의 물리적 특성과 일의 안정성과 같은 심리적 요소를 포함한다. 용량은 몸의 내적 환경을 의미하며 피부 조직에 작용하는 역학적 힘, 생리대사 물질의 생리적 소모, 조직 내 대사물질의 생성은 물론 일에 대한 걱정과 같은 심리적 불안 등을 포함한다. 이러한 두 가지 요소는 작업장 및 가정에서 모든 사람에게 작용하는 것으로 여겨진다.

각 개인은 이러한 요소에 자신의 수용력 즉, 한 개 또는 그 이상의 용량이 가져오는 불안정에 저항하는 물리적, 심리적 능력에 따라 다르게 반작용 한다(Armstrong 등 1993). 노출과 용량에 대한 개인의 반작용은 자신의 수용력에 따라 변경되며 반응으로 부를 수 있다. 반응이 오히려 신체적 장애를 유도하는 잘못된 순환이 발생하여 심각한 조직 손상을 일으키기도 한다. CTD는 신체의 수용력(특히, 근육 또는 건)이 노출(인체 조직은 손상될 때만큼 빠르게 손상을 회복할 수 없다)에 의해 초래되는 해로운 변화에 저항 할 수 없을 때 이러한 반응으로 나온 산물이다.

용량 대 반응 모델은 근육의 피로, 경미한 부상, 정신적 스트레스와 같은 역학적, 생리적, 심리적 사건이 계속적으로 일어나면 개인의 수용력은 감소할 수 있음을 예고한다. CTD는 노출과 용량이 개인의 수용력을 초과하여 건강한 방식으로는 반응할 수 없을 때에 발생한다. 수 많은 실험 연구의 결과가 이 모델의 예측과 일치하였다(Dobyns 1995; Lundborg와 Dahlin 1995 ; Nathan 등 1988; Wells 1993 ; Wieslander 등 1989).

용량 대 반응의 모델은 또한 CTD를 방지 또는 감소시킬 수 있는 요소를 설명하는 데도 유용하다. 예를 들면, 개인의 수용력, 용량, 반응 사이의 상호작용은 인체의 스트레칭과 강화를 포함한 운동으로 연약하고 손상된 근육을 회복하여 수용력을 향상시킬 것을 제안한다(Taylor 와 Braun 1988). 정기적인 운동은 용량과 개인의 수용력 사이의 불일치를 감소시키며 유해한 반응의 영향과 CTD로 발전하는 개연성을 줄인다.

누적외상성 질환의 위험 요소 : 악화와 감소

많은 연구자는 상지의 CTD와 긴밀하게 연관되는 위험 요소를 밝혀내고 있으며, 그러한 위험 요소로 반복적 동작과 과도한 힘, 장시간의 바르지 못한 자세, 직접 압박, 진동, 극한 온도를 통해 전달되는 역학적 스트레스 등을 들고 있다(Armstrong 1990; Kierklo와 Jones 1994, Stetson et al 1991). 그러나 이러한 요소는 모든 일에 똑 같이 영향을 미치지는 않는다.

용량 대 반응의 모델에 따라 CTD를 발전시킬 개연성은 일과 작업환경에 노출 용량을 최소화함으로써 감소시킬 수 있다. 효과적인 업무 수정 프로그램으로 작업자에게 하나 또는 그 이상의 위험 요소를 노출시키는 빈도를 줄이는 것이 제안될 수 있다(Ballard 1993; Kierklo와 Jones 1994; Wells 1993).

위험 요소 중 노출 시간이 가장 결정적이다. Winkel과 Westgaard (1992)는 매일 4시간 미만으로 노출을 줄일 것을 추천하였다. 만약 작업이 단순하고 심리사회적 관점에서 작업 환경이 열악하며 생산성에 대한 요구가 높으며 또는 휴식시간이 자주 없는 경우 노출 시간을 더 많이 줄여야 한다.

일의 종류를 다양하게 하여 어떤 한 가지 위험 요소에 장시간 노출되는 것을 방지할 수 있다. 정기적 또는 자주 휴식을 취하도록 추천(Dul 등 1994) 되지만 휴식이 언제나 이점을 가져다 주는 것은 아니다(Feely 등 1995; Henning 등 1997; Wood 등 1997).

키보드 작업은 많은 위험 요소에 노출되고 CTD를 발전시키는 일차적 요소라는 것을 많은 연구에서 주장하고 있다. 키보드 작업은 많은 경우 제한 시간 이상으로 작업하게 될 뿐 아니라 동시에 2개 이상의 위험 요소를 존재하게 하며 CTD로 발전할 위험성을 더욱 증가시킨다(Rizzo 등 1997; Rossignol 등 1998). 과도한 힘과 반복 동작의 결합이 단독으로 영향을 미치는 것보다 더욱 큰 손상을 입힐 수 있음이 주장되어 왔다(Rossignol et al 1998; Silverstein 등 1986; Sommerich 등 1996). 컴퓨터 워크스테이션과 CTD의 주요 위험 요소와의 관련성은 다음 부분에 기술하였다.

반복 동작

보통 시간당 10,000에서 25,000타를 치는 키보드 작업이 반복성이 높다는 것은 너무나 당연하다(Rempel 등 1991 ; Sommerich 등 1996). Pan과 Schleifer(1996)은 상지에서 고도의 불편함을 느끼는 실험 대상자가 데이터 입력 작업에서 타수가 낮았음을 알게되었다.

힘이 가해지는 동작

키보드 작업자는 문자를 입력하기 위해서 실제 요구되는 힘의 3에서 5배에 가까운 2~3N의 과도한 힘을 쓰게 된다(Armstrong 등 1994 ; Feuerstein 등 1997, Loeb 1983 ; Rempel et at. 1991; Sommerich 등 1996 ; weiss 1990). 이러한 크기의 힘은 키보드의 키가 제한 범위를 넘어 아래로 눌러진다는 것을 의미한다(Armstrong 등 1994; Radwin 1997). 이렇게 키를 누르기 위해 불필요하게 과도한 힘을 가함으로써 더 많은 운동을 필요로 하게 되고, 눌려진 키가 올라오면서 작업자의 손끝에는 반작용하는 힘이 가해지게 된다.

개개의 키를 누르는 동안 생성된 힘이 손상을 일으킬 정도로 큰 것인지 불분명하며, 특히 힘의 사용이 낮은(29N) 일에서 높은(125N)의 일까지의 다른 수작업과 그 크기를 비교한다면 그 연관성을 찾기가 더욱 불분명해 진다. 그럼에도 불구하고 Feuerstein 등(1997)은 상지 근골격계 증후군의 빈도와 중증도가 높은 사람이 증세가 약한 사람 보다 키를 누를 때 더 많은 힘을 사용한다는 사실을 발견하였다. 반대로 Pan과 Schleifer (1996)는 상지의 중증의 불편함을 호소하는 실험 대상자가 데이터 입력에서 더 적은 힘을 사용한다고 주장하였다. 이 두 연구는 일의 정확한 성격과 지속시간, 그리고 실험대상자가 이전의 증상을 가지고 있는지의 여부를 포함하여 몇 가지 점에서 서로 다른 부분이 있었다.

타이핑과 같은 작업시의 누적된 힘은 위에서 측정된 힘의 최대값보다 더욱 중요할 수 있다(Sommerich 등, 1996). 전체적으로 타이핑의 속도, 각 타에 들어간 힘, 전체 타이핑 시간, 한 타를 치는 데 소요된 시간 등에 의해 사용자의 장애 여부를 판단할 수 있다.

윈도우에 기초한 소프트웨어, 메뉴 기반의 인터페이스, 그래픽 요소의 사용자 인터페이스 등의 사용 급증과 함께 마우스 조작이 일부 컴퓨터 작업에서 작업 시간의 약 65% 정도를 차지한다(Johnson 등 1993). 끌기(dragging)와 같은 일부 마우스 조작은 손가락 굴근에 지속적인 힘이 가해지게 한다.

불편한 자세와 부자연스런 위치

타이핑은 팔과 어깨, 그리고 체간이 정적인 상태로 주로 손가락에서 동적인 움직임이 일어나는 작업이다. 어떤 경우, 동일한 근육이 정적인 일과 동적인 일 모두에서 교대로 작용하기도 한다. 예를 들면, 총지신근은 손목에서는 정적인 지지를 제공하는 한 편, 손가락 관절에는 동적인 제어의 역할을 한다(Sommerich 등, 1995). 전형적인 타이핑 자세에서는 견관절 거상근 및 외전근, 전완 회내근과 척골측 편위에 작용하는 근육 등 주로 근위부 근육의 활동량이 증가한다(Nakaseko 등 1985 ; Zipp 등

1983). Pascarelli 와 Kella(1993)는 상지의 중증의 증세를 호소하는 타이핑 작업자의 앉은 자세를 관찰하였다. 이들은 엄지손가락을 과도하게 외전 및 신전시키고 새끼손가락을 과신전 상태에서 키보드를 손상받기 쉬운 관절각도와 근육길이 위치에 접근시켜 사용한다는 것을 발견하였다.

수근관내 압력을 증가시키는 20도 이상의 과도한 척골측 편위도 자주 관찰되었다(Hunting 등 1981; Pascarelli 와 Kella, 1993) (Weiss 등 1995). 유동 카테터(cathether) 압력 변환기를 통한 손목 관절의 압력측정 결과 손목을 약간 신전시키고, 약간 척골 편위시킬 때 압력이 가장 낮았음을 알 수 있었다(Weiss 등 1995).

Sauter 등(1991)은 수백 명의 컴퓨터 사용자를 대상으로 설문조사를 실시한 결과, 작업 자세가 근골격계 문제를 발생시킬 수 있는 중요 요인이라고 보고하였다. 특히, 낮고 푹신한 좌석은 하지의 불편함을 야기하고, 주관절 높이보다 높은 키보드의 위치는 팔뿐만 아니라 목과 견갑대의 불편함을 발생시킨다고 하였다. 사용자의 자세와 CTD 증상과의 관계를 기술한 많은 연구 중, Faucett와 Rempel(1994)는 신문사에서 근무하는 150명의 컴퓨터 작업자를 대상으로 키보드의 높이가 어깨와 목, 그리고 상흉부에서의 심한 통증 및 강직과 깊은 관련이 있음을 보여주었다.

불편하고 부자연스러운 자세는 또한 표준 마우스의 사용에서도 나타난다. 마우스 사용자는 흔히 장시간 동안 과도한 견관절 외회전 및 손목관절의 척골측 편위 자세를 취하는 경우가 많다(Karlqvist와 Hagnerg 1996).

또한 그들은 어깨, 주관절, 손목의 불편함을 경험하였다. 근육 활동의 증가는 마우스를 조작하는 동안 팔과 전완의 자세 및 사용자의 인체측정학적 특징과 크게 관련된다(karlqvist등 1994, 1998) 마우스의 적절한 위치는 상지 근골격계 증후군의 유병률에 영향을 미친다(Karlquvist 와 Hagnerg 1996). Aaras(1994)는 각 작업자에 맞게 조절할 수 있는 워크스테이션 설계를 통해서 키보드와 마우스를 사용하는 컴퓨터 작업자의 승모근 부하정도와 통증 강도 및 기간을 감소시킬 수 있다고 보고하였다.

불편하고 부자연스러운 자세가 CTD를 발전시키는데 관여한다는 것은 의심할 여지가 없지만 일의 지속 기간과 같이 작업 설계 및 일하는 스타일에 관한 요소가 더욱 더 해를 주고 있음을 보여주는 증거가 존재한다.

직접 압박으로 유발되는 물리적 스트레스

손바닥을 물체가 아래로 누를 때와 같이 직접 압박으로 유발되는 물리적 스트레스는 CTD를 발생시킬 수 있다. 예를 들어, Feldman 등(1983)은 척골 신경 장애를 수반하는 주관절 터널 증후군은 타이핑하는 동안 팔꿈치를 책상 또는 팔걸이에 기대는 작업자의 습관 때문에 생기는 것이라고 주장하였다. 이 결과 4번째와 5번째 손가락과 손의 측면부위의 감각장애와 척측수근굴곡, 심지굴근, 그리고 골간근의 근약화가 발생한다.

진동

작업장에서 과도한 진동에 노출되는 것은 둔감증과 촉각의 감소 등 감각기관의 장애를 가져오며, 물체를 들거나 또는 조작할 때 필요한 힘의 양을 결정 또는 조절하는 능력을 감소시킨다(Armstrong 등 1987). 이런 경우 작업자는 반복적으로 하는 수작업 동안 너무 많은 힘을 사용하게 되고, 그 결과 연부조직이 손상된다. 비록 진동은 많은 작업장에서는 일반적이지만, 키보드 작업에서는 드물게 발생한다.

극한 온도

낮은 온도는 또 다른 CTD 위험 요소이다. 낮은 온도(20℃미만)는 손의 기민성을 감소시키며 신경 장애의 증세를 가속시키는 것으로 보고되었다(Armstrong 등 1990).

노출의 영향 평가

용량 대 반응의 모델은 CTD발생에 노출이 결정적 요소가 됨을 강조한다.

일반적으로 설문지 답변, 현장 관찰, 근전도 검사(EMG) 등의 방식을 통해 노출의 영향을 측정한다. 자가-기입 설문지는 작업자의 신체적 심리적 증세에 관한 정보를 얻기 위해 사용되며, 작업의 요구를 어떻게 받아들이고 있는 지, 워크스테이션에 대한 주관적 분석, 증세가 나타나는 신체 부위, 일정 기간 동안 증상의 지속(예를 들면, 지난 12개월 동안, 지난 7일간), 일 하는 동안 또는 여가 시간, 쉬는 날 동안 증상이 어떻게 영향을 주는가 등에 초점을 둔다. 표준 노르딕 설문지가 신체 전체를 적절하게 평가할 수 있는 것으로 가장 유명하다(Kuorinka등 1987). 다른 설문지는 일차적으로 경부 및 상지의 CTD에 초점을 맞춘다(Ohless등 1994). 신뢰할 만하고 유용한 것으로 알려진 대부분의 설문지는 지나치게 사생활을 침해하거나 시간을 낭비하지 않고, 작업자와 그들의 행태, 환경에 대한 의미 있는 정보를 얻을 수 있게 한다. 물론 이 방식은 본질적으로 주관적이며 때로는 정확성을 충분히 담보하지는 못한다.

현장 관찰과 측정은 작업자와 일, 워크스테이션 사이의 상호작용에 대한 보다 자세한 정보를 제공한다. 정보는 일반적으로 비디오로 녹화하며, 작업 수행과 관련된 측면에서의 내용과 지속성의 양을 측정하기 위해 행태 체크리스트에 체크를 하며 녹화된 정보를 검토한다(Leinonen과 Kisko 1998). 워크스테이션의 크기와 작업이 요구하는 크기를 인체 측정학적 크기에 의거하여 바로 비교할 수 있다. 워크스테이션과 일, 작업자간의 부적절한 조화의 정도와 CTD 발생에서 영향을 미친 정도가 추정된다. 현장 관찰 방법은 상당히 유효하나 작업이 가변적일 경우에 규정을 제대로 할 수 없으며, 더 나아가 근육에 가해지는 하중, 가속도, 피로의 크기와 같은 요소는 관찰의 방법으로 다룰 수 없다는 문제점을 가진다(Juul Kristensen 등 1997). 노동 집약적 비디오 분석과 어느 한 작업을 대상으로 얻어진 결과를 다른 작업에 적용시키기 어렵다는 것은 이 방식의 또 다른 문제점이다.

근육 활동의 정도와 기간을 평가하는 근전도는 워크스테이션에서 이루어지는 근육 활동 패턴을 분석하는데 일반적으로 사용되는 또 다른 방식이다(Veiersted등 1993). 예를 들어, 다양한 부하 조건하에서의 승모근에 관한 근전도 연구는, 흉요추를 약간 후방으로 기대고 경추를 수직으로 바로 세운 자세로 일하는 작업자는 척추 전체를 똑바로 직립하거나 굴곡한 자세로 앉아서 일하는 작업자 보다 근육의 긴장이 덜 한 것으로 밝혀졌다(Schuldt. 등 1986). 피로의 발생 여부는 근전도 스펙트럼의 강도 변화로 확인할 수 있으며, 이 방식은 부하가 각 근육에 어떻게 작용하는지를 평가하는 데에도 사용할 수 있다(Aaras 1994). 근전도 평가방식은 노출이 작업자의 근골격계 수용력과 반응에 어떤 영향을 주는지를 정확하게 분리하여 측정할 수 있다. 그러나 근전도는 설문 또는 현장 관찰 방식에 비해 전극의 부착 또는 삽입과 같은 침습적인 것이 문제된다. 이러한 느낌을 주지 않기 위해 특별히 주의한다면 작업환경에서 근전도의 사용은 신뢰할 수 있는 결과를 확보해 주는 방식이 될 수 있다.

키보드 사용자의 업무 수용력 평가

기능적 수용력 평가(FCE)는 작업자가 특정 일을 하는데 필요한 특성을 가지고 있는지를 결정한다(Lechner등 1991). 용량 대 반응 모델에서 FCE는 수용력을 작업이 내포하고 있는 노출과의 관계 하에서 측정한다. FCE는 또한 재활 프로그램을 받고 있는 작업자의 과정을 모니터하고 작업이 요구하는 조건을 만족시키기 위해 어떤 임상적 조치가 필요한지를 결정하는데 도움이 된다.

상업적 또는 맞춤형 형태의 평가 기구의 대부분이 FCE의 실행을 위한 설계로 되어 있다. 작업 수용력 평가를 위해 가장 일반적인 접근 방법은 작업 샘플의 사용이다. 작업 샘플은 실제 일에서 사용되는 것과 비슷한 작업, 재료, 도구를 사용하는 일련의 활동이다(Malzahn등 1996). CTD는 많은 원인으로 기인하기 때문에 컴퓨터와 키보드 작업자의 평가를 위한 하나의 예를 사용하는 것보다 많은 작업 샘플과 실제의 일을 사용하는 것이 더욱 유용하다. 컴퓨터 작업자에게 중요한 활동은 상지(손가락을 움직이고, 뻗고, 손의 기민성을 사용하는)를 이용하는 활동, 머리와 목, 등과 관련된 활동(똑바로 선 자세의 유지, 장기간 앉아 있기, 눈과 손의 협응)과 지속적인 주의, 집중, 기억이 요구되는 활동이다. 수집된 작업 샘플은 이들 작업이 요구하는 조건을 평가해야 한다.

불행히도 컴퓨터 작업자를 위한 적절한 작업 샘플이 보편화되어 있지 않다. Valpar WorkSET의 구성요소에는 앉아서 하는 작업의 요구조건을 모사한 장치가 많이 있으나 컴퓨터 작업을 위해 전문화된 것은 아니다. 컴퓨터와 키보드 작업에서 필요한 작업 요구조건을 시뮬레이션 한 다른 FCE에는 BTE Primus(워크 시뮬레이터로 매리랜드, 하노버의 발티모어 의료기기사에서 구입가능)와 LIDO 워크 시뮬레이터(더 이상 구입 불가)가 있다. 이러한 컴퓨터화된 워크 시뮬레이터의 단점은 자연스럽지 않은 조건에서 작업을 고립되게 수행한 것을 토대로 하기 때문에 그 결과를 실제의 환경에 적용시키는 데 따르는 문제가 발생한다. 작업 샘플 접근방식 이외에 작업장에서의 현장 평가, 상황 평가, 심리측정 도구 등이 다른 임상적 문제를 설명하는데 사용되며, 업무 효율성을 개선하고 작업과 관련된 부상을 최소화 하기 위해 다양한 전략을 이끌어 내고 있다.

워크스테이션 설치와 관련된 솔루션

작업자의 인체 측정학적 특성과 작업의 요구조건에 맞게 작업환경을 수정하는 것은 CTD에 대한 조치로 매우 중요하다.

특정 작업장의 분석에 기초한 이상적 추천항목에는 조절할 수 있는 책상과 의자를 제공하여 보다 편안한 어깨 자세를 취할 수 있게 하며, 키보드, 마우스, 조절 할 수 있는 컴퓨터 마운트를 모두 올려놓기에 충분한 넓은 데스크 탑을 제공하는 것이 포함된다(Aaras 1994; Matias등 1998).

워크스테이션 설계에서 가장 신경 써야 할 것 중 하나는 작업의 요구조건 변화에 따른 자세의 요구조건 변화를 부합시켜야 한다는 것이다. 예를 들어, 포인팅 기구를 조작할 때 요구되는 관절 위치와 키보드를 타이핑 할 때 요구되는 관절 위치 사이에 본질적인 차이가 존재한다. 어떤 경우 인간 환경공학적 키보드와 같은 대안적 기구를 사용하기 위해 표준 키보드 받침 보다 더 큰 지지면을 필요로 한다(Wright와 Wallach 1998). "인간공학적" 대체 키보드의 크기다 크다면, 키보드를 치다 마우스를 조작하는 동작 (또는 역의 동작)에서 두부와 체간, 그리고 상지의 자세가 크게 변화하게 된다(Wright와 Wallach 1998).

일반적으로 조언에 따르면, 사용자는 자신의 사지를 중립 자세로 유지시켜야 한다(Grandjean 1988; Wright와 Wallach 1998). 중립 자세는

- 머리, 목, 체간을 정중앙에 정렬시키고
- 머리를 똑바른 자세로 유지하고(과도한 두부 전방자세는 좋지 않음)
- 견관절 후인 자세로 편안히 이완하며
- 상완은 이완된 상태로 체간 옆에 두고
- 주관절은 약 90도의 굴곡 자세
- 전완은 완전히 회내시키지 말고 중간자세에 근접하게
- 전완은 최소한의 척골 편위 또는 요골 편위 자세에서 손목 관절은 약간 굴곡 또는 신전한 자세

키보드 높이 조절은 컴퓨터 워크스테이션 구성을 변화시킬 때 가장 많이 추천되는 것 중 하나이다. 조절의 중요성은 많은 연구를 통해 증명었으며, 그 중 Sauter등(1991)의 연구에서는 키보드의 높이를 주관절 높이 이상으로 올렸을 때 팔에서의 불편함이 증가하였다고 보고하였다. 비록 대부분의 연구가들은 바른 키보드 높이가 장시간의 데이터 입력 작업에서 편안함과 안전, 효율성을 이루는데 중요하다는 인식을 같이 하지만, 대다수의 사람들에게 추천되는 키보드 높이에 대한 범위가 너무 폭이 큰 문제가 있다(Miller와 Suther 1983; Nakaseko등 1985). 이는 사용자 선호도의 범위와 인간 측정학적 특성의 중요한 변수 모두를 반영하는 것이다.

키보드의 경사도 조절 역시 일반적으로 추천되는 사항이다. 거의 모든 컴퓨터 키보드는 약간 위로 경사진 형태이며 키보드 아래에 있는 2개의 작은 팝 업 기둥으로 약간 더 기울어지게 만들 수 있는 옵션이 있다. 그러나 어떤 연구에서는 원래 있는 기울기를 없애고 수평보다 12도 아래로 기울어진 키보드를 사용자들이 선호하고 있음을 보여주었다(Hedge와 Power 1995).

이 연구에서는 키보드의 각도를 편평하게 하고 컴퓨터 스크린과 약 10cm 떨어져 앉은 자세로 실험하였다.

모니터의 높이를 80~120cm로 다양하게 하였을 때, 모니터의 높이가 목의 각도, 흉부의 굴곡, 눈의 위치에 중요한 영향을 주고 있음을 알 수 있었다(Vilanueva 1996). 반대로 Kietrys등(1998)은 컴퓨터 모니터의 높이를 원래의 데스크 탑 높이인 96.5cm에서 약 13cm까지 높여도 컴퓨터 작업에 숙련된 실험대상자(적어도 연구자가 관찰하였던 것과 같이 짧은 기간 동안은)의 머리와 목의 각도에는 특별한 영향이 없었음을 보고하였다.

Hamilton(1996)은 문서의 위치가 근육활동 수준에 중요한 영향을 미친다고 주장하였다. 경부신전근과 흉쇄유돌근의 근전도상 편평한 책상 위에 놓인 문서를 읽을 때 기록되었다. 문서를 사용자의 정중선에서 수직적 또는 수평적으로 멀리 놓을수록 근전도의 활동량은 증가한다. 문서는 머리와 몸이 중간 자세에서 대칭을 유지할 수 있는 위치에 놓이는 것이 이상적이다.

데스크 탑과 랩 탑 컴퓨터와 관련된 이슈들

데스크 탑 컴퓨터 사용자와 비교했을때, 랩 탑 컴퓨터 사용자는 스크린과 키보드가 붙어 있기 때문에 편안한 자세로 머리와 몸의 자세를 조절하는 것이 훨씬 제한받게 된다. 근전도와 비디오 연구에 따르면, 랩 탑 컴퓨터 사용자는 데스크 탑 컴퓨터 사용자에 비해 목을 훨씬 더 자주 구부리며 머리를 더 많이 앞으로 기울인다(Saito등 1997; Straker등 1997). 그러나 자세에서 다른 차이는 관찰되지 않았으며 20분 동안 데스크 탑 컴퓨터를 사용했을때 보다 같은 시간 랩 탑 컴퓨터를 사용한 후 더 많이 불편했다고 호소하였다. 데스크 탑 컴퓨터 사용자 보다 랩 탑 컴퓨터 사용자가 더 많이 CTD 증세를 보이고 있는지와 얼마나 더 많은지에 대해서는 향후 연구되어야 할 과제이다. 그러나 적어도 사용자는 데스크 탑에서 랩 탑 컴퓨터로 바꿀 경우 워크시스템 보조 가구 역시 그에 따라 변화시킬 필요가 있다는 것을 인식해야 한다.

키보드 레이아웃과 관련된 이슈들

대부분의 컴퓨터 키보드의 레이아웃과 개별적 키의 특성은 힘과, 민첩성, 피로를 받아들이는 감수성에서 각 손가락이 모두 다르다는 사실을 반영하고 있지 않다(Alden등 1972 ; Dvorak 1943 ; Kroemer 1972). 예를 들면, 엄지손가락은 가장 큰 힘과 민첩성을 가지고 있지만 일반적으로 작업에서 사용되는 비중이 낮게 배치된다(Dvorak 1943; Ferguson과 Duncan 1974).

시간이 흐르면서 표준 레이아웃은 강하게 비판 받고 있다. Ferguson과 Duncan(1974)은 보다 효율적인 레이아웃은 타이핑의 대부분을 뒷줄에서 하게 만드는 표준 QWERTY 설계와 다르게 가장 많이 사용하는 문자를 앞과 뒤 줄에 놓지 않는 것이라고 제안하였다. Dvorak(1943)의 문자와 숫자 레이아웃의 주요 목표는 손가락과 손의 움직임을 감소시키는 것이었다. 사실 이러한 키보드는 일반적으로 가장 많이 사용하는 단어를 홈 줄에서 전용으로 치게 해주기 때문에 일부 사람들에게 최상의 레이아웃으로 여겨졌다(Cooper 1983). Dvorak 레이아웃과 다른 레이아웃에 대한 상당한 관심에도 불구하고 표준 레이아웃이 여전히 시장을 점유하고 있다. Dvorak 레이아웃이 배우기 쉽고 더 빠른 속도와 정확성으로 작업을 할 수 있음을 여러 연구에서 보고했음에도 불구하고(Dvorak, 1943 ; Yamada 1980), 다른 이들이 그 결과에 반박하며(Kinkead 1975) 5-10% 이하의 향상이 보다 현실적이라고 주장하였다. 사실, 이 두 가지 키보드 레이아웃에 동의하는 또는 반대하는 증거에 대한 결정적인 연구는 Dvorak의 레이아웃이 가져다주는 이익이 설령 있다고 하여도 그 정도가 미미하다는 것이다(Liebowitz와 Margolis 1990). 오늘날까지 Dvorak 레이아웃이 피로와 키보드와 관련된 신체 손상에 유익하다는 신뢰할 만한 증거가 나오지 않고 있다.

키보드 구조와 관련된 솔루션

키보드 구조에서의 변수는 지난 수년간 매우 집중적으로 다루어진 주제이며, 보다 빠르고 정확하며 덜 피로하고 더욱 편안하게 키보드를 사용할 수 있는 구조를 찾는 것이 연구 목표가 되어 왔다(Kroemer 1972). 키보드를 균등하게 두 개의 반쪽으로 나누는 방법은 손과 손가락 위치의 커다란 유연성을 가능하게 해 주었다. 각 반 쪽의 키보드는 옆으로 기울어 질 수 있게 하여 타이피스트의 전완을 회내 자세에서 중간자세로 교대로 변화시킬 수 있게 해 준다. 어떤 모델에서는 각 반 쪽의 키보드 사이의 각도를 크게 벌어지게 할 수 있어 손목의 유연성을 크게 신장시킬 수 있게 하였다.

초기의 연구에서 측방경사 키보드는 키를 누르는 비율을 증가시키고 에러를 줄여주는 것으로 나타났으나 사용자가 느끼는 피로 정도는 변함이 없었다(Creamer와 Trumbo 1960). 반대로 Kroemer의 연구에서는 분리형(split) 키보드에 익숙하거나 익숙하지 않은 타이피스트 모두 타이핑 속도와 정확도에는 유의한 차이가 없었지만, 분리형 키보드와 경사 키보드가 좀 더 편안한 작업 느낌을 준다고 하였다. 적당히 벌어진 각도에서 10-30도 정도 측방 경사 시킨 키보드는 견갑대와 팔 부위에서의 근육 활동을 감소시키고 보다 편안하게 키를 누를 수 있게 해준다(Nakaseko등 1985). 이 연구는 또한 표준형 키보드보다 척골 편위를 매우 크게 감소시킨다는 것을 보여주었다.

400명 이상의 대체 키보드 사용자를 대상으로 한 연구에서 81%의 대상자가 자세가 향상되고 편안했으며 통증이 감소하여 키보드에 만족해 했다고 보고하였다(Wright와 Andre 1996).

그러나 보다 최근의 연구에서는 표준 키보드와 분리형 키보드 모두를 사용하였을 때 불편함과 피로에 있어서 현저한 차이가 없음을 보고하였다(연구에서 관찰한 2일간의 기간 동안)(Swanson등 1997). 다른 연구에서는 Comfort(컴포트) 키보드(측면 기울기를 30도로 하고 수평 분리는 20도로 조절한)가 척골편위와 손목관절의 신전을 감소시킨다고 하였다(Ro와 Jacobs 1997). 같은 연구에서 Tru-Form 키보드 역시 척골 편위는 감소하나, 손목 관절의 신전은 안전 허용 범위(15°)를 초과함을 알 수 있었다. 그러나 분리형 키보드가 CTD를 줄이거나 또는 전통적 키보드의 사용 시 나타나는 손상을 줄일 수 있는지를 알 수 있는 장기적 데이터는 아직 나와있지 않은 실정이다.

CTD 감소 효과에 관하여 논란이 있음에도 불구하고 분리형 키보드가 현재 손상이 있거나 또는 잠재적 손상을 예방하고자 하는 컴퓨터 사용자를 대상으로 시중에 판매되고 있다(Wright와 Andre 1996). 이러한 다양한 대체키보드의 가격이 비교적 저렴하기 때문에 타이피스트는 이러한 키보드 중 하나 또는 그 이상을 시험적으로 사용하여 생산성과 편안함을 시험해 보는 것이 바람직하다. 또한 시험 기간은 새로운 키보드를 자동적이며 자연스럽게 사용할 수 있을 정도로 충분히 길게 가져야 한다(Wright과 Wallach 1998).

가장 일반적인 대안 중 가장 저렴한 고정된 분리형 키보드는(Wright과 Wallach 1998) 고정된 측방 경사각을 가진 상태로 때로는 중앙부가 약간 올라가 있다. 흔히 사용되는 브랜드 목록은 표 11.1에 나와 있다. 어떤 모델은 표준형 키보드보다 더 커서 마우스를 조작하기 위해서 기존 보다 추가적으로 5-7cm를 더 뻗어야 된다(Wright과 Wallach 1998). 조절할 수 있는 분리형 키보드는 측방 경사각과 수직각까지 다양하게 조절할 수 있다.

일부 키보드는 손가락, 손, 팔의 자연스런 자세와 움직임 형태를 촉진하도록 키보드와 키를 구성하였다. Kinesis와 Maltron 키보드가 그러한 예이다. 인간공학적 대체 키보드에 대한 더 자세한 정보를 원하는 독자는 Typing Injure FAQ 웹 사이트 (www. Tifaq.com)와 메사츄세츠 정보와 컴퓨터 기술학회 웹사이트(www.mit.edu/afs/athena.mit.edu/project/atic/www/index.html)를 방문하여 보다 업데이트된 정보와 상담을 받아볼 수 있다.

키의 특성과 관련된 이슈들

키를 활성화시키는 힘을 0.47N에서 1.02 N으로 증가시킬 때 타이피스트가 사용하는 힘은 약 40%까지 증가되고 수지굴근 근전도량이 약 20% 증가하기 때문에 키를 활성화시키는 힘은 낮게 유지시켜야 한다(Rempel등1997). 키를 활성화시키는 힘을 영상단말기 워크스테이션의 인간 요소 엔지니어링을 위한 미국국립표준(American National Standard for Human Factors Engineering of Visual Display Terminal Workstations 1988)에서 현재 추천하고 있는 수준보다 더 낮게 감소시키는 것은 키보드 사용자의 전완 근육과 건에 가해지는 생체역학적 부하를 감소시키는 데 도움이 될 것이다.

키보드 작업에서 과도한 힘을 줄이는 대부분의 방법은 키보드를 활성화시키는데 필요한 힘을 감소시키는 것이다. 그러나 이러한 해결책이 쉽지는 않다. 키를 활성화시키는데 필요한 힘을 줄이게 되면 실수로 우연히 키를 작동시키게 되거나 실수로 작동하는 것을 줄이기 위해 근위부 주동근-길항근의 상호 협력 수축을 통해 추가적인 근육활동이 필요하게 된다(Radwin 1997). 추가로 몇몇 연구의 결과는 어떤 경우에서든 사용자는 현재의 키 작동 힘보다 훨씬 더 많은 5배 이상의 힘을 사용한다고 보고하였다(Feuerstein등 1997). 그래서 대부분의 키보드 제조사가 국립표준 학회에서와 같은 기관이 발표한 키 스위치 표준에 맞추고는 있으나 대부분의 타이피스트는 실제로 필요한 힘보다 훨씬 더 많은 힘을 계속해서 사용하고 있다.

키보드에 가하는 힘을 줄이는 한가지 대안적 방안이 Radwin에 의해 제안되었다(1997). 그는 실험대상자에게 키보드 모형에 있는 한 개의 키를 반복해서 계속 누르게 하여 간단히 키의 여행 범위(키가 바닥을 칠 때까지의 변위)를 0에서 3mm 증가시켜 작동시킬 때 가해지는 최고조의 힘을 약 24%까지 줄일 수 있음을 발견하였다. 그는 추가적인 여행 범위가 손가락의 감속을 촉진시키기 때문에 작동시키는 힘을 줄일 수 있다고 주장하였다. 그는 더 나아가 여행범위의 증가는 자기 자극에 감응하는 피드백을 증가시켜 타이피스트가 자신의 힘을 더욱 잘 통제할 수 있게 해준다고 제안하였다.

소프트웨어 솔루션

기술된 인간공학적 솔루션들은 표준형 데이터 입력 장치를 변화시키려는 보다 전통적인 접근법의 사례이다. 대안적 접근 방식은 타이피스트의 효율성을 증가시키고 작업 부하를 줄이는 컴퓨터 관리 절차를 사용하는 것을 목표로 한다. 이러한 기술의 예에는 컴퓨터 시작 절차의 자동화, 한 개 또는 두개의 문자 명령으로 작동시킬 수 있는 자주 사용하는 일련의 명령과 단계를 저장하는 매크로(macros)의

[표 11.1]

keyboard	Description	Manufacturer	Estimated Cost (U.S. Dollars)
MiniErgo	Fixed split keyboard with embedded numeric keypad	Marquardt Swithes (phone:315-655-8050; fax:315-655-8042)	$179
MyKey	Fixed split keyboard with center peak and a V shape; built-in palm rests; front and rear elevators to customize	ErgonomiXX (www.intr.net/mykey)	$275
Natural	Fixed split keyboard with built-in palm rest and adjustable wrist leveler; numeric keypad can be used to navigate pointer; IntelliType Manger provides software adjustability for keyboard and pointer control functions	Microsoft (www.microsoft.com/products)	$100
PACE adjustable	Two-section split; tented keyboard with easy adjustability	Pace Development (www.ids2.com/pace)	$279
PerfecTouch 101	Split with knob that allows horizontal angling; can also detach completely	BackCare Corporation (phone:888-868-2448; fax:312-258-0090)	$109
SmartBoard	Fixed split keyboard with layout that fans the keys out slightly to match a typical relaxed hand	Darwin Keyboards (www.darwinkeyboards.com)	$100
Tru-Form	Fixed split keyboard similar to Microsoft's Natural keyboard	Adesso(www.adessoinc.com)	$100

Sources: Massachusetts Institute of Technology. Access Technology for Information and Computing. http://web.mit.edu/afs/athena.mit.edu/project/atic/www/index.ntml; and KS Wright, DS Wallach. Alternative Keyboard FAQ. www.tifaq.com/keyboards.html.(These sources should be consulted beford the purchase of any pointing devices to obtain further details and user feedback)

사용, 복잡한 절차를 작동시키기 위해 여러 키를 여러 번 누르는 것을 대폭 축소시킨 커맨드(command) 메뉴의 사용 등이 있다.

자료 입력에서 입력대 출력 비율을 촉진시키는 또 다른 방법은 단어예측 프로그램이다. 중증의 운동장애를 갖고 있는 타이피스트에게 종종 추천되는 방식으로, 이 기술은 사용자가 원하는 단어를 선택할 때 앞 문자만을 입력해도 예상 단어 목록을 예측하여 제시해 주는 소프트웨어를 사용하는 것이다. 예를 들어, ex 라고 처음 문자를 입력함과 동시에 화면에 exaggerate, except, explore, extra와 같은 단어 목록이 나타난다. 원하는 단어는 다음 한 타를 더 입력해 줌으로써 선택되어 키를 누르는 전체 수를 줄일 수 있다(Smith등 1989 ; Vanderheiden 1981).

단어예측 소프트웨어를 사용하는 사용자의 수행력은 보다 완성도 있는 것이 제공되고(Venkatagiri 1994) 선택 리스트가 알파벳 순서가 아닌 단어 길이 순서로 이루어 질 때(Lanspa등 1997) 증가한다. 연구자들은 어떤 시스템과 어떤 사용전략이 어떤 종류의 사용자와 일에 가장 최선인가에 초점을 두었으며(Koester와 Levine 1998), 각 방식의 장점과 단점에 관한 데이터베이스를 비교적 충분히 확보하고 있다. 3개 문자보다 더 긴 단어의 경우, 문자 예측은 단어 당 키를 누르는 횟수를(키 스트로크) 상당히 많이 절약해 줄 수 있다. 이러한 절약은 단순히 짧은 문서를 완성할 때와 동일한 시간으로 작업부하의 감소 없이 긴 문서를 완성할 수 있다고 것을 의미한다.

한 손으로 타이핑 하는 테크닉은 표준형 키보드의 좌측 절반을 우측에(또는 반대로) 그대로 옮기는 방식으로, 한손의 사용만이 가능한 사용자를 위한 솔루션이다(Matias등 1996). 사용자는 일반적으로 키보드의 왼쪽 반쪽에 있는 문자를 오른 손으로 타이핑한다. 사용자가 스페이스 바를 누르면 키보드의 좌측 절반에서 나타나는 문자가 그대로 우측 절반에서 옮겨져 나타난다. 이러한 방식으로 대상자는 양손 타이핑 속도의 83%를 성취할 수 있었으며 60wpm (분당 60타) 정도로 높은 속도에 도달할 수 있었다. CTD를 호소하는 작업자는 한 손이 특별히 심하게 아픈 경우, 아프지 않은 손으로 타이핑 할 수 있을 것이다.

Austin등(1997)은 프로그래머에게 소프트웨어를 설계할 때, 표준형 또는 대체 키보드 레이아웃을 사용하는 타이피스트에게 가하지는 스트레스를 완화시키는 방법을 고려해 볼 것을 제안하였다. 그는 가능하면 컴퓨터 프로그램 시, 키의 사용을 가급적 피할 수 있는 설계를 하고 자주 사용하는 명령어는 보다 적절한 위치에 있는 키에 놓이게 하여 타이핑과 관련된 부상을 감소시켜야 한다고 권고하였다.

대체 입력 방식의 솔루션

음성 인식

음성 인식은 사용자의 목소리를 인식하여 모든 문자 및 숫자 데이터와 명령어를 입력하는 컴퓨터 입력 방식이다. 음성 인식은 매우 제한적 단어로 구성된 프로그램에서 100,000 단어 이상을 인식할 수 있는 프로그램으로 발전하고 있으며, 과거에는 단지 하나씩 분리된 단어만을 인식하였지만 지금은 중간에 멈출 필요없이 자연스럽게 하는 말까지 인식할 수 있다. 이 같은 시스템은 이제 빠른 속도로 보다 자연스럽게 얘기하는 말을 인식하며 이론적으로는 실제 자연스러운 속도까지 인식이 가능하다(150-175 wpm)(Kraat 1987). 정확도는 개선될 것으로 기대되며 특히 단어의 인식과 동음어 사이의 구별을 위해 맥락을 사용하는 수준까지 발전할 것이다.

음성 인식은 목, 등, 상지의 CTD를 초래하는 타이핑을 피하는 방법의 하나로 집중적으로 마케팅 되고 있다. 아이러니하게도 음성 인식을 주요 타이핑 방법으로 사용하는 사람 중 일부에서 성대에 CTD가 발생하였으며(Arnaught 1995; Gooderham 1995; Kambeyanda등 1997), 이는 일부 음성 인식 시스템은 단일한 톤으로 어느 정도 일정한 음 높이와 억양을 유지하며 이야기를 해야 하기 때문이다.

이 같은 음성 인식 시스템은 성대에 과도한 스트레스를 주며 팽창하거나 목이 쉬며 심지어 목소리를 완전히 잃게 만들기도 한다. 보다 새롭고 지속적으로 인식되는 음성 인식 시스템이 이러한 문제점을 개선할 수 있을지는 아직 미지수다. 지속적인 음성 시스템은 음성변화를 보다 더 넓은 범위에서 할 수 있다는 장점이 있지만 사용자로 하여금 보다 빠르고 계속적으로 말하게 함으로써 성대 기관을 긴장시킬 수 있다. 음성 인식 시스템을 일정 기간 이상 사용하는 것을 피하는 것이 성대의 피로와 CTD의 위험을 감소시키는 한 방법이지만 이같은 방법은 직장에서 사용자와 시스템의 성공적인 통합을 저해할 수 있다.

마우스 포인팅 기기와 대체 마우스

인간공학은 급증하는 마우스 및 다른 포인팅 기기의 사용으로 야기된 문제점을 완화시키기 위한 방법들을 언급하면서 시작되었다(Fogelman 과 Brogman 1995; Hamilton 1996; Karlqvist 등 1994, 1998). 표준 마우스 설계 시 다양한 변수들을 제안하고 있다. 마우스 크기의 축소와 사용자의 손 윤곽에 맞게 모양을 바꾸는 것 등이 주로 옹호되고 있는 안이다(표 11.2). 일반적인 마우스 조작과는 전혀 다른 방법으로 그래픽 사용자 인터페이스와 상호작용할 수 있는 기기는 매우 흥미진진하다(표 11.3). 오늘날의 사용자는 다른 조작 스타일(예를 들면, 누르고, 굴리고, 미끄러지는 등)과 컨트롤 변수(예를 들면, 위치와 힘)를 지니며 작동을 위해 사지를 이용할 수 있는(손가락, 손, 머리, 발) 포인팅 기기를 사용할 수 있다.

여러 포인팅 기기는 속도, 정확성, 내구성과 CTD에 대한 감수성 등의 품질 평가를 해야한다. 모든 포인팅 기기가 속도와 정확성 측면에서 동일하지 않을 뿐만 아니라 모든 소프트웨어의 활용에 동일하게 맞지도 않는다. 포인팅의 정확성과 속도에 관한 연구에서 Albert(1982)는 표준형 키보드와 5개의 주요 커서 컨트롤 방식을 비교하였다. 트랙볼은 비교적 모든 다른 방식에 비해 더 정확했으며 반면 터치스크린은 가장 정확하지 않았다. 그러나 터치스크린은 컨트롤에 있어서 가장 빨랐으며 키보드는 가장 느렸다. 일부 기기가 뛰어난 속도와 정확성을 제공하는 반면 손과 전완의 연부조직에 상당한 부하를 주고 있으므로 성능과 안전 사이의 절충을 반드시 고려하여야 한다.

키보드 사용자에게서와 마찬가지로, 팔의 지지는 마우스 사용자에게 보다 편안함을 준다. Karlqvist 등(1998)은 사용자가 팔걸이가 있을 때 표준 마우스를 조작하는 것을 선호했으며 전완을 중간 위치에 유지하는 것이 가능하다는 것을 발견하였다. 사용자 신체의 크기는 마우스 위치선정에 현저하게 영향을 미친다.

끌기(dragging)와 같은 일부 마우스 동작은 특별히 부담스러울 수 있으며 손가락 굴근에 지속적인 부하를 줄 수 있다. 일부 포인팅 기기 제조사는 마우스의 버튼을 계속해서 누르고 있지 않아도 끌기를 할 수 있는 방법을 제공한다. 예를 들면, 끌기 기능을 트랙볼 기구 위에 있는 제 3의 스위치로 전환(lock)을 시키거나 또는 마우스 드라이버 프로그램을 이용할 수 있다. 사용자는 커서를 끌기 모드로 간단히 변경 후 다른 마우스 동작에서처럼 마우스를 움직여 이동시킬 수 있다. 스위치를 풀면 마우스를 정상적으로 되돌려 사용할 수 있다.

인간공학을 활발히 연구하는 연구가는 계속적으로 커서 위치 조작을 위한 혁신적인 방법을 탐구한다. 기기는 높은 성능을 제공해야 하지만 사용자를 위험한 자세 또는 힘에 노출시켜서는 안 된다. 예를 들어, Anir 마우스(Aaras 등 1997)는 곧게 서 있는 스틱을 가볍게 쥐어 커서의 위치를 조작할 수 있게 하였다. 일반적으로 손바닥이 밑으로 가게 하는 위치 대신 전완이 중간 위치에 있게 하여 마우스를 조작하고 마우스의 버튼은 엄지손가락을 가볍게 움직여 작동시킨다. 표준 마우스를 사용했을 때(심지어 전완 지지대를 사용하였지만) 보다 Anir 마우스를 사용했을 때 실험대상자는 총지신근, 척측수근신근, 승모근의 근전도량이 감소하였다(Aaras 등 1997). 또 다른 특수한 대체 마우스는 손가락 움직임을 인식하는 시스템에 기초한 것으로 손가락의 위치와 형태가 저장되어 인식되었다(Ko와 Yang 1997). 이 기술은 잠재적으로 위험한 자세 또는 과도한 힘에 노출되지 않은 채 커서를 직접 조작할 수 있게 해 준다.

[표 11.2] Mouse Pointing Devices

keyboard	Description	Manufacturer	Estimated Cost (U.S. Dollars)
Alps Adjustable	Expands and contracts to fit each hand (see also Alps Professional Mouse, designed to fit right- or left-handed people)	Alps Electric (www.alpsusa.com)	$35
Anir(basic two-button and pro versions)	Designed like a pilot stick; promotes positioning of the supported forearm in midposition; switches activated by thumb	AninaX International AS (www.animax.no)	$100
Contour	Contoured; both left-(2 sizes) and right-(5 sizes) handed versions; sculpted, elevated buttons; programmable software; thumb support; tilted palm support; elevated wrist support	Contour Design (www.contourdes.com)	$80-90
Digitus Magic Click	Finger and thumb groover sculpted into rounded surface activated by thumb and middle finger	Assmann Data Products (www.usa-assmann.com/)	$35
Goldtouch	Designed to support the hand in relaxed, neutral posture; has button-activated scrolling and panning capatbilities	Goldtouch Technologies (www.goldtouch.com)	$60
IntelliMouse	Provides scrolling, zooming, and navigating; comes with programmable IntelliPoint software	Microsoft (www.microsoft.com/products/hardware/inputdev.htm)	$80
MouseMan+	Contoured surface; conveniently located thumb and wheel buttons; programmable software	Logitech(www.logitech.com)	$50-60
Thinking Mouse	Asymmetric shape narrower in the front and wider in the back; sides made of rubberized EasyGrip material, four easy-to-click buttons; programmable software	Kensington Microware (www.kensington.com/products)	$55

Sources: D Carroll. Ergonomic, Adaptive and Alternative Pointing Devices. www.setbc.org/mouselist/; Massachusetts Institute of Technology. Access Technology for Information and Computing. web.mit.deu/athena.mit.edu/[rpkect/atoc/www/omdex.html; Mouse-Group Home Page.www.ami.dlk/mousegroup; and KS Wright, DS Wallach. Pointing Device FAQ.www.tifaq.com.(These sources should be consulted before the purchase of any pointing devices to obtain further detail and user feedback.)

[표 11.3] Alternatives to Mouse Pointing Devices

product	Description	Manufacturer	Estimated Cost (U.S. Dollars)
A3 trackball	Programmable, medium-sized trackball with a button on either side and one below; large base to rest hand	Mouse Systems (www.mousesystems.com)	$40-50
EasyBally	Very large plastic ball(originally designed for use by children bur also useful for those with limited range of motion or problems with fine-motor skills)	Microsoft(www.microsoft.com/products)	$50
Glidpoint/ Power Cat	Finger moves over small, touch-sensitive pad to control cursor position; available in several sizes	Cirque Corporation (www.glidepoint.com)	$30-90
HeadMouse	Tracks a small reflective dot placed on the user's forehead: head movement is translated into cursor movement; portable version gas much smaller tracker unit; button clicks are through an adaptive switch or by dwelling on an image	Origin Instruments (www.orin.com)	$1,300
Jouse	Designed for the user with severe physical limitations; on the end of an adjustable arm that can be clamped to table; mouth or chin controls cursor; sip, puff, and bite switches are used for mouse clicks	Prentke Romich (www.prentrom.com)	$2,000
MicroTrac	Miniature trackball with 3 buttons: one on each side, one above; small enough to hold in hand	MicroSpeed (www.microspeed.com)	$75
Mouse Pen, Computer Crayon, Mouse Pen Pro	All shaped like a pen; pointer control in contact with a surface(e.g., desk, paper, hand); 2 buttons located near the tip for access by index finger; some models have variable pointer acceleration	Questec (www.questecmall.com/Body.htm)	Mouse Pen:$20 Computer Crayon:$13-20 Mouse Pen Pro:$30-40(cordless &80)

[표 11.3] 계속

product	Description	Manufacturer	Estimated Cost (U.S. Dollars)
Mouse-Trak	Large trackball with button on each side, 1 large button below; speed and acceleration control; large padded base on which to rest hand	ITAC Systems (www.mousetrak.com)	$89-295
NoHands Mouse	Operated with the feet: 1 pedal moves the cursor, the other is used for clicking	Hunter Digital (www.footmouse.com)	$250
Orbit, Turbo/Expert Mouse	Orbit: small programmable trackball with a large button on each side Turbo/Expert Mouse: large programmable trackball with a large button on each side	Kensington (www.kensington.com/products)	Orbit:$60 Turbo/Expert: $90-125
Trackman Portable, Trackman Marble	Trackman Portable: small programmable tradkball; hand rests over the main button; thumb controls other buttons and cursor movement Trackman Marble: programmable trackball with a base to rest hand flat; index, middle, and ring fingers each rest on bottons; theumb controls cursor movement	Logitech (www. logitech.com)	Trackman Portable: $50 Trackman Marble:$80

Sources: D Carroll. Ergonomic, The Mouse List: Adaptive and Alternative Pointing Devices. www.setbc.org/mouselist/; Massachusetts Institute of Technology. Access Technology for Information and Computing. web.mit.ede/afs/athena. it.edu/project/atic/www/inedx.html; Mouse-group Home Page. www.ami.dk/mousegroup; and KS Wright, DS Wallach. Pointing Device FAQ. www.tifaq.com/mice.html.)These sources should be consulted before the purchase of any poonting devices to obtain further details and user feedback.)

결론

CTD에 대한 다양한 솔루션은 사용자의 편안함과 효율성을 증대시키고 CTD를 일으킬 감수성을 감소시킨다. 그러나 조절 가능한 작업기구, 대체 키보드 및 포인팅 기기의 사용, 다양한 소프트웨어 솔루션의 도입은 CTD를 해결할 수 있는 일부 방법에 지나지 않는다. 많은 컴퓨터 워크스테이션 사용자 특히 보다 집중적이고 강도 있게 일하는 이들에게는 하드웨어와 소프트웨어의 솔루션 그 이상이 필요할 것이다. 그 같은 사용자는 기기의 적절한 사용방법을 학습할 필요는 물론 자신을 위험으로 몰고 가는 자세와 위치, 일하는 스타일에 대해 인식하는 법을 학습해야 한다. 작업자에게 부상을 줄 수 있는 키보드 기술을 분류법적으로 지속적으로 확인시켜 줌으로써, 충분한 지도로 시정할 수 있는 기술적 에러에 계속적으로 주의를 해야 한다(Pascarelli와 Kella 1993).

많은 연구에서 CTD를 인식하고 보고하며 조치를 요청하게 하는 작업자 교육의 효율성을 조사하고 있다(King등 1997). 작업자가 가지고 있는 특정 습관을 지적하는 것이 종종 유용하다. 예를 들면, 타이피스트가 키보드를 누를 때 사용하는 힘의 양을 관찰함으로써 위험한 업무 스타일을 교정할 수 있도록 개인별로 권고할 수 있다(Feuerstein등 1997).

작업자의 내부 생리적 리듬과 업무에서 정해진 리듬 사이의 공시상태의 부족은 키보드 작업과 같이 본질적으로 계속되는 일에서의 잠재적 주요 스트레스 원인이 될 수 있(Henning등 1992). 작업자에게 자신이 하는 일의 리듬에 더 많은 통제력을 부여해주는 것은 이 같은 스트레스를 줄이는 데 도움이 될 수도 있다.

PART 4

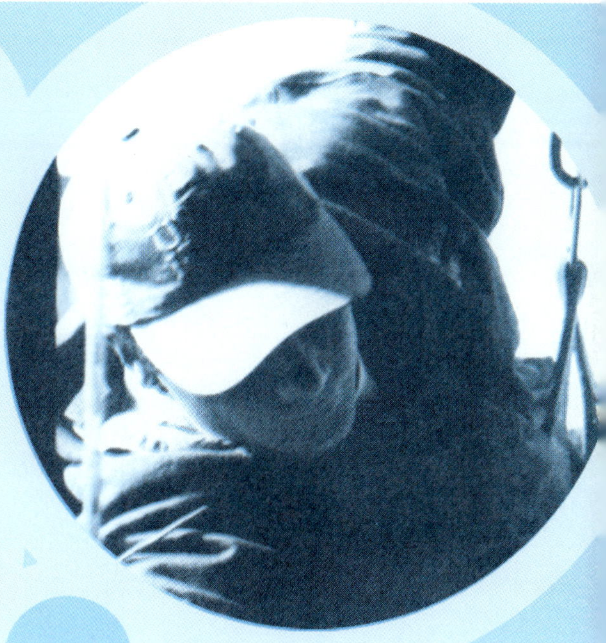

적용방법

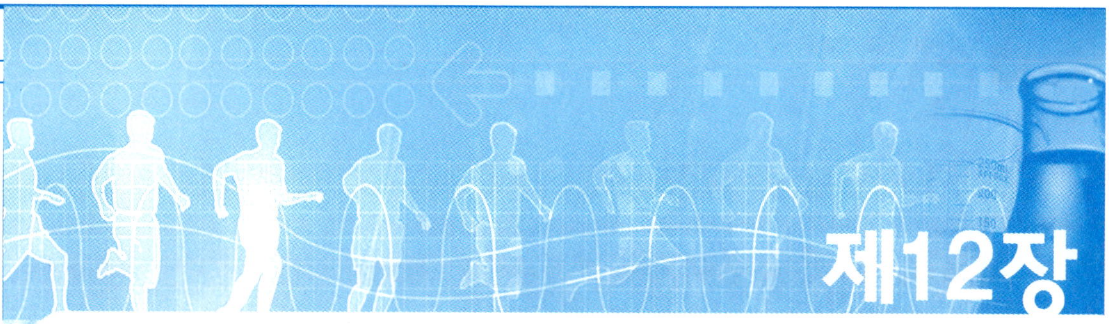

제12장 손상 예방과 장애 관리에 대한 인간공학의 적용

요약

재정 지원과 법적 지원으로 산업계에서 예방과 장애 관리 프로그램의 개발이 장려되어 왔다. 인간공학은 업무와 관련된 부상을 예방하고 성공적으로 업무에 복귀할 수 있도록 도와주는 중요한 역할을 수행한다. 이 장에서는 인간공학적 손상 예방팀과 프로그램 개발에서 필수 고려사항, 그리고 고용주, 손상예방 및 장애관리팀, 컨설팅 치료사의 역할에 대해서 논의하고, 직업안전위생관리국(OSHA)의 지침에 대해서도 논의할 것이다.

격언 "치료보다는 예방이 최우선" 에서 고용주가 작업장에서의 손상과 질병을 감소시키거나 제거할 수 있는 예방 전략을 모색하는 이유를 알 수 있다. 장애 관리 및 조기 작업장 복귀(ERTW) 프로그램 과정 뿐만 아니라 손상이 발생하기 전에 인간공학적 원칙을 적용하게 되면 매우 높은 효과를 거둘 수 있다. 예방 및 장애 관리 프로그램의 개발은 특별한 관심, 책임, 철저한 사전 준비와 계획을 필요로 한다. 이 프로그램은 인간공학팀 또는 개별적인 컨설턴트에 의해 관리되는 성장과 교육의 과정이 되어야 한다.

인간공학과 손상 예방 프로그램에 대한 인센티브

고용주들은 누적외상성 질환(cumulative trauma disorder, CTD)과 관련하여 증가하는 비용을 관리하고 감소시킬 수 있는 여러 가지 방법들을 모색하고 있다. CTD는 1993년에 기록된 작업 관련 질병의 거의 60%를 차지하고(Carson 1994) 노동통계국(Bureau of Labor Statistics)에 따르면, 이 수치는 1994년에 10%나 증가했다고 한다. 1989년 동안 45개 주에서 리버티 뮤추얼 보험회사가 집계한 데이터에 따르면, 미국에서 상지 CTD의 치료를 위한 비용이 5억 6천 3백만 달러라고 추정하였다(Zabel and McGrew 1997). 이 통계수치에는 모든 손상이 포함되었고, 그 중 수근관 증후군과 상지 건염이 가장 많은 비중을 차지하였다.

OSHA에 가장 자주 보고된 질환은 반복적인 외상과 관련된 것이었다(Hansen 1993). CTD는 신체의 마모와 열상을 초래하는 반복적인 기계적 스트레스 또는 스트레인에 의해 야기된 육체적 질병과 손상을 의미한다. 힘을 집중적으로 사용하는 과도한 업무, 불편한 자세, 고도의 반복적인 동작과 결합된 스트레스는 CTD의 발병 위험을 증가시키게 된다(Karwowski and Marras 1997).

고용주는 또한 안전한 작업 환경을 유지하도록 해야 한다. 직업위생과 안전에 관한 법률(1970)에서 "사망 또는 심각한 육체적 해로움을 야기하고 있거나 야기할 가능성이 있는 알려진 위험으로부터 안전한" 작업 환경의 제공이 모든 고용주의 의무 사항임을 규정하고 있다. (Heck Edwards 1990)

1990년에 OSHA는 인간공학적 안전과 건강관리의 표준안을 촉진하면서 정육포장 산업을 위한 인간공학적 지침을 개발하였다.

고용주와 고용인의 약속

완전한 고용주의 이행과 종업원의 참여가 성공적인 예방 프로그램을 가능하게 하는 중요한 초기 요소이다. 많은 산업계에서 고위층 경영진은 목표를 수립하고 작업장의 분위기와 방향에 영향을 준다. 회사의 의사 결정권자는 부상 방지에 대해 성실하게 이행할 수 있어야 하고 인간공학적인 위험을 제거하고 통제할 수 있는 특정 프로그램을 실시해야 한다(Bragg 1996). 이러한 안전의 이행 수준은 생산의 수준과 일치해야만 한다(Jacobs 1995).

고용주의 이행은 분명하게 문서로 작성된 정책이어야 하고 작업 안전, 건강, 인간공학에 대한 목표와 계획을 문서로 정리한 프로그램에 나타나 있어야 한다. 프로그램에 대한 특정 목표는 인력의 건강 및 안전 개선과 유지뿐만 아니라 부상의 감소, 시간 손실 억제, 책임 감소, 생산성 증가, 교대율 감소, 고용인의 사기 진작과 같은 분야에 대해서 분명하게 기술해야 한다(Schwartz 1991). 이 목표와 목적은 작업장의 크기, 문화, 그리고 복잡성과 적합해야만 한다. 프로그램이 개별 회사의 현장에 적용될 수 있는 것이지만 모든 개인의 이 프로그램에 참여해야 한다.

손상 예방이 최우선임을 규명한 후에 고용주는 고용인의 참여를 유발하기 위해 자원과 인센티브를 제공하여 프로그램을 지지하고 있음을 보여주어야만 한다. 소극적인 조직은 외부의 압력, 즉 법정 기소에 대한 두려움, 노동조합의 압력, 외부 기관의 감사, 법률 집행 통지에 대한 개정된 기준 등에 의해 건강과 안전에 대한 정책을 수립한다. 적극적인 조직은 긍정적인 전사적 품질 관리와 동기부여적인 요소에 근거하여 건강과 안전 문화를 발전시킨다(Deith 1995).

혼자서 작업장의 태도, 행위, 디자인, 도구, 장비, 생산표준, 정책, 실행지침을 효과적으로 변화시키기에는 역부족이므로 회사는 외부와 내부 자원의 컨설턴트를 고려해야 한다. 외부 자원의 컨설턴트에는 작업치료사와 물리치료사, 엔지니어, 직업 위생 간호사, 의사, 척추전문의, 운동생리학자, 심리치료사, 장비 판매업자, 보험 전문가, 손실통제 전문가 등이 포함되어야 한다.

이들 개개인은 작업의 일상 업무에는 직접적으로 관여하지 않을지 모르지만, 내부 자원 컨설턴트는 회사에 대해 많이 알아야 하고, 경영진, 감사, 종업원, 조합 대표, 위험관리 혹은 인사관리부서, 회계 책임자, 건강과 안전 책임자, 도구 및 주조 부서, 산업 엔지니어, 현장 혹은 지정 컨설턴트, 의료진, 유지보수 근로자 등이 포함되어야 한다(Melnik 1997). 경영진은 프로그램 개발을 조율하기 위해 참여적인 인간공학 및 프로그램 감독 경험이 있는 개인을 지정할 수 있다.

참여적 인간공학팀

참여적 인간공학이 생소한 것은 아니다. 작업장에서의 인간공학적 문제의 해결을 위한 공식적 비공식적 팀접근법의 성공은 훌륭하게 증명되고 있다(Bohr 등. 1997 ; Guinter 등. 1995 ; MacLeod 1993 ; Melnik 1995 ; Moore and Garg 1996, 1997 ; Owen and Garg 1994). 참여적 인간공학은 건강과 안전 이외의 그룹 활동, 전사적 품질관리, 태스크 포스 과정에 참여할 수 있다. 그룹으로 작업하는 것은 높은 수준의 개인 및 그룹의 성취를 촉진하고 생산성을 높여주며, 참신한 아이디어를 양산하며 보다 합리적인 전략을 사용할 수 있게 되고, 지식의 전이가 자유로워진다(King 1994). 인간공학 프로그램의 맥락에서 참여적인 인간공학은 "이상적인 목표를 얻기 위해 과정과 결과 모두에 영향을 줄 수 있는 충분한 지식과 파워로 자신 스스로 업무 행위의 상당 부분의 계획과 통제에 관여하는 것" (Wilson and Haines 1997)으로 규정되어 왔다. 의사 결정 참여의 유형과 형태 제안된 간섭의 결과에 현저한 영향을 준다. 의사결정에 고용인의 참여는 실행될 결정에 관한 사전 정보를 가지고 있지 않은 것에서부터 그 결정을 만들고 실행하는 하는 것과 관련된 완전한 책임을 지는 것까지 범위가 다양하다(작자 미상 1992 ; King 1994). 고려되어야 할 또 다른 측면은 공식적 & 비공식적 참여와, 정책적 이슈 & 특정 업무 성과 이슈, 직접 & 간접 참여, 생산성의 증가와 참여에 대한 수용을 촉진하는 경영진 통제 & 종업원 통제, 단기참여 & 장기참여(King 1995)이다. 회사의 목표와 사고방식, 그리고 필요 및 크기가 참여 팀의 특성을 결정한다. 인간공학 컨설턴트는 장기간의 비공식적이고 간접적인 프로그램이 인간공학적 변화를 만들고 유지하는데 가장 효과적이었음을 발견하였다.

프로그램 & 과정

손상 예방 프로그램이라는 용어가 중재를 규정하기 위해 사용되어 왔지만 이것은 틀린 표현이다. 프로그램이란 "뭔가를 다루는 계획이나 과정" 을 의미하는 반면, 과정은 "다양한 변화를 유발하는 연속적인 개발 즉, 완성을 위한 과정" 을 의미한다(Guralnik 1982). 손상 예방과 관리는 과정에 해당된다.

손상 예방 팀

참여를 위한 내부 자원이 없는 일부 소규모 기업들은 인간공학 프로그램을 지도하기 위해 외부 컨설턴트와 계약을 맺을 수 있다. 이 경우 손상 예방 팀은 인간공학 컨설턴트와 인사담당 이사, 위험 관리자, 안전 코디네이터 등으로 구성할 수 있다. 비공식적인 팀을 만들어서 필요한 대로 활용하고 목표 분야의 근로자, 직장, 회사에 서비스를 제공하는 전문가들을 포함시킬 수 있다. 팀의 구성원들은 주기적으로 인간공학 컨설턴트와 업데이트된 프로젝트의 진행사항에 대해 정보 공유를 유지해야 한다.

제대로 된 손상 예방 프로그램은 또한 가치 있는 자료의 원천이 된다. 손상 예방은 사전에 대처해야 하며 자극에 대해 민감하지만 손상 감시는 반응이 빠르고 여러 가지 팀 접근법 중에 오직 하나이어야 한다. 손상 예방 팀은 미국 장애인법(ADA)을 준수하고 장애관리에 책임이 있는 사람과 밀접한 관계를 맺어야 한다.

손상 예방 팀의 구성원은 인간공학 원칙에 대한 기초 지식이 있어야 하며, OSHA에 대한 연방법과 주법, 주 근로자 보상법, 노동관계, 기타 회사와 연관된 다른 전문, 무역, 산업 규범에 대해 알고 있어야 한다. 팀의 교육은 계속적으로 진행된다.

팀 리더

팀의 리더는 팀의 각 구성원들의 장점을 인식하고 극대화시킬 수 있어야 한다. 리더는 손상 예방 프로그램의 목적과 목표를 분명히 하고 금융 및 인적 자원에 대해 논의하며, 과거와 현재의 예방 프로그램을 검토하기 위해 경영진과 모임을 가져야 한다.

예방 프로그램의 요소

정육 포장 공장에 대한 OSHA의 지침에 근거하여 기초적인 손상 예방 프로그램은 위험 평가, 작업 현장 분석, 위험요소 예방과 통제, 교육 훈련, 그리고 의료 관리 등을 포함해야 한다(Jacobs 1995).

위험 평가

경영진 혹은 손상 예방 팀은 CTD 사례의 빈도와 중증도의 평가를 포함한 완전한 위험 평가를 수행하여야 한다. 또한 과거 수년 동안 CTD의 발생률, CTD로 인한 손실 작업일수, 현재 사례의 소요 비용, 사례 종료에 따른 예상 비용, 예상 사례의 추정치와 비용, 회사에 미치는 CTD의 충격 등을 조사해야 한다(Ross 1994).

OSHA의 기록과 근로자 보상 기록은 유용한 자료이다. 빈도 및 중증도의 분석이 포함되어야 한다. 빈도는 부서 혹은 직업 분류 내에서 손상의 발생 수치이다. 중증도는 여러 가지로 해석될 수 있는데 가중치로 발전되었다. 여기에는 손실 작업일수뿐만 아니라 직접적으로 발생한 금전적 손실도 포함되어야 한다. 위험은 면담, 브레인스토밍 회의, 혹은 포커스 그룹, 증세 조사, 업무 위험도 설문조사, 표준화된 관찰 기술 그리고 비디오 녹화 등을 통해 규명될 수 있다(Karwowski and Marras 1997 ; Zabel and McGrew 1997).

손상 예방 프로그램 팀은 인간공학적으로 의심스러운 요인인 경우만을 대상으로 하여야 한다. 인간공학이 아닌 자료는 사후 점검을 위해 안전 팀에게 제출되어야 한다. 팀은 설정된 수준을 넘어서는 손상 데이터와 목표 분야를 분석한다. 통계요원 혹은 통계 분석의 경험이 있는 사람을 포함시키는 것이 유리하다.

위험률이 높은 분야의 직업은 좀 더 세밀한 인간공학적 직업 분석을 수행해야 한다. 케이셀링(Keyserling)은 인간공학 자료의 수집을 도와줄 수 있는 인간공학 체크 리스트를 권고한다. 이 체크리스트를 결정하는 두 가지 중요한 요인은 사용자의 전문성 수준과 수집된 자료의 의도된 사용이다(Keyserling 등 1992). 작업이 가능한 분석 시스템의 적용으로 생체역학적 모델을 통한 자세 분석이 가능하다(Lee and Chiou 1995). 위험성의 평가 분야에는 다음의 내용이 포함된다(Ayoub 등 1997; Karwowski and Marras 1997; Zabel and McGrew 1997).:

- 과도한 힘이 가해지는 작용
- 워크스테이션 또는 도구 디자인
- 불편한 자세 (정적인 자세와 작업 중 자세)
- 들어올리기
- 진동
- 온도
- 작업 강도와 기간
- 분당 또는 교대 시간당 반복 횟수
- 기계적 스트레스
- 업무 조직
- 단순한 작업
- 요구되는 인지 수준
- 노력, 동작, 자세의 지속
- 장갑의 사용
- 부족한 휴식 시간

위험율이 높은 부서는 종종 두드러진다. 보험 조정관들이 세부 사항을 조사하지 않고도 위험한 분야를 식별할 수 있지만, 분석을 통해 문제의 정도와 보험료 및 의료비용에 의해 야기되는 손상의 재정적 영향을 확인할 수 있어야 한다.

팀이 인간공학의 해법을 통하여 부상 위험을 규명하고 개선함에 따라 사고 발생 통계치가 변화한다. 이전까지 문제가 하나도 없었던 부서가 잘못 만들어진 비용 절감책 또는 분리된 경영 시스템에 의해 조장된 구조조정 등으로 갑자기 "위험" 리스트의 제일 우선 순위로 등장할 수 있다. 그 하나의 예로써 업무량이 증가하거나 직원을 해고하는 부서를 들 수 있겠다. 단기간의 비용 절감을 선호하는 관리자는 근로자 보상 클레임 혹은 생산성 상실이라는 보다 큰 잠재적 비용이 있다는 것을 깨달을 필요가 있다. 이 경우 잠재적 비용에 근로자가 부상으로 다시 업무에 복귀하지 못할 때 발생하는 직원 채용, 고용, 그리고 새로운 직원을 훈련시키는 것과 관련된 비용이 추가로 요구된다.

손상의 통계 수치가 상승하는 부서의 최고 책임자는 손상 예방팀에 값진 정보를 제공할 수 있다. 손상 예방팀은 그 부서의 자료에 대한 내부적인 통찰력을 가지고 있는 최고 책임자에게 공식적인 설명을 요청할 수 있다. 부서의 최고 책임자, 감독관, 혹은 경영진을 대하는 손상 예방팀의 접근 방식은 인간공학적 통제 노력으로부터 미래의 교신과 결과를 결정하는데 도움이 된다.

작업장 분석

작업장 분석에는 잠재적으로 해로운 스트레스 요인들을 제거하거나 제한하기 위한 근로자의 실행과, 환경 및 직무상 위험 요인의 평가가 포함된다. 준비 단계에는 과거와 현재의 손상과 관련된 종업원 자료의 평가, 객관적인 직무분석, 그리고 근로자와의 인터뷰 등이 포함된다. 작업장 분석은 인간공학적인 위험요인을 인식하고 규명하며 교정하기 위한 것이다. 작업장 분석을 수행하는 이유에는

- 교육과 훈련을 위한 준비
- 인간공학적 과정의 지속
- 손상 후 문제를 경험하거나 업무에 다시 복귀한 근로자와 관련된 직무 평가(Melnik 1997)

회사 외부의 인간공학 컨설턴트는 근로자가 속한 공장의 제조 과정과 제품 개발 과정을 걸어서 답사할 것을 요구할 수 있다. 이 기간 중에 컨설턴트는 또한 잠재적인 인간공학적 문제를 확인해야 한다. 또한 근로자와 대화를 나눔으로써 공장의 분위기와 작업에 관한 통찰력을 얻을 수 있다. 그러나 직접 도보로 답사하는 것만이 위험 요인에 대한 중요성, 빈도수, 노출 기간 등을 결정하는데 충분한 것은 아니다. 이는 근로자와 감독관과의 면담 혹은 위험요인의 체크리스트를 복합적으로 활용할 때 향상될 수 있다(Karwowski and Marras 1997).

다음은 인간공학적 작업장 분석을 위한 기본 지침이다.

1. 파일로 보관된 업무의 성격 또는 분석을 통한 작업에 대한 질문 형식의 일반적인 정보와 직업 분류 사전의 확보(미 노동부 1991), 그리고 근로자 인터뷰. 깨끗한 사진 혹은 비디오테이프 확보.
2. 분석대상 분야의 관리자 혹은 감독관 접촉
3. 분석 대상의 숙련공, 손상을 입지 않은 근로자와의 면담. 손상을 입은 근로자를 위한 인간공학적 중재에 관한 분석이라면 특히 중요하다. 동일한 위치에 있는 근로자의 작업 행태를 비교하라 (Anderson 1995).
4. 가능하면 몇 가지 업무 주기를 위한 작업을 관찰하고 특정 업무 성과의 빈도수를 문서화하라.
5. 작업장과 근로자의 권장 사항에 기준한 작업장과 근로자 측정
6. 근로자가 다루는 도구, 장비, 보조도구, 제품 등의 무게를 달고 측정한다.
7. 작업장의 레이아웃을 문서화(사진, 그림 등)
8. 관련 높이와 거리를 문서화
9. 업무와 관련된 위험 요인 규정. 해결 방안은 그 일에 관해 제일 많이 알고 있는 개인의 도움으로 개발되어야 함.
10. 가능한 인간공학적 중재를 위한 추천
11. 현재의 문제점과 권장사항, 스케줄, 비용 등을 제시하기 위하여 관련있는 경영진, 감독관, 근로자와의 회의 계획

위험 예방과 통제

위험 예방과 통제는 특정 작업 환경에 인간공학적 원칙을 적용하는 것을 말한다. 인간공학적 간섭은 초기에 CTD의 증가를 야기할 수 있다. 왜냐하면 근로자들이 근골격계 증상의 초기 진단이 중요함을 깨닫기 때문이다.

손, 손목관절, 어깨, 그리고 목 등의 반복적인 동작은 작업장에서 흔한 일이다. 회복에 걸리는 시간이 부족할 경우 염증을 일으키게 된다. 근육을 너무 많이 강제적으로 혹사시키면 그에 상응하여 건의 미세 구조를 압박하는 스트레칭이 일어나고 이것은 허혈과 건의 미세한 열상, 그리고 염증을 유발

한다. 신체가 다른 물체(보통 날카롭고 딱딱하거나 견고한 물체)에 압박되면 건과, 신경 혹은 다른 연부조직에 기계적인 스트레스가 발생한다. 한 예로 딱딱하고 날카롭거나 짧은 도구 손잡이에 의한 손바닥의 연부조직에 가해지는 스트레스를 들 수 있겠다. 기계적인 스트레스는 또한 상당 시간 책상의 날카로운 끝부분에 손목을 기대고 있을 때도 발생한다. 기계적인 스트레스는 염증을 유발하고 신경 압박을 초래한다. 불편하거나 움직임이 없는 자세에서 행해지는 작업은 근육의 수축에 의한 기계적 스트레스를 증가시켜서 만성적인 국부 통증과 피로를 유발한다. 전기 도구, 사포기, 완충기, 그라인더 등의 충격으로부터 상지에 전해지는 진동은 순환계와 신경계의 손상을 일으킬 수 있다. 손으로 잡는 도구 중 진동이 심한 도구는 컨트롤하기 위해 꽉 잡아야 하기 때문에 지속적인 피로를 일으키게 된다.

차가운 온도는 조직의 순환을 감소시키고 근육의 반응 시간을 늦추며 운동의 기민성과 효율성을 감소시킨다(Snook et al. 1988).

등 근육 역시 과도하게 사용되고 염좌나 좌상을 초래할 우려가 있다. 정적 자세는 요추 추간원판의 영양상태를 감소시키고 점차적으로 디스크의 쇠약과 퇴화를 유발한다. 가늘어지고 영양 상태가 좋지 못한 추간원판은 관절와의 긴장과 이탈구를 유발하고, 주변 조직의 열상을 일으킨다(Seymour 1995). 작업과 관련된 요추 질환은 누적되는 노출 혹은 들어올리기, 구부리기, 물건 나르기, 밀기, 잡아당기기, 잡기 등의 행동에서 발생되는 과다한 피로에서 유발될 수 있다. 직업에 대한 불만족, 사회적인 지원, 책임의 수준, 가족의 문제 등이 요추 질환 발생의 심리사회적인 요인으로 규명되어 왔다(Ayoub et al. 1997). 업무 조직과 심리사회적 요인이 일에 대한 반응에 영향을 미치고 손상이나 질병에 잠재적인 영향을 미친다. 생산성을 위한 요구사항, 장려 제도 혹은 성과급제, 연장 근무, 회사의 인원감축, 해고 등이 그러한 요인들이다.

예방 통제

직장생활 중의 손상 또는 질병은 근로자와 작업장 모두에 영향을 미친다. 손상과 질병을 예방하기 위한 기법에는 엔지니어링 통제, 관리적 통제, 개인적 보호 장구의 착용 등이 포함된다.

엔지니어링 통제는 워크스테이션, 도구와 기계 등의 개조를 통해 작업장의 레이아웃, 환경, 생산 과정 등을 변화시키는 것이다. 이 방법이 흔히 최선이며 오래 지속되는 방법이지만 일반적으로 가장 비용이 많이 소요된다(Snook et al. 1988; Zabel et al. 1997). 한 가지 예를 들면, 요통이 있는 근로자에게 작업상 앉기/서기를 반복적으로 해야 하는 경우에 유압 상승식 조절 장치가 달린 워크스테이션을 제공하는 것이다.

관리적 통제는 근로자에 대한 위험 요인을 감소시키기 위한 시도로써 현재 위험 요인 노출의 지속성, 빈도수 그리고 중증도를 줄이기 위해 경영진이 결정하는 것을 말한다. 그 예는 직무로테이션, 직무 확장 혹은 강화, 작업 스케줄, 작업 방법의 수정, 자동화 등이다(Jacobs 1995).

개인적인 보호 장구에는 안전 글라스, 보호 의복, 귀마개, 머리, 손, 발 가리개, 환기와 호흡기 장비 등이다. 개인 보호 장구는 해로운 상태에 노출될 가능성 또는 효과를 감소시킨다.

무리한 작업

대부분의 무리한 작업은 들어올리기, 굽히기, 밀기, 잡아당기기, 붙들기 등과 관련이 있다. 올바른 도구 사용법을 위한 몇 가지 기법이 있다. 일반적인 지침은 다음과 같다(Anderson 1995; Karwowski et al. 1997; Laing 1993; Pheasant 1991a).

1. 기계적인 도움을 사용하라.
2. 도구 다루는 일을 줄이도록 업무를 재편성 한다.
3. 근로자들에게 올바른 도구 사용법과 인간공학적 원칙을 교육한다.
4. 좋은 연결장치(손잡이 부분)와 바닥면을 제공한다.
5. 뻗고 밀고 당기고 들어 올리는 거리를 최소화한다.
6. 구부리거나 들어 올리는 것을 피하기 위해 들어 올릴 부하의 위치를 높인다.
7. 기계 장치, 컨베이어, 바퀴 유지, 개조된 바닥 표면, 가벼운 병 소재(즉, 플라스틱 VS 나무), 분할된 화물, 가능할 경우의 도움 등을 이용함으로써 요구되는 힘을 최소화한다.
8. 척추의 생리적 만곡을 유지한다.
9. 적당한 휴식을 통해 무거운 것을 드는 일을 최소화하고, 극단적인 환경 변화 혹은 업무 방법의 변경을 위한 조정 시간을 제공한다.
10. 컨베이어, 슬라이드 혹은 자동 운반 장치를 사용하여 밀고 당기는 일을 감소한다.
11. 손수레 손잡이를 바닥으로부터 35~50 인치 정도 위에 달고 짐을 잘 붙들어 잡는다.
12. 양 팔을 몸에 붙인다.
13. 짐을 몸에 가까이 하고 발을 지지할 수 있게 안정된 자세에 놓고 이동하고자 하는 쪽으로 발

을 옮기며 다리로 들어 올린다.

14. 들어 올릴 때 측방으로 몸을 틀거나 구부리지 않는다.
15. 올바른 도구 손잡이를 고르고 청결(예를 들면, 기름제거)을 유지하며, 적합한 크기와 길이를 선택하여 마찰을 관리함으로써 무리하게 손잡이를 잡거나 쥐지 않도록 한다.
16. 완충 장치, 토크 반응 바, 하위 세팅, 감속, 서스펜션, 기계유지 및 마운팅 그리고 노출시간의 감소로 토크와 진동을 제한한다.
17. 힘을 절약하기 위해 파워 도구를 사용한다.
18. 미끄러지지 않고 구멍이 없고 전도성이 없는 손잡이가 달린 도구들을 제공한다.
19. 바닥 표면을 관리하여 마찰을 조절한다(예를 들면, 균열, 노후 보수). 손수레나 바퀴가 달린 장치에 적합한 형태와 크기의 다리 바퀴만 사용한다.

반복적인 작업

반복은 시간, 1일 혹은 주기당 반복되는 숫자로 측정한다. 반복적인 작업은 증명된 모든 인간공학적 위험 요인의 효과를 배가시킨다(Anderson 1995). 중재를 위한 고려 사항은 다음과 같다.

- 기계 장치나 전동 기구가 반복적이거나 지속적인 과도한 업무의 빈도수 또는 지속성을 감소시킬 수 있는가?
- 반복적인 작업에 대한 노출을 업무 확장, 다양화, 업무 순환, 도는 작업인원의 증가 등으로 감소시킬 수 있는가?
- 생산 할당량은 유동적인가? 생산 라인 혹은 생산 속도를 늦출 수 있는가?

작업장의 설계

피로와 손상을 최소화하기 위해 다양한 종류의 업무에 맞는 서로 다른 높이가 필요하다. 작업 대상 물체의 높이는 작업대의 높이 보다 더욱 중요하다(Carson 1994). 정밀 작업 혹은 글을 쓰는 일은 주관절 높이보다 적어도 2인치 위에 위치해야 한다. 키보드와 마우스는 주관절 높이에 위치해야 한다. 가벼운 조립 작업은 주관절 보다 몇 인치 정도 아래에 위치해야 한다. 과도한 작업의 경우에는 적어도 주관절 보다 4인치 아래에 위치해야 한다.

작업장은 자주 사용하는 도구와 부품을 손쉽게 접할 수 있도록 설계되어야 한다. 사용되는 물품들은 작업자의 주관절에서 손끝까지의 거리의 몇 인치 이내에 위치해야 하며, 작업자 전면에서 90도 아크 이내와 팔꿈치와 어깨 사이에 위치해야 한다. 작업장은 움직임을 자유롭게 할 수 있고, 체간과 상지의 중립자세를 유지할 수 있으며 자세변화도 가능해야 한다.

손목은 중립 자세를 유지하고 15도 이상 편위된 자세가 되서는 안된다. 과도한 전완 회전과 반복적인 회내 또는 회외 자세는 피해야 한다. 주관절은 가슴 높이 이하에서 움직여야 하며 최대한 체간에 가깝게 붙여야 한다. 자주 어깨 높이 위로 뻗고 체간으로부터 벗어나거나 뒤로 움직이는 동작은 위험요인이며, 특히 팔을 최대한 신전시킬 경우에 위험 요인이 발생한다.

앉기는 체간과 다리가 편안하게 지지될 수 있도록 조정할 수 있어야 하고, 등받이 각도 조절, 적절한 요추지지, 등받지 높이 조절, 그리고 좌석 높이 조절이 가능해야 한다. 선택사양으로 앉은 자세에서 전방으로 미끄러지는 것을 예방하기 위한 착석시스템과 세가지 방법으로 조절이 가능한 팔걸이가 있다.

저온과 고온

추운 환경은 민감성과 기민성, 그리고 근력을 감소시킬 수 있다(Anderson 1995). 더운 환경에서는 쉽게 피로해지고 근육이 약해지며, 아이 글라스를 끼면 잘 안보이고 땀이 많이 나면 물건을 쥐기가 힘이 든다. 적합한 개인 보호 장구를 사용하여 노출 시간을 줄이고 업무 순환을 하며 적당한 환기를 시켜 주는 것이 적절한 조치이다.

조명

시각적 관점에서 작업 환경의 설계와 작업 평가를 하는 것이 중요하다.

그 이유는

- 작업의 시각적인 요소가 머리와 목의 자세를 결정하고
- 시각을 요하는 업무 혹은 잘 안 보이는 조건은 눈의 피로와 긴장을 초래하고
- 가시성, 가독성, 분명한 시각적 환경은 작업의 효율과 안전을 위해 매우 중요하고
- 심미적인 시각 환경은 작업 생활의 질을 위해 중요하기 때문이다(Pheasant 1991b).

컴퓨터 작업을 위해서는 눈부심 정도를 평가해야 한다. 창문과 관련하여 빛의 방산과 눈부신 화면,

작업 조명, 그리고 자세의 변화를 조절할 수 있다.

작업 조직

인센티브 지불 구조, 고정된 휴식시간, 의무적인 연장 근무, 업무 과다, 생산 라인, 마감시간에 쫓기는 프로젝트, 교육을 잘 받지 못한 또는 기술이 부족한 근로자, 그리고 다른 심리사회적인 요인들이 업무와 관련된 스트레스, 근육 긴장, 피로, 육체적인 불편함을 증가시킬 수 있다(Williams 1993).

교육 훈련

교육 훈련이란 인간공학적 예방과 장애 관리 프로그램에 관한 모든 방면에서의 훈련을 제공하는 것을 말한다. 모든 신규 종업원은 인간공학적 훈련을 받아야 한다. 관리자 또는 감독관은 근로자가 건강에 해를 주지 않고 안전한 작업 공정을 준수하는지 확인할 책임이 있고 또한 위험도 평가, 작업 현장 분석, 업무 복귀 프로그램에 참여하여야 한다.

교육은 확실한 손상 예방과 관리 프로그램을 위한 필수 선행 요소이다. 경영자와 종업원 사이의 커뮤니케이션 라인이 가끔 혼동되거나 전혀 없는 경우도 있다. 훈련 프로그램에는 기본적인 인간공학적 원칙, 조치, 업무 분석의 기술, 재설계 등이 포함된다. 감독관은 작업자가 안전한 작업 규정을 준수하고 CTD의 신호나 증상, 업무 복귀 과정, 개정된 업무 혹은 과도기적 작업 프로그램, 업무에 적합한 체력 평가, 인간공학 원칙 등에 대한 설명서가 필요한지를 확인할 책임이 있다. 작업자를 교육시키는 몇 가지 요령은 다음과 같다(Quinn 1988).

- 교육생의 문자와 언어로 프로그램을 개발
- 뚜렷하고 분명한 목표 설정
- 가장 중요한 사실에 대한 간략한 개요와 요약으로 각 프로그램을 시작하기
- 각 프로그램에 손쉽게 응용할 수 있는 평가 메커니즘의 확립
- 전통적인 강의 방법으로 참여적인 교수 방법 사용하기

교실에서의 브레인스토밍, 그룹 토의, 경험 공유, 소그룹 연습, 문제 해결, 실전 훈련, 인간공학적 테스트의 실시, 역할 놀이, 새로운 방법의 실행 등을 통한 참여를 권장한다.

의료 관리

의료관리를 위해서는 시의적절하고 비용 효과가 높고 적절한 예방과 치료 조치를 제공할 수 있는 의료 전문가를 선택해야 된다. 예방 프로그램에서는 인간공학 팀의 일원인 의료 서비스 제공자와 함께 의료 관리 시스템을 구비해야 한다(Jacobs 1995). 의료 서비스 제공자는 조기 진단, 보고, 불편 사항에 대한 가능한 치료 등을 제공할 책임이 있다. 또한 산업과 업무에 필요한 것, 요구되는 근로자의 능력 등에 대해 서로 잘 알고 있어야 한다. 건강관리 프로그램에는 체계적인 평가 과정, 보수적인 치료 프로토콜, ERTW 프로그램, 손상 전후 평가, 치료 결과 자료 등이 포함되어야 한다(Zabel 등 1997).

고용주와 의료 전문가는 예방과 장애 관리를 위해 모의 작업 시뮬레이션을 사용한다. AT&T Bell 실험실의 메디컬 프로토콜에는 의학적 평가 동안 인간공학적 실험실의 전형적인 시뮬레이션이 포함된다. 종업원은 작업 환경을 시뮬레이션하기 위해 실험실에 장비를 설치하고 전형적인 작업 활동을 한다(Guinter 등 1995). 의사 혹은 의료 서비스 전문가는 시뮬레이션을 감독할 수 있다. 기본적인 인간공학적 훈련을 이 기간에 실시할 수 있다. 고용주는 전통적인 임상 중재인 현장 재활 프로그램을 통하여 예방과 조기 중재의 중요성을 깨닫는다(Holmes- Enix and Lopez 1998).

건강 관리 제공자는 예방 교실, 고용 전 심사, 사전 육체적 요구 테스트, 스트레칭과 준비운동 교실, 직업 상담, 휘트니스 평가, 급성 치료 서비스, 모의 작업 혹은 시뮬레이션, 인간공학 상담, 직무 분석 등을 포함하는 모든 서비스를 제공할 수 있다.

프로그램 평가

예방 프로그램은 프로그램의 효율성과 부족함 등을 문서화한다. 회사는 반드시 위험 분석 자료를 바탕으로 프로그램 평가 계획서를 만들어야 한다. 프로그램 평가는 질적, 양적으로 모두 진행되어야 한다. 질적인 면에서는 조직의 필요와 측정 가능한 예방 프로그램의 목표 확립이 고려되고, 양적인 면에서는 손실 시간, 시간에 따른 경향, 손상의 형태, 업무 복귀 통계와 같은 숫자적인 측면이 고려된다. 결과에 대한 평가에서 예방 프로그램의 목표를 명확하게 규명하여야 한다. 성공적인 프로그램의 지표를 규정하는 것은 프로그램을 실행하기 전에 유익하다.

팀은 개별 훈련 결과와 시스템 평가를 포함할 수 있다(Schwartz 1997).

손상의 발생 가능성 상존

예방을 강조하는 인간공학 프로그램에도 불구하고 손상은 여전히 발생할 수 있다. "많은 조직에서 외상은 직업 손상의 절반 이상을 차지한다. 여기에는 반복적인 좌상, 수근관 증후군, 척추 손상, 그리고 기타 연부조직 등이 포함된다"(Barge and Carlson 1993).

인간공학과 장애 관리

인간공학은 예방의 차원을 넘어서 손상이나 질병이 발생한 이후의 장애 관리에서도 중요한 역할을 한다. "인간공학은 손상 혹은 장애 관리에서 중추적인 과학 분야이다. 일반적인 손상을 방지하는데 목적이 있을 뿐만 아니라 손상을 입거나 다른 제한 요소를 가지고 있는 작업자를 일터로 복귀시키는데 중요한 역할을 수행한다"(Shrey and Lacerte 1995).

상담가로서의 치료사

장애나 단기 혹은 장기의 육체적, 감각적, 정신적 제한이 있는 종업원을 고려하여야 한다. 이러한 제한 요소로 인해 일시적 혹은 영구적으로 일상의 작업을 할 수 없는 경우도 있다. 종업원이 부상을 당했을 때, 인간공학을 교육받은 치료사가 종업원의 회복과 복귀를 위해 결정적인 도움을 제공할 수 있다. 컨설팅 치료사는 고용주에게 적합한 업무 복귀 프로그램, 작업장의 재설계, 근로자를 위한 장기적인 해결방안에 관하여 조언할 수 있다. 손상을 입은 근로자는 초기에 전혀 다른 장소에서 다른 업무를 수행하는 ERTW 프로그램에 배치될 수 있다. "물리적 작업 장소, 일의 접근 방법, 작업장의 디자인 등을 변화시킴으로써 업무 복귀가 가능하거나 장애가 남을 수 있는 차이를 만들 수 있다"(Akabas 등 1992).

훈련된 치료사는 고용주에게 사내 혹은 사외 인간공학 상담 서비스를 제공할 수 있다. 사내 상담 치료사는 자체적으로 보험을 들고 관리하는 조직의 일원이다(예를 들면, 회사 종업원의 보상과 건강 그리고 책임보험을 유지하고 관리하는 회사). 사외 컨설턴트로서 활동하는 치료사는 개인적으로 개업을 하고 동시에 여러 회사에 인간공학적 조언을 한다. 자격 있는 업무 수행을 위해 치료사는 스스로를 컨설턴트로써 활동하기 이전에 충분한 훈련과 경험을 쌓아야 한다. 컨설팅을 하는 치료사는 치료하는 치료사와 다른 의무를 가지며 서비스를 제공하기 이전에 스스로의 역할에 대해 자신감을 가져야만 한다.

인간공학위원회의 위원으로써 컨설팅 치료사는 많은 문제를 고려해야 한다. 다양한 질병과 손상 과정에 바탕을 둔 현재와 미래의 기능적 능력과 한계에 대한 지식은 손상 자료의 분석시 예리한 통찰력을 길러준다. 직무 분석, 인간공학적 원칙, 근골격계, 심리사회적 과정에 대한 지식은 인과관계와 치료교육에 대하여 뛰어난 통찰력을 가지도록 도와준다.

장벽과 관리

산업 재해를 입은 이후에 직장으로 복귀하는 과정에는 종종 장벽이 존재한다. 보복에 대한 두려움, 작업의 안전성에 대한 걱정, 손상을 입게 된 장비에 대한 두려움, 개인적인 충돌, 재정적 문제, 근로자의 역할 축소, 손상을 입은 근로자에 대한 고용주의 행동에 대한 나쁜 감정 등의 모든 요인이 직장으로 복귀하는 것의 잠재적인 방해 요인이다. 산업 재해가 아닌 재해를 당한 근로자도 많은 면에서 동일한 장벽을 느낀다. 이 분야에 대해 잘 알고 있는 고용주라면 이러한 문제들을 즉각적으로 종합적인 장애 관리 프로그램을 통하여 다루게 된다. 손상의 순간에서부터 현명한 고용주는 정서적, 재정적 원조를 제공한다. 또한 손상을 입은 근로자는 회복 과정과 실행되어야 할 일들에 대한 분명한 정보를 필요로 한다.

어떤 근로자는 갑작스런 부상을 입는 반면(예를 들면, 충돌 부상) 어떤 근로자는 클레임을 제기하기 이전에 장기간에 걸쳐 증상을 경험한다(예를 들면, 수근관 증후군). 이 두가지 경우는 열악한 근로환경에 기인한다. 어떤 근로자들은 급성(부러진 팔)과 만성(관절염)상태 모두를 포함하는 근무시간 이외의 손상을 입기도 한다. 컨설팅 치료사의 목적은 작업 환경과 개별 근로자의 여건이 잘 맞는지를 확인하는 것이다. 손상을 입은 근로자를 동일한 업무로 복귀시키는 것은 역효과를 불러일으킨다. 이런 측면에서 인간공학은 그룹 차원에서 개인 차원으로 이동한다. 적극적인 모드에서는 인간공학이 근로자의 최선의 육체적, 심리적 범위에 제일 잘 맞는 것을 확인하기 위해 그룹에 적용된다. 수동적인 모드에 적용될 때(즉, 질병 혹은 손상 이후)는 치료사는 개인의 한계와 능력과 비교하여 환경에 맞는 지를 본다. 치료사는 무해한 관점에서 뿐만 아니라 잠재적인 치료 가능성의 관점에서도 작업 환경을 볼 수 있다. 치료적으로 볼 때 작업은 단계적 활동에 해당된다.

조기 복귀 프로그램

인간공학과 산업 재활에 숙련된 치료사는 또한 ERTW 프로그램 개발자 혹은 전문가로써 상담을 통하여 회사의 최종 결정에 지대한 영향을 미칠 수 있다.

이러한 프로그램은 부상당했거나 아픈 종업원들을 가능한 한 빨리 업무로 복귀시키는 것을 도우며 육체적인 황폐화와 의도된 유기행위에 대해 고용주에게 갖는 분노와 같은 이차적인 장애요인을 막는다. "손상에도 불구하고 근로자는 작업장에 소속된 가치 있는 종업원으로 계속해서 인식되어야만 한다. 그렇지 않으면 그 근로자의 무능력은 스스로 작업시간 손실을 초래하고 보다 더 심각한 직업적 무능력을 초래한다"(Shrey and Lacerte 1995). ERTW 프로그램은 시간의 손실로 귀결되는 산업 재해 또는 질병을 겪고 있을 때에 회복을 최대화시키는 한편 고용주의 비용을 절감하는 방법이다. 예를 들면, 1997년 캘리포니아에서는 근로자에게 지불되는 임시 장애 보상액이 일주일에 448불이었다. 본래 고용주는 손상을 입은 근로자가 집에서 쉴 수 있도록 상당한 금액을 지불한다. ERTW 프로그램은 종합적인 장애 관리 프로그램의 중요한 부분이다. "조기 복귀는 성공적인 재활 결과를 달성하기 위한 공식의 나머지 절반이다"(Shrey and Lacerte 1995).

성공적인 ERTW 프로그램을 개발하고 관리하기 위해서는 산업 재활의 폭넓은 분야에 대해서 박식한 사람이 필요하다. 프로그램의 전문가는 다음과 같은 다양한 주제에 대해서 잘 알고 있어야 한다.

- 손상의 신체적, 환경적, 심리적 원인
- 보험업자, 고용주, 의사, 치료사, 종업원의 관계
- 직무 분석과 종합
- 인간공학의 원칙과 실제 응용
- 회복 지연을 방지하는 이론과 실무
- 손상, 질병, 회복 과정의 특성과 전형적인 진행 과정

또한 ERTW 전문가는 환자를 다루는 기술이 뛰어나야 하고 의사 및 보험전문가의 전문 용어를 이해하고 의사소통할 수 있으며, 프로그램을 준수하도록 다른 사람을 설득할 수 있어야 한다.

ERTW 전문가는 의료적 제한 사항을 고려하여 필요한 업무를 평가하고 작업자의 능력에 부합하도록 업무를 상향 또는 하향 조정하거나 대체하여야 한다. 제한 사항이 불명확하면 치료사와의 대화를 통하여 명확히 해야 한다. 만약 조금의 의심이나 고려 사항이 존재하면 작업 한계 예비 검사를 통해

손상을 입은 근로자의 실제 능력에 대한 정확한 자료를 얻을 수 있다. 근로자가 업무로 즉각 복귀하는 목표를 달성하고 이차적인 장애를 예방하며 작업 수행력을 개선함으로써 숙련된 ERTW 전문가는 시간의 경과에 따른 내성(한계)을 개선하는 업무 구조를 만들 수 있다.

세가지 형태의 ERTW 프로그램이 많이 사용되고 있다.

1. 임시 작업 할당(TWA): 일반적이고 통상적인 작업의 성과를 달성하는데 일시적인 제한이 있는 작업자에게 자신의 제한 내에서 할 수 있는 임시적인 업무를 제공해준다.
2. 수정된 작업 할당: 일시적인 제한이 있는 작업자에게 자신의 정규 업무의 일부분을 할 수 있는 임시 작업 혹은 정규 업무를 할 수 있는 수정된 방법을 제공한다.
3. 임시적인 재배치: 일시적인 제한이 있는 작업자를 자신의 제한된 능력으로도 할 수 있는 공석인 임시직에 재배치한다(Wright 1997).

가벼운 일(light duty)은 종종 ERTW 프로그램을 설명하는데 사용되지만 이러한 일은 다소 가치가 떨어지는 것을 의미한다. 조기 복귀 프로그램은 가벼운 일을 선호한다.

임시 행동의 각 형태에서 작업자는 회복 이후에 합리적인 기간 이내에 업무로 복귀할 것으로 예상된다. 프로그램은 일반적으로 기업의 문화에 따라 임시직을 할당하거나 임시 재배치를 한다. 작업자가 영구히 일반적, 통상적 업무에 복귀하지 못할 경우에는 프로그램이 더 이상 적합하지 않게 된다. 그러면 손상을 입은 작업자는 잠재적으로 미국장애인법의 도움을 받을 수 있게 되고 직업재활 서비스를 받을 수도 있다.

위에서 규정된 ERTW 의 세 가지 유형 중에서 작업자의 보상비용을 통제하는 수단으로 가장 유용한 것은 TWA이다. TWA는 만들어진 일에 기초하며(즉, 다른 업무의 부분으로부터 조합된 작업), 그 업무를 수행하는 근로자를 위해 특별히 만들어지고 보통의 업무와는 다르다. 의사에게서 제한적인 요소를 받은 이후, 작업은 제한 요소, 작업자의 현재 기술 수준, 잠재적인 작업자와 작업장의 인간공학적 궁합, 그리고 조직의 필요성을 바탕으로 재형성 된다. 작업자의 능력이 개선됨에 따라 직무를 다시 선택할 수 있다. TWA 업무는 정해진 일정 기간이 지나면 그만두게 된다.

TWA의 중요한 면은 임시적으로 만들어진 업무가 미국 장애인법이나 연관된 규정에 연루되지 않는 경향이 있다는 것이다. 미국 장애인법에서는 업무를 합리적인 조정으로 인식하지 않는다. 왜냐하면 업무는 인위적이고 일시적이기 때문이다. TWA 프로그램의 코디네이터는 완수되어야 하는 수많은 업무를 상담하여 임시 업무를 만들어 낸다.

수정된 작업 할당에는 작업자를 보통의 업무에 배치하는 것, 작업자의 제한에 맞게 수정하는 것이 포함된다. 수정에는 환경의 인간공학적인 변화, 적응이 가능한 장비, 스케줄의 변경, 주요 업무의 생략, 혹은 유사한 조정이 포함된다. 하지만 상당 기간 동안 이러한 방식으로 업무를 계속하려면, 수정된 업무는 미국 장애인법하에서 합리적인 조정을 생각해볼 수 있다. 고용주는 그러한 업무를 정규 업무로 간주할 의무가 있다. 경영 수단으로써의 수정된 업무는 유용하지만 미국 장애인법 전문가와 함께 장애에 관한 연방법과 주정부법과의 혼동을 최소화하기 위해 조정을 해야 된다.

임시적인 재배치는 인간공학적으로 더 좋은 업무이고 육체적, 정신적 요구사항이 적은 공석인 임시직에 작업자를 배치시키는 것을 말한다.

작업에서 요구하는 것은 장애가 있는 작업자의 한도 범위 내이다. 수정된 업무처럼 미국 장애인법과 얽히지 않도록 이러한 형태의 ERTW를 유지시키도록 보살펴 주어야 한다. 작업자가 자신의 합리적인 조정과 관계없이 정규 업무를 수행할 수 없고 고용주가 조직 내에서 다른 업무를 찾아야 하는 의무가 있을 때에 미국 장애인법은 유지된다. ERTW의 목적을 위해 재배치는 임시직이어야 한다. 그러나 임시 재배치는 장기적인 재배치를 위한 미국 장애인법에서 요구하는 것과 혼동될 수 있다. 일상 업무에서 손상을 입은 작업자를 복귀시키는 것을 강조하는 적극적인 미국 장애인법 프로그램은 이러한 혼동을 상당 부분 방지한다.

조기 업무 복귀 프로그램의 확립

내부 또는 외부 컨설팅 치료사는 성공적인 ERTW 프로그램을 개발하기 위해 다른 사람과 협조하여 일련의 단계를 만들어야 한다.

실질적인 근로자 보상 비용의 규명

첫번째 단계는 이미 정해졌다. 근로자의 보상금에 대해 직접, 간접비용을 규정하는 것이다. 직접 비용은 자체 보험, 자체 관리되는 조직의 위험 관리부서나 혹은 제3관리자 또는 회사와 계약을 맺은 보험업자로부터 수집된 자료에서 얻을 수 있다. 직접 비용이 정해지면 간접비용이 또한 분석되어야 한다. 이러한 비용에 조정자의 시간을 포함시키는 것을 잊지 않아야 한다. 관리 부서에 제출하는 보고서에 모든 비용을 포함시킨다.

활용 가능한 학습 모델

ERTW 프로그램은 다른 조직으로부터 샘플 프로그램을 수집하고 고찰하는 것으로 시작한다. 세미나, 저널 논문, 샘플 정책, 과정 등이 포함되고 검토되어야 한다.

이 프로그램의 기본적인 구조가 규정되어야 한다. 임시 업무의 세가지 형태 중에서 어느 것을 제공할 것인가? 근로자에게 지급하는 제도는 무엇인가? 일부 프로그램에서는 근로자의 급여 전체에서 일부만 지급하는 반면에 다른 프로그램에서는 급여 전부를 지급한다. 교대 업무의 경우에 야간 근무에 대해서 차등 지급을 할 것인가? ERTW 업무가 수행되는 시간은 언제인가? ERTW 요원을 활용할 수 있는 시간에 발생하는 업무의 구조를 만드는 것이 유용하다. 주당 근무시간은 클레임 비용에 커다란 영향을 미친다. 보험업자와 밀접하게 협력하는 것이 필요하다. ERTW 프로그램의 실질적인 장소는 다양할 수 있다. 위험 관리 센터, 인력 관리 센터, 종업원 건강 클리닉 등이 잠재적인 후보지이다. 프로그램의 전문가를 건강 클리닉에 배치하는 것은 초기에 도움이 된다. 왜냐하면 전문가는 산업 전문 의사와 직접 일할 수 있기 때문이다. 프로그램의 일부를 개발하는 것을 고찰하는 데에는 다음과 같은 것이 있다.

- ERTW 전문가는 새로 손상을 입은 종업원을 돌보는 의사의 신뢰를 얻을 필요가 있다. 가장 좋은 방법은 의견 및 질문을 의사와 즉각적으로 교환할 수 있도록 전문가를 같은 사무실에서 근무하게 하는 것이다.
- ERTW에 참여하는 종업원과 관리자는 특히 시작 초기 단계에서 밀접한 감독을 필요로 한다. 종업원의 업무 시간은 전문가가 가능한 시간으로 제한하여야 한다.
- 의사가 야간 근무와 12시간 교대근무가 치료에 도움이 되지 않는다고 하면 시간을 단축해야 한다.
- 근로자에게 동기를 부여하기 위해 정책상 근로자가 정규 시간 임금을 받을 수 있도록 해주어야 한다.
- 관리자에게 동기를 부여하기 위해 근로자를 수용되는 부서에 비용 지불 없이 제공할 수 있어야 한다.

회사의 문화에 바탕을 두어 각 조직마다 프로그램의 구조를 여건에 맞게 조정할 필요가 있다. 노조가 있는 조직에서는 협상 합의문 범위 내에서 조합과 함께 일할 필요가 있다.

프로그램을 위한 관리자 선택

어느 정도의 범위에서 조직의 성격상 ERTW 프로그램을 실행하기 위해 선택된 개인에게 명령을 하게 된다. 그러한 프로그램의 관리를 치료사에게 국한시킬 필요는 없지만, 경험 있는 물리작업 치료사가 프로그램의 실행을 위해 선택될 수 있다. 재활상담가 또는 재활간호사 역시 프로그램의 관리자로 활동할 수 있다. 조직의 크기에 따라 인사 관리자가 치료사와 상담하여 프로그램을 시작할 수 있다. 업무를 완료해야 되는 관점에서 의사의 제한을 해석할 수 있는 ERTW 전문가는 판단력을 갖추어야 하고 대인 기술이 뛰어나야 한다.

프로그램 과정에서 노동조합에 발언권을 허용하는 것은 중요하다. 일부 노동조합이 회의적이지만 임시 업무 프로그램에 참여하는 대부분의 노동조합은 일반적으로 협동적인 분위기를 조성한다. 다양한 거래에 대한 노동 협약은 이러한 프로그램의 유연성을 제한할 수 있지만 혁신적인 프로그램 관리자의 어려움을 최소화할 수 있다.

방침과 절차의 개발

처음에 수립할 때부터 방침과 절차, 그리고 지침이 있는 것이 가장 도움이 된다. ERTW 프로그램과 상충되는 분야를 위해 이미 만들어진 방침을 재검토하는 것이 ERTW 방침의 개발과 동시에 이루어져야 한다. 프로그램을 위한 임금 비용은 상당한 규모이다. 계좌를 따로 만들어서 비용 할당 방법에 관해 결정해야 한다. 일부 조직은 근로자가 거기에 있건 없건 본부 부서에 청구한다.

다른 기관에서는 각 부서에서 최근에 발생한 손상 횟수 혹은 중증도에 의해 임금을 분배한다. 따라서 만약 한 부서에서 손상이 많이 발생한다면 그 부서는 ERTW 프로그램을 위한 비용 배정의 높은 부담을 지게 된다.

Family Medical Leave Act(FMLA)에 따르면, 고용주는 ERTW 프로그램을 강제적으로 만들 수 없다. 만약 자격이 된다면 ERTW 대신에 종업원은 FMLA에 따라 3개월까지의 무급휴가를 선택할 수 있다. 현재의 인사 정책은 ERTW과 FMLA, 그리고 ADA 사이의 일관성을 위해서 재구성될 필요가 있다.

업무와 직무 분석

프로그램이 계획되고 그것을 실행할 인력을 채용한 이후에 업무 분석이 시작되어야 한다. 특히

TWA를 강조하는 프로그램에서 다양한 업무를 위해 직무 은행이 있어야 한다. 직무 은행은 각 업무 위치에서 요구되는 다양한 직무를 규명한다. 직무 은행의 첫 번째 목표는 업무가 직무로 구성되어 있다는 것을 강조하는 것이다. 관리자는 처음에 "가벼운 일"은 없다고 말할지도 모른다. 이것은 현실적으로 충분히 가능한 일이지만 가벼운 일은 어느 업무에서건 언제나 존재하기 마련이다. 더군다나 각 직무의 인간공학적 조건을 명심하고 있어야 한다. 이를 위해 직무가 수행되고 있는 현장을 방문하고 육체적, 심리적 환경을 직접 보는 것이 필요하다. 시간이 흐름에 따라 전문가는 현장과 관리자와 친숙해져야 한다. 이렇게 되면 현장 방문의 필요성이 줄어든다. 심지어 인간공학적 조정이 필요한 ERTW 직무는 손상을 입은 근로자가 직무를 안전하게 수행할 수 있도록 해준다. 프로그램이 수정된 업무 혹은 임시적인 재배치를 하는 경향이 있게 되면 환경의 분석, 직무, 인간공학적 위치 등이 여전히 필요할 것이다.

관리자는 분리될 수 있는 업무가 직무의 집합체 즉, ERTW 프로그램의 기초로 생각할 필요가 있다. 직무가 규정되었을 때 직무는 일시적인 자리로 재구성될 수 있고 손상을 입은 근로자의 육체적 혹은 정신적 제한에 맞게 변경될 수 있다. 종종 이러한 직무는 결코 완수될 수 없을 것처럼 보이는 최우선적인 업무가 된다. 이러한 프로그램이 근로자에게 임금을 지불한다면, 전문가는 관리자에게 "무임금" 노동자가 가능하다는 장점을 강조할 수 있다.

프로그램 성과와 평가를 위한 과정의 결정

현장 방문을 하고 손상을 입은 종업원과 새로운 감독관이 전화를 주고받는 것은 중간 과정에 변화를 허용하는 과정 평가의 한 형태이다. 프로그램의 성과와 관련된 영향 평가 또한 개발되고 적용될 필요가 있다. 결과 자료는 손실 일수, 클레임 비용, 준비금, 소송의 빈도, 직업재활 비용, 등등의 형태가 될 수 있다. 이러한 자료들은 ERTW 프로그램을 계속할 것인가를 결정하는데 필요하다.

결과에 대한 평가는 프로그램이 어떠했는가에 대한 관리자와 종업원의 의견이 반영되어야 한다. 각 관리자는 ERTW 프로그램에 속한 손상 근로자를 공식적으로 평가해야 한다. 이러한 평가의 일부는 몰랐던 것을 알게 해준다. 본사의 "문제" 종업원은 다른 관리자에게 "모델" 종업원이 될 수도 있다.

승낙을 촉진하는 프로그램 구조

ERTW 프로그램은 관리자와 근로자 모두가 동기부여를 받았을 때 성공적일 수 있다. 오차드 서플라이 하드웨어(Orchard Supply Hardware)라는 회사는 보상 시스템(bill-back system)을 통해 관리자들에게 동기를 부여했다. "근로자들의 보상금은 클레임의 빈도수와 중증도에 따라 각 상점에 배분된다. 클레임이 많은 상점일수록 더 많은 보험금 분배를 받게 된다"(Taylor 1992).

손상을 입은 근로자에 대한 촉진 제도는 성공적일 수 있다. 치료받는 동안 할당된 업무를 수행하는 회복중인 종업원은 정규 임금(야간 근무 혹은 특별 지급 없이)을 받을 수 있다. 일시적인 전체 장애 수당과 비교하여 이러한 접근 방법은 근로자의 소득 대부분을 보전하고 많은 근로자들에게 즉각적으로 동기를 부여할 수 있다. 그러나 ERTW 전문가가 영리하지 않다면 정규 임금을 모두 받는 고임금 소득자는 보상을 초과하는 비용을 지출하게 할 수 있다. 이러한 경우에 핵심은 근로자의 기술이 가장 필요한 곳에 이렇게 비용이 많이 드는 직원을 배치할 것이냐에 있다. 저임금 소득자의 경우에는 직장에서 받게 되는 임금이 완전히 불구가 되었을 경우 집에서 받게 되는 임금보다 적을 것이다. 여기에서 동기를 부여하는 방법은 만약 근로자가 일을 하지 않기로 결정했다면 전체 장애 수당은 계속 지급 되지 않을 것이다. 왜냐하면 업무가 있어야 하기 때문이다. 그러나 종업원이 유급 휴가로 보충하면서 무급 가족 휴가를 택할 수 있음에 따라 ERTW는 강제가 될 수 없다는 것을 기억해야 한다.

동기 부여된 근로자들과 함께라면 질문은 근로자를 받아들일 수 있도록 관리자에게 동기를 부여하는 방법이 된다. 초기에는 상당량의 제한요소가 존재한다. 일반적으로 ERTW 종업원이 일할 수 있도록 관리자들이 도와주기 위해 혈안이 된다. 본사의 감독관이 종업원에게 필요한 임시직이 없다고 보고하면 ERTW 관리자는 다른 감독관과 함께 종업원을 위한 직무를 찾게 된다. 본사의 감독관이 승인하지 않는 반면 종업원을 받아들인 감독관은 추가적인 일을 마치도록 해준다. 종종 입소문으로 퍼지는 이러한 일들은 ERTW 프로그램에 대한 만족을 증가시켜 준다.

프로그램에 순응하는 근로자

근로자를 ERTW 프로그램에 성공적으로 참여시키기 위해서는 다음의 단계를 취해야 한다.

1. 전화로 부서의 관리자와 접촉하여 직무가 가능한지를 확인한다.
2. 손상을 입은 근로자를 만나서 훈련을 시킨다.
3. 프로그램의 규칙을 검토하여 종업원과 부서 관리자의 서명을 받는다.
4. 시간을 체크하여 적합한 비용 센터에 보고한다.
5. 과정이 원활하게 진행되는지를 확인하기 위해 ERTW 관리자가 불시에 현장 방문을 하도록 한다.

인간공학과 미국 장애인법

인간공학을 상담하는 치료사는 미국 장애인법의 요구사항을 처리하는 중요한 자원이다. 연방법에서는 고용주가 재해(산업이나 다른 곳에서)를 입은 자격 있는 근로자가 일을 계속 할 수 있도록 도와야 한다고 규정하고 있다. 고용주는 또한 업무의 필수적인 기능을 수행하기 위해 수정을 필요로 하는 새로 고용된 근로자에게 원조를 제공할 의무가 있다. 모든 장애 근로자가 도움을 필요로 하는 것은 아니다. 때로는 도움을 받기에는 장애 요소가 너무 경미할 수도 있고 종종 장애가 작업의 성과에 아무런 영향을 미치지 못할 수도 있다. 노동인구의 연령증가에 따라 더욱 많은 근로자가 장애 때문에 성과를 내는데 한계를 가지게 될 것이다.

인간공학을 상담하는 치료사는 고용주에게 미국 장애인법에 대한 의미있고 비용 효율적인 도움을 줄 수 있다. 컨설턴트는 장애가 있는 종업원이 일을 계속할 수 있도록 기회를 향상시켜 주면서 직무와 환경의 재설계와 관련하여 유용한 정보를 제공할 수 있다. 근로자와 작업장의 관계를 평가함으로써 미국 장애인법하에 정규직으로 복귀하도록 합리적인 도움을 줄 수 있다. 그러한 상황의 인간공학을 개선하는 것은 필요한 모든 합리적인 도움이 될 수 있다. 컨설팅 치료사는 상당한 효과와 저렴한 비용이 드는 변화를 추천할 수 있다.

종종 컨설턴트는 업무 혹은 환경을 수정할 수 없다고 보고할 수도 있다. 만약 합리적인 도움에도 불구하고 종업원이 정규직으로 복귀할 수 없다면 컨설턴트는 가능한 다른 자리와 근로자의 능력 사이의 절충안에 대해 조언을 줄 수 있다. 업무 방법 혹은 간단한 환경의 변화로도 업무에 복귀하거나 손상을 입은 근로자가 장기간 장애 상태로 남느냐의 차이를 만들 수 있다. 인간공학과 재활에 대한 지식이 있는 치료사가 이 분야에서 이상적인 컨설턴트이다.

영구적으로 손쉬운 직무(light-duty position)와의 혼동을 피하기 위해 모든 ERTW 프로그램은 제한된 기간을 지켜야 한다. 미국 장애인법은 그러한 일을 새롭게 창출하는 것을 요구하지는 않는다(평등고용보장위원회 [EEOC]1992). ERTW 프로그램은 연방법이나 주정부법 아래 근로자들에게 혜택을 보장하는 것이 아니라 경영을 위한 비용 통제 기술이다. 자료에 따르면 약 6주 이상 TWA에 참여하고 있는 근로자는 본래의 업무로 복귀할 가능성이 없음을 알 수 있다.

만약 조직이 임시로 재배치를 결정했다면 단기간에 걸쳐 업무가 진행되어야 하고 예외가 없어야 한다. "가벼운 일이 임시적이라면, 그 일을 위한 재배치는 오직 그 일의 임시 기간동안만 이루어져야 한다. 고용주가 임시직을 영구직으로 전환할 필요는 없다"(Ogletree 등 1995). ERTW 프로그램 전문가는 만약 ERTW 프로그램과 미국 장애인법을 구별하려는 의도라면 손상 당한 근로자들이 임시직으로 알려진 자리에 배치되도록 신경을 써야 한다. 손약 부상당한 근로자가 임시직에 배치되고 통상적인 업무에 적응할 수 없다면 고용주는 미국 장애인법에 의해 근로자를 정규(영구)직에 항구적인 제약조건 이내에서 재배치할 의무가 있다. 이러한 임시직은 미국 장애인법 재배치 업무가 된다.

재배치가 징계의 수단으로 사용될 경우 차별적 처우에 대한 클레임이 발생할 우려가 있고, 이러한 프로그램이 완전히 파괴되기 때문에 절대로 징계의 수단으로 사용되어서는 안된다. 싫어하는 감독관이나 부서에서 억지로 일하게 된 근로자가 원한을 품을 경우에 이보다 더 해로운 일은 없다.

미국 장애인법에서 일시적인 근무 상태를 검토하는 것은 유용하다. 단기간 내에 정규직으로 복귀할 만큼 개선도가 높지 않은 근로자에게 통보하는 것은 보통 ERTW 관리자가 맨 처음에 한다. "조건은 장애가 영구적일 필요는 없다"(Ogletree 등 1995). 일시적인 손상에는 팔 또는 다리의 골절, 염좌, 수두 등과 같이 손상과 질병이 포함된다. EEOC 기술지원 매뉴얼에 따르면, 단기간에 치료가 가능한 현장에서의 손상은 미국 장애인법에서 장애로 간주하지 않는다. 그러나 "특정한 육체적 혹은 정신적 손상을 반드시 의미하지 않는 재활법에서 '핸디캡'의 수준에 도달하지 못하거나 혹은 여러 가지 경우에 육체적, 정신적 장애가 발생하는 특정한 경우는 재활법에서의 '핸디캡' 또는 미국 장애인법에서 '장애'를 반드시 의미하는 것은 아니다"(Ogletree 등 1995). ERTW 관리자는 또한 미국 장애인법 전문가가 될 수도 있다. 이러한 경우에 두 전문가는 미국 장애인법에서 장애로 간주되는 진행중인 사건과 관련하여 밀접한 관계를 가져야 한다.

조기 업무 복귀 프로그램의 "판매"

내부 마케팅

직무 은행이 완료된 이후에 정책이 개발되면 내부 마케팅 캠페인을 본격적으로 시작해야 한다. 관리자와 종업원은 ERTW 프로그램에 관해 교육을 받을 필요가 있다. 종업원은 종종 근로자 보상 혜택의 변화는 나쁜 것이라고 믿는다.

일부 관리자는 어떠한 변화도 근로자에게 "가벼운(softening)" 것으로 간주한다. 그리고 보험의 "보상" 시스템을 당황스럽게 받아들일 것이다. 경영진과 종업원 모두 ERTW 프로그램의 혜택은 모두에게 돌아갈 것이라고 교육되어야 한다. 관리자는 프로그램 근로자를 받아들이기 시작할 때 ERTW 전문가가 혜택을 줄 것이라는 기대를 갖고 있어야 한다. 종업원은 손상 이후에 즉시 업무로 복귀할 것을 기대하도록 교육되어야 한다.

외부 마케팅

프로그램이 시작된 이후에 외부 마케팅이 중요해진다. 일반적인 종업원 보험 서비스 제공자 이외에 다른 분야의 의사들은 가급적 빨리 종업원을 업무로 복귀시키려는 고용주의 소망을 알고 있어야 한다. 종업원이 빠르게 회복되지 못할 경우에 건강 관리를 지역사회의 의사가 맡을 수 있다. 회의, 전화, 브로셔, 관광 혹은 유사한 마케팅 기법으로 의사에게 ERTW 프로그램을 일깨워 줄 수 있다. 통지서 마다 "제한을 조정할 것이다" 라고 쓰여진 도장을 찍는 것과 같은 간단한 기법이 성공적일 수 있다.

ERTW 전문가는 문제를 일으킬 소지가 있는 제한 사항을 끄집어내거나 명확하게 하는 것을 주저해서는 안된다. 그 일이 한정된 제한으로 손쉬운 것임에도 만약 근로자가 특정 직무를 수행할 수 없다고 항의한다면 ERTW 전문가는 위험 관리자와 의사를 즉각 만나야 한다. 일부 경우에는 ERTW 전문가가 종업원과 함께 의사를 찾아갈 수도 있다. 직무를 촬영한 비디오 테이프를 가져가는 것도 도움이 된다. 의사와 치료사가 함께 일하게 되면 손상을 입은 근로자가 더욱 편안히 일할 수 있도록 인간공학적 환경으로 추가적인 수정을 할 수 있게 된다. 작업 내성 평가 역시 도움이 된다.

잠재적인 문제

모든 행위에 대해서 반응 동작이 생겨나기 마련이다. 이것이 때로는 본래의 행위와 전혀 다른 것이 되기도 한다. 잠재적인 문제의 예는 다음 절에서 논의될 것이다. 이러한 상황의 대부분은 예방할 수 있다.

의자에 대한 질투

업무 장소의 평가가 이루어진 이후에 평가를 받은 근로자인 샘의 환경에는 변화가 생겼다. 즉, 새로운 의자가 생긴 것이다. 즉시 다른 근로자들도 똑 같은 것을 원한다. 샘은 자기가 다른 동료에게 어떻게 받아들여질지 벌써부터 걱정이었는데 어느 순간 자기가 동료로부터 시기의 눈초리와 가시 돋친 말을 듣는 대상이 되었음을 깨달았다. 동료 근로자들은 '왜 샘은 새 의자를 가졌는데 자기들은 그렇지 못한지'를 알고 싶어 했다.

의학적 정보는 비밀이 보장되어야 한다. 따라서 샘의 감독관은 샘의 상태에 대해 자유롭게 얘기할 형편이 못되었다. 결국 샘이 특별 관심을 받았고 새롭고 안락한 의자가 주어졌다는 사실 외에 알려질 수 있는 정보는 거의 없었다. 이러한 형태의 문제에 대해 적극적인 접근 방법은 새로 고용되는 근로자에게 모든 사람이 똑같은 방법으로 일을 할 필요는 없다는 것과 업무 수행을 위해 다른 스케줄과 보급품 또는 장비를 가질 수 있다는 것을 말해 주는 것이다.

보험업자의 통제 문제

외부와 내부의 컨설턴트로써 보험업자는 치료사가 원하는 정보만을 제공하기 위해 컨설팅 치료사와 대화를 나눌 수 있다. 보험 회사에게 종업원을 회복시키는 것과 다시 업무로 복귀하는 것에 따른 비용은 대단히 중요하다. 일부 보험업자는 평가 이전에 주어진 지침에 따라 인간공학적 상담의 범위를 제한한다. 보험업자는 평가하는 컨설턴트에게 "백지 수표"를 지급하기를 원하지 않는다. 제한의 예로써는 평가 대상의 제한과 평가를 받는 환경에 있는 사람들에게 말할 수 있는 것, 보고서에 써야 하는 것 등이 있다. 이러한 제한은 윤리적, 도덕적, 법률적 차원의 조심스러운 고찰을 필요로 한다. 평가 대상에 대한 제한은 이렇게 말해질 수 있다. "책상과 컴퓨터를 살펴보기 바랍니다. 하지만 의자에 대해서는 말하지 말 것. 모든 사무실에 새로운 의자를 들여놓을 수는 없습니다." 대화에 대한 제한은, "알아낸 것에 대해서 사람들에게 이야기 하지 마십시오. 알아낸 것에 대해서 우리에게 제일 먼저 이야기해야 합니다." 보고서에 대한 제한은, "살펴보도록 지침을 받은 것 이외에 어떠한 것도 보고해서는 안 됩니다. 다른 곳에서 어떠한 문제를 발견하였더라도 보고서에 그 내용을 적어서는 안 됩니다."

컨설턴트의 제한 사항에 대한 초기 반응은 분노를 불러일으킬 수 있다. 하지만 계약 관계가 반드시 고려되어야 한다. 치료사는 전통적으로 환자와 고객을 다룬다. 치료사는 환자/고객과의 관계에서 환자/고객의 복지를 최우선으로 고려하도록 관계를 설정한다. 작업치료사와 물리치료사의 윤리적 측면은 치료사와 환자/고객의 관계에 대해서 명확하다는 것이다. 서비스의 수용자는 치료사의 환자인 것이다. 완전하게 평가하지 않는 것은 환자/고객의 복지를 위해 완전하게 알려 주는 것이 아니다. 작업치료의 윤리 코드는 치료사가 환자/고객과 협력할 것을 요구하고, 물리치료의 윤리 코드에서는 치료사가 "자신을 돌보는 것을 위임한 사람" 들의 복지에 대한 고려에 따라 행동할 것을 요구하고 있다(Scott 1997).

치료사가 보험 회사나 고용주에 의해 재교육 받을 때 한 가지 질문이 생기게 된다. 문제가 되는 작업장에 있는 사람이 실제로 그 치료사의 환자/고객인가? 컨설팅 치료사는 종종 임상에서 수년 간 일한다. 어떠한 직업적인 행동이 적절한 윤리적 코드를 따라야 할지라도 컨설팅은 전적으로 치료와 동일하지는 않다. 만약 치료사가 법정에서 전문가 증인으로서 출석할 것을 요구 받는다면 "치료사가 환자/고객을 치료" 하는 관계가 적용되는가?

대부분의 대답은 '그렇지 않다' 일 것이다. 전문가 증인이 해야 할 일은 법정에서 정보를 제공하는 것이다(계약 대리인). 환자/고객 관계는 성립하지 않는다. 이와 유사하게 컨설턴트는 일반적으로 고용주 또는 보험업자에 의해 고용된 계약 대리인이다. 컨설턴트는 계약 대리인과 평가에 참여시 소요되는 비용, 위험, 자원에 대해 논의해야만 한다(Bellman 1990). "고객과 컨설턴트는 상호간에 서로 상대방에게 기대하는 것과 제공할 것에 대해서 명확히 할 필요가 있다"(Bellman 1990). 이 분야의 컨설팅을 간과하게 되면 불필요한 오해를 불러일으킬 수 있다. 콘블라우(Kornblau 1998)는 "인간공학적 컨설팅은 전문적 관계를 확립한 사람에게 의무를 지게 된다. 따라서 컨설턴트는 자기가 상담하는 회사에 대한 관리의 의무가 있게 된다. 그리고 아마도 회사가 컨설턴트의 조언을 따름으로써 영향을 받게 되는 예상 '환자' 혹은 근로자를 관리할 의무를 지게 된다. 이 보살핌의 의무는 컨설턴트가 실전 상담을 제공하는 개별 근로자에게까지 연장이 된다." 인간공학을 위한 작업장의 평가 과정과 우연히 접한 근로자가 관리의 의무를 지느냐 아니냐의 문제는 확실하지 않다. 컨설턴트는 마음속으로 평가와 발견에 대한 어느 수준의 제한을 두어야 할지를 확실히 결정해야 한다. 일부의 경우에 치료사는 자신이 치료만을 전담하는 치료사가 아니라고 설명해야 될지도 모른다. 혹은 특정한 제한을 받아들일 수 없다고 보험업자에게 말해야 될지도 모른다. 보험업자는 치료사가 발견한 것과 조언의 가치를 알고 있다. 그렇지 않으면 그 보험업자는 치료사와 만나려 들지 않을 것이다.

컨설팅 치료사는 직업윤리, 법적 필요사항, 도덕적 합리성 등을 충족시키기 위해 계약적 관계에 제한을 가해야 한다. 재활 분야는 상대적으로 작다. 치료사는 그들의 명성이 그들보다 우선한다는 것을 믿어야 한다. 가장 가치 있는 치료사는 윤리적이고 공정한 사람들이라는 것을 명심해야 한다.

거부하는 경영진과 고용인

관리자는 보통 외부인의 언급에 대해 화를 낸다. 종업원과 관리자는 치료사를 거의 모든 사람이 싫어하는 "효율적인 전문가" 로 잘못 평가한다. 인간공학 컨설턴트는 어떠한 변화도 해로운 것이라고 생각하는 고용주와 관리자를 자주 접하게 된다. 장애 관리에서 근로자의 복귀를 돕는 인간공학 컨설턴트는 종종 의심을 품은 관리자와 종업원을 대하게 된다. 가장 이상적인 환경은 종업원이 수정의 논리를 이해하고 그들의 동료 근로자를 환영하는 것이다. 가장 최악의 환경은 인간공학 컨설턴트가 미국 장애인법에 따라 손상을 입은 근로자를 공석에 강제 배치하는 것을 지지하는 팀의 일원이 되는 것이다. 이 경우에 컨설턴트의 업무는 장애가 있는 근로자를 성공할 수 있게 배치하는 환경에 수정을 가하는 것이다. 이 경우에 관리자와 종업원 모두는 컨설턴트를 악마로 간주하게 된다. 다른 동료 근로자와 관리자가 장애 근로자에게 보내는 부정적인 감정이 상당해질 수 있다.

근로자가 업무에 다시 복귀할 수 있게 해주는 인간공학 컨설턴트는 그러한 부정적인 느낌을 받는 사람으로 취급된다.

결론

인간공학적 중재는 성공적인 손상 예방과 장애 관리 과정의 중요한 부분이다. 훈련, 교육, 대화, 그리고 프로그램 참여에 대한 전반적인 약속과 이행이 필요하다. 작업 현장, 도구와 장비, 작업 임무, 회사의 문화, 작업 방법에 대해 완전한 분석을 함으로써 위험 평가, 훈련, 복귀 프로그램, 의료 관리, 위험 예방과 통제를 위한 매우 중요한 자료를 얻을 수 있다. 손상 예방과 장애 관리 프로그램을 위한 정책과 절차는 회사의 목표와 프로그램 결과에 대한 평가와 연결이 되어야 한다.

인간공학 팀 혹은 컨설턴트는 인간공학적 원칙과 중재, 참여적인 팀의 개념, 근로자 보상의 가이드라인, 미국 장애인법, 위험 평가, 가벼운 일과 수정된 업무에 대한 회사와 조합의 정책, 직업윤리, 그리고 외교적 수완을 조심스럽게 접목시켜야 한다.

제13장 증거에 기초한 시행

요약

증거에 기초한 실행(Evidence-based practice EBP)은 1980년대 초에 시작되었고, 그 후 작업치료사와 물리치료사, 그리고 간호사를 포함한 많은 건강 관리 전문가가 이를 수용하고 있다. EBP는 임상 효율성의 향상과 서비스 정보를 고객에게 제공하는 능력의 향상, 경영자의 성공적인 목표 비용관리에 기여하는 것으로 생각된다(Dowie 1994; Partridge 1996). 본 장은 직업 관련 재활을 위한 과학적 증거 수립 방법을 논의하고 EBP와 임상적 연구, 시행 지침 사이의 관계를 설명한다. 또한 EBP를 업무 재활에서 추구할 때 임상 의학자와 연구가가 겪게 되는 어려움에 대해서도 논의한다.

증거에 기초한 의학(EBM)은 1980년대에 캐나다 McMaster대학에서 의학도를 훈련하는 과정에서 처음으로 소개되었다(Deighan과 Boyd 1996; Rosenberg와 Donald 1995). 기존의 커리큘럼과는 다르게 EBM은 학생들에게 문제에 기초한 학습과 덜 구조화된 학습 그룹을 소개하였다. EBM 프로그램은 자기 스스로 학습하는 방법을 개발시켜 졸업 후 임상적성 기간 동안 높은 점수를 얻을 수 있게 하였다. 이와 비교할 때 타대학 졸업생의 임상 적성은 점차적으로 하락하는 경향이 있었다. 의학도들 사이에서 자기 스스로 학습하는 것의 긍정적인 효과는 EBP의 개발을 자극하였다. EBM은 우선적으로 의료 시술과 관련된 반면, EBP 또는 증거에 기초한 건강관리는 많은 전문적 서비스에서 사용되었다(Deighan과 Boyd 1996).

EBP는 가능한 것 중 최선의 증거를 사용하고 과학적인 것을 선호하며 임상적 진단, 치료 그리고 중재에 대한 결정을 도와준다(Sackett와 Rosenberg 1995). 운영상 EBP는 Cochrane Collaboration (Glanville 1994; Hayes와 McGrath 1998)과 Journal Club(Partridge 1996) 같은 조직을 통해서 임

상적 증거를 재고하고 통합함으로써 차별적인 시스템이라 할 수 있다. 검토된 증거는 CD-ROM과 인터넷을 통해 배포된다(Greengold와 Weingarten 1996;Sharpe등 1996).

EBP의 과정은 복잡하여 여러 차원으로 구성된다(Greengold 1996; Greengold와 Macfarlane 1997). EBP는 문제의 식별로 시작하여 현재 출판 또는 비출판된 증거를 체계적으로 검토, 분석, 평가하고 종합한다. 검토된 결과는 그 다음 가장 효과적이며 비용 효율적인 조치가 무엇인지 결정하는데 사용한다. 임상의와 연구가, 경영자와 고객에게 결과를 알리기 위해 다양한 방법이 사용된다. 임상 전문가는 검토된 증거를 사용하여 실행 가이드 라인을 개발한다.

다른 검토 그룹에 의해 기존의 시스템이 업데이트되고 새로운 데이터베이스가 구축된다. EBP의 결과는 직접적으로 임상의의 실행 결정에 영향을 주기 때문에 엄격하고 편견이 배제된 기준을 사용하여 최고 품질의 정보를 수집하고 배포한다.

EBP에 관해 논의할 내용은 풍부하지만 재활에 적용할 수 있는 EBP에 관한 정보는 희소하다. 재활 관련 논문 중 중요한 이슈에는 임상실무에서 EBM의 장점 대 단점(Law와 Baum 1998; Wallace 등 1997), 증거 수립 방법(Haynes와 McGrath 1998; van Tulder등 1997), 증거의 임상실무 통합(Egan등 1998; Hunt 1997; Turner와 Whitfield 1997)등이 있다. EBP가 인간공학과 직업재활에 동일하게 적용할 수 있는지와 관련된 다양한 문제가 제기되고 있다; 가장 최선의 증거는 무엇인가? 어떻게 증거를 모을 수 있는가? 증거를 얻는 것이 가능한가? 연구 결과를 실제적으로 일반화시켜 일상의 임상실무에서 활용할 수 있을까?

임상 질문의 규정

EBP에서 증거를 수집하는 과정은 이론적 또는 철학적 계획보다는 매일 매일의 임상실무와 관련된 제대로 규정된 질문이 요구되며, 이는 EBP를 통해 수립된 증거가 실습자와 행정경영자, 그리고 고객에 의해 사용되기 때문이다. 임상연구와 비교하면 EBP는 이론적 작업, 실험적 발견, 임상 적용과 같은 여러 요소를 수반한다. "누적외상성 질환 고객을 위한 최선의 치료가 무엇인가?"와 같은 일반적 질문과 대조적으로 EBP의 대표적 임상 질문은 "관절운동(mobilization)과 모의작업(재가-hardening) 프로그램이 주관절 상과염을 앓는 고객의 작업 지구력을 증가시킬 수 있는가?"이다. "Armstrong의 용량 대 반응 모델이 누적외상성 질환 현상을 설명하는데 충분한가?"와 같은 질문은 너무나 이론적이다.

정보와 증거의 출처

일단 임상 질문이 규정되고 나면 다음 단계는 질문과 관련된 정보와 증거를 모으는 것이다. 실습자와 연구원을 하나의 그룹으로 묶는 방법은 정보를 찾기에 앞서 정보의 수 많은 출처를 식별하는 리뷰 그룹을 형성하기 위한 효율적인 방법이다. CD-ROM과 인용, 인터넷 등을 통해 찾는 방법 외에 모든 논문의 도서목록을 참고하여 작가, 국내 및 국제 대행기관, 재단, 협회, 전문가에게 정보 제공을 요청할 수 있다. Chochrane Collaboration(http://www.nihs.go.jp/acc/cochrane/cc-broch.htm)은 활동을 조율해주고 그룹작업을 통해 저널 검색을 위한 기술적 지원 시스템을 개발하고 있다(Silagy 1995).

검색 전략의 예는 Chochrane Collaboration 인터넷 사이트에 있는 Chochrane 도서관에 관한 리뷰 요약에 제시되어 있다. 본 장이 저술될 때에 사이트는 "Chochrane 재활 및 관련 치료법"이라 불리는 검색 영역을 가지고 있었으며, 재활분야에 가장 근접한 검색 영역이었다. 인간공학과 직업재활에 관한 검색 영역은 없다.

무작위 임상 실험

임상 질문에 대해 검토되는 증거의 질은 EBP에서 중요한 역할을 수행한다. 다양한 조직이 정보를 평가하기 위한 여러 가지 다른 기준을 수립하고 있다(Raphael과 marbach 1997 ; van Tulder 등 1997). 국립건강·의학연구위원회(NHMRC)(1995)에서 사용하는 증거품질등급(Quality of Evidence Ratings)은 증거를 질에 따라 4개의 범주로 분류한다. 범주 1은 가장 최선의 증거이고 범주 4는 신뢰도가 떨어지는 증거를 의미한다(wallace등 1997)(Table13.1). 범주 1은 완벽하게 무작위로 선정되어 대조군이 있는 실험(Randomized Clinical Trials ; RCT)에서 나온 증거가 포함되며, 범주 2는 일차적으로 RCT에 기초한 증거이지만 전적으로 RCT만을 통해 나온 증거는 아니다. 무작위는 아니지만 대조군으로 통제된 실험, 코호트 또는 케이스 컨트롤 분석 디자인, 멀티베이스라인과 시계열(timeseries) 연구를 통해 얻어진 증거는 범주 3이며, 범주 4는 서술적 연구, 신뢰할 수 있는 권위기관 또는 임상 경험에서 나온 증거가 포함된다.

NHMRC 등급은 내적 타당성과 신뢰성에 기초하여 RCT로 얻어진 증거를 가장 최고로 규정한다. Raphael과 Marbach(1997)이 사용한 다른 시스템 역시 우선적으로 무작위성 때문에 RCT를 가장 신뢰도 높은 데이터를 얻을 수 있는 최고의 출처로 간주한다.

[표 13.1] Rating of Evidence

Category	Criteria from Which Evidence Is Derived
I	Systematic review of all relevant randomized controlled trial
II	At least one properly designed randomized controlled trial
III-1	Well-designed controlled trial without randomization
III-2	Well-designed cohort or case-control analytic studies
III-3	Multiple time series with or without the intervention; dramatic results in uncontrolled experiments
IV	Opinions of respected authorities, based on clinical experience, or reports of expert committees

통제되지 않고 무작위가 아닌 임상 실험은 중간 정도 추론 수준을 가지며, 전향적 추적 조사를 포함한 사례 연구는 가장 약한 추론 수준을 가진다.

왜 RCT가 가장 최고인가? 해답은 무작위 평가와 통제에 있다(그림 13.1). RCT는 참가자를 2개 이상의 실험 집단에 무작위로 배속시킨다. 무작위는 서로 다르다는 것(나이, 성별, 인종적 배경, 장애의 중증도, 임상 치료의 경험) 때문에 생길 수 있는 실험군과 대조군의 사이의 동등하지 않은 기초선을 만들 수 있는 잠재적 편애를 감소시킬 수 있다. 무작위는 실험군과 대조군에게 동등한 조건을 만들어 준다.

RCT에서의 통제는 위약집단 또는 표준치료집단일 수 있다(그림 13.1). 통제된 위약집단은 제공된 조치만이 단독으로 성과의 원인이 됨을 확인해 준다. 대상자 자체에서 발생한 자연스런 변화(성숙 영향) 또는 다른 환경적 요인(역사적 영향)(O2e와 O2p가 차례로 실험군과 위약군 사후 치료 관찰에 있을 때 X1 때문에 O2e−O2p=영향)은 감소할 수 있다. 반대로 실험군에서의 순수 성과는 의료적 중재 정도가 다름이 원인이 될 수 있으므로 치료 비교 집단은 덜 이상적이다(O2e−O2p는 차례로 실험군과 표준치료 그룹의 사후 치료 관찰에 있을 때 X1－XII 때문에 O2e−O2p=영향). 그러므로 실험적 조치 X1를 직접적으로 해석할 수 없다. 강력한 데이터를 가장 잘 제공할 수 있는 임상 실험은 무작위 플래스보 콘트롤 방식이며, 그 다음은 무작위 비교 콘트롤 방법, 다음은 비 무작위의 플래스보, 다음은 비 무작위의 비교, 그리고 가장 그 가능성이 적은 것은 통제하지 않은 단일 그룹 실험 순이다.

임상실험으로 얻어진 결과는 또한 방법론적 측면에서의 질로 평가된다. EBP는 보다 높은 내적 타당성을 가진 연구에서 나온 결과와 보다 낮은 기준을 가진 연구에서 나온 결과를 구별한다.

van Tulder 등(1997)이 수행한 연구가 훌륭한 예로, 그들은 연구 대상 인원, 치료 조치, 효과, 결과 제시와 분석에 대한 기준에 따라 각 실험에 최고 100점까지 점수를 배정하였다. 각 연구는 높은 질(50점 이상) 또는 낮은 질(50점 미만)으로 분류되었다. Wallace 등(1997)과 Raphael 등(1997)에 의한 다른 기준도 매우 유용하다.

요통과 누적외상성 질환에 대한 재활을 다룬 문헌을 검토한 결과, RCT 방식은 보편적으로 사용되고 있지 않다는 것을 알 수 있었다. 더 나아가 연구에서 제시된 결과의 질은 약간 높은 것에서 빈약한 것까지의 범위에 있었다. 급만성의 요통 치료에 대한 연구를 검토한 결과, 전체 150개의 논문 중 급성 요통 연구의 34.6% 그리고 만성 요통 연구의 25.0%만이 높은 질의 RCT로 등급을 받았다(van Tulder등 1997). Gross 등(1998)이 실시한 대상자의 교육 효과를 조사한 또 다른 연구는 의제와 관련된 2개의 RCT만이 방법론적 질적 측면에서 약간 강한 등급을 받았다고 보고하였다.

결과의 종합

방법론적 질에 대한 검토와 평가를 마치고 나면 증거는 서로 비교된다. 이 과정에는 방법론적 질, 인구통계, 진단과 치료 중재와 같은 비슷한 특성을 가진 연구 결과를 한 데 묶는 작업이다. 종합의 목적은 전체 샘플 크기와 개별 연구도 얻어진 관찰 내용의 수를 증가시킴으로써 추론의 힘을 더욱 크게 만들어 한 가지 연구에서 기초한 결과와 비교했을 때 더욱 객관적이고 강력한 결론을 얻어 내기 위한 것이다.

다양한 연구에서 얻어진 종과를 결합시키는 방법은 긍정적 또는 부정적 효과를 얻기 위해 간단히 연구 결과의 빈도를 계산하는 것부터 평균 차이와 영향 크기, 샘플 크기를 고려한 정교한 연구 분석(Meta-analytic) 과정까지 보다 다양하게 사용할 수 있다. 어느 방식을 선택할 것인가는 검토한 연구의 방법론적 질과 연구에서 위약집단 또는 유사한 측정이 있었는가에 따라 결정된다.

메타-분석(meta-analysis)은 여러 연구의 영향 크기(Effect size ; ES)를 결합시키는 통계적 과정이다. ES는 점수가 없는 효과 등급 인덱스 또는 집단의 표준 편차로 나눈 실험군과 대조군 사이의 평균 차이다(Glass등 1981). 효과 크기는 d 또는 g 인덱스란 측면에서 각 연구별로 추정된다(Hedges와 Olkin 1985 ; Glass등 1981). g 인덱스는 샘플 크기가 작을 때 인구 ES를 과대 추정한 편향된 ES 추정이다(그림 13.2). d 인덱스는 작은 샘플 크기를 가진 연구에서 나온 편향되지 않은 ES 추정이다. ES의 수학적 표현은 실험적 조치(Me)와 통제적 조치(Me) 사이의 차이가 치료 효과를 산출해 내기 때문에 위약군을 이용한 연구가 임상적 중재 효과에 대한 가장 중요한 정보를 얻을 수 있는 연구임을 말해 주고 있다.

이 결론은 만약 비교 그룹이 사용되었다면 대체로 약해졌을 것이다. 결과를 종합시키는 것은 만약 대조군에 사용한 중재가 연구마다 다르다면 더욱 의미는 없을 것이다. 추정된 ES는 각 연구의 샘플 크기를 고려한 무게있는 결합 방식에 의해 결합된 것이다. 평균 ES와 95% 신뢰구간(Confidence interval CI)이 계산된다. 만약 ES의 95% CI가 0이 아니라는 것은 특정 조치가 긍정적 효과를 가지는 것임을 가리킨다. 평균 ES의 95% CI가 중첩되고 0이면 임상 조치가 효과가 없음을 의미한다. 종합된 ES의 타당성은 동종 통계에 의해 검사되며, 이는 모든 ES가 동일한 인구에 속해 있는지를 규정한다(Hedges와 Olkin 1985).

검토 결과를 통합 기술적 방식의 한 예는 van Tulder 등(1997)이 실시한 연구에서 찾을 수 있다. 만성 요통 고객을 위한 치료와 관련된 81개의 RCT중 10개의 연구가 요통 교실을 임상적 중재로 사용하였다. 방법론적 질이 높은 것으로 평가된 2개의 연구에서 요통 교실의 효과는 실질적 치료가 없었을 때와 비교했을 때, 두 연구 모두 긍정적이었다. 질이 낮은 다른 4개의 연구에서 3개는 긍정적, 1개는 부정적 결과를 보고하였다. van Tulder의 결론은 다음과 같다.

작업 환경에서 요통 교실 프로그램이 만성 요통에 대한 실질적 치료를 하지 않았을 때보다 효과적임을 입증하는 강력한 증거(1 등급)가 있다. 요통 교실이 만성 요통 치료에 대한 다른 기존의 치료 형태보다 더욱 효과적이라는 증거(3 등급)는 제한적이다.

Gross 등(1998)은 메타-분석을 사용하여 연구들을 분석하였다. 역학적 경부 질환 고객의 통증을 줄이기 위해 교육 전략을 사용하는 것과 관련된 3개의 연구 중 2개의 연구가 방법론적 질에서 비교적 강하거나 또는 나은 등급을 받았다. 이 연구는 운동과 병행하여 경부통 교실(Neck School)의 활용(표준 평균 차(Standard Mean Difference [SMD]) = 0.366 ; 95% CI[−0.951, 0.219]) 또는 심리상담, 운동과 병행한 경부통 교실의 활용([SMD] = 0.073 ; 95% CI[−0.513, 0.659)이 통증을 감소시키지 않았음을 증명하였다. 2개의 다른 연구는 약물치료와 소프트 칼러(softcollar)를 결합한 개별 교육이 통제된 치료([SMD] = 0.233 ; 95% CI[−0.577, 1.065) 또는 플래스보 치료([SMD] = −0.617 ; 95% CI[−1.048, −0.186) 만큼 효과적이지 않음을 발견하였다. Gross가 내린 결론은 다음과 같다.

개별 또는 그룹 교육전략을 사용한 환자 교육은 역학적 경부질환의 통증 감소에 효과적이지 않은 것으로 나타났다. 이러한 사실을 확정적으로 증명하기 위해 보다 큰 RCT가 요구된다. 추후 더 나은 연구 디자인과 방법론을 사용한 연구가 진행될 것을 확신한다(http://www.nihs.go.jp/acc/Cochrane/revabstr/ab000962.htm).

인간공학과 직업재활 분야에서의 EBP 자료의 검토를 통해 이 분야가 아직은 저개발 상태임을 알 수 있다.

결과의 통합과 보급

EBP는 임상 공동체에 증거를 보급하는데 달려있다. 과거 정보의 흐름은 전문 저널, 컨퍼런스, 심포지움, 세미나, 워크숍, 전문가 회의에 주로 의존하였다. 그러나 EBP는 Cochrane Collaboration의 설립과 함께 정보 교류의 새로운 시대에 들어섰다. Cochrane Collaboration은 "건강 관리 중재 효과에 대한 체계적 검토를 준비하고 유지하여 건강관리 전문가에게 제공해 줌으로써 건강관리에 대한 충분한 정보에 기초한 결정을 내릴 수 있도록 기여하기 위해" 1993년에 설립되었다(Cochrane Collaboration 1998). 협동적 리뷰 그룹이 핵심적 활동을 수행한다. 1997년에는 40개 이상의 그룹이 대부분의 주요 건강관리 분야를 모두 다룰 수 있었다. 이들 그룹에는 연구가, 건강관리 전문가, 소비자, 그리고 의료 중재에 대한 신뢰할 수 있고 최신의 증거에 관심 있는 기타의 사람들로 구성되었다. 모든 리뷰 그룹에 대한 전체 목록은 Cochrane Collaboration 웹 사이트에서 찾아 볼 수 있다(표 13.2). 국제적, 분야별 협동을 장려하고 워크숍을 조직하며 토론과 회의를 주체하고 참가하여 그룹 간의 관심과 리뷰 활동을 조율하기 위해 설립된 Cochrane 분야와 Cochrane 센터는 리뷰 그룹의 활동을 더욱 강화시킨다.

요통 리뷰 그룹, 재활, 관련 치료사 영역은 직업재활과 가장 밀접히 관련된 Cochrane 분야이다(표 13.2 참조).

요통 리뷰 그룹은 Cochrane Collaboration의 근골격계 리뷰 그룹의 한 부분으로 미국, 영국, 네덜란드, 프랑스에서 온 멤버들로 구성된 국제 편집위원을 보유하고 있다(Institute for Work and Health 1997). 약 40명의 구성원이 요통과 경부통에 대한 중재를 체계적으로 검토하고 있다. 검토되거나 검토 중인 중재에는 경피신경 전기자극 같은 침술요법과, 척추수기요법, 환자교육, 운동치료, 요통교실, 그리고 행동치료 등이 있다. 원래는 재활 및 관련 치료사 영역으로 불리던 물리치료와 재활영역(Physical therapy and rehabilitation field: PTRF)은 1996년 네덜란드 Maastricht대학 역학과의 de Vet와 de Bie에 의해 확립되었다(de Vet와 de Bie 1998). PTRF는 3,400개의 재활 및 물리치료 관련 논문을 검토하였으며, 그 중 약 1,200개의 논문을 RCT인 것으로 판정하였다. 모든 논문은

PTRF 멤버와 Cochrane Collaboration 검토자에게 책자와 CD-ROM 으로 제공하며 PTRF 이슈 뉴스레터는 관심 있는 모든 개인 보내진다. 작업재활과 관련된 수 많은 저널 즉 British Journal of Occupation Therapy, American Journal of Occupational Therapy, Physiotherapy Theory and Practice, Physiotherapy, European Journal of Physical Medicine and Rehabilitation, Austrian Journal of Physical Medicine 등도 검토 및 조사하고 있다.

[표 13.2] Cochrane Internet Sites, Centers, and Review Groups Relevant to Work Rehabilitaion

Cochrane Internet sites
- http://www.nihs.go.jp/acc/cochrane/default.html
- http://hiru.mcmaster.ca/cochrane/

Cochrane centers
- Australasian Cochrane Centre:
  http://som.flinders.deu.au/fusa/cochrane/cochrane/accbroch.htm
- Baltimore Cochrane Center:http://www.cochrane.org
- Canadian Cochrane Center
  http://hiru.mcmaster.ca/cochrane/centres/canadian/
- Nordic Cochrane Centre:http://www.cochrane.dk/ncc/home.htm
- UK Cochrane Centre:E-mail:general@cochrane.co.uk

Cochrane review groups
- Back review group:http://www.iwh.on.ca/cochrane/cochrane.htm
- Musculoskeletal injuries group:send e-mail to h.handoll@ed.ac.uk
- Rehabilitation and related therapies field:
  http://www.unimaas.nl/~epid/cochrane/field.htm

다양한 리뷰 그룹의 결과를 배포하기 위해 Cochrane Collaboration은 Cochrane Library 라고 불리는 공식적 채널을 설립하여 리뷰를 전자문서 형식으로 정리하고 있다.

Cochrane Library는 여러 가지 데이터 베이스를 보유하고 있다(표 13.3). Hayes와 McGrath (1998)은 각 데이터베이스의 목적과 형식을 세부적으로 다루었다. Cochrane Library는 업데이트 소프트웨어를 통해 가입하거나 또는 배포처(American College of Physicians, Australian Medical Association, British Medical Journal Publication Group, Canadian Medical Association)를 통해 자료를 받아 볼 수 있다. Cochrane Library의 CD-ROM과 온라인 버전은 분기별로 업데이트 된다.

[표 13.3] Databases Associated with the Cochrane Library

Database	Function
Cochrane database of systematic review	Contains Cochrane reviews, structured abstracts, reports of reviews, discussion of results, implications for practice and research, full citation reports
Cochrane controlled trials registers	Bibliographic database of controlled traials
Database of abstracts of reviews of effectiveness	Structured abstracts of systematic reviews critically appraised by reviewers at the National Health Service Centre for Reviews and Dissemination(e.g., from the American College of Physicians' Journal Club and the journal Evidence-Based Medicine)
Cochrane review methodology database	Bibliography of articles on the sciences of research synthesis
Software review manager(RevMan)	Used for preparing and maintaining reviews
Software modular manager(ModMan)	Used by editorial team to assemble protocols and complete reviews

증거에 기초한 실행과 작업재활

기존 시스템의 검토는 EBP가 인간공학 분야와 작업재활 분야에서 여전히 저개발 상태에 있음을 드러냈다. 요통 리뷰 그룹과 재활 및 관련 치료 분야는 인간공학과 작업재활 주제에 가장 근접해 있는 그룹이다. 그러나 이들 두 그룹이 발표한 요약은 재활이란 측면을 충분히 다루고 있지 않은 것으로 여겨진다. 이러한 현상의 이유는 다음 섹션에서 논의될 것이다.

이론적 배경의 부족

인간공학과 같이 여러 재활 중재의 효과를 증명해 주는 이론적 배경이 제대로 수립된 경우는 흔하지 않다.

Brandt와 Pope(1997)에 따르면, 연구와 임상적 결정을 안내하는 형식을 갖춘 이론이 재활분야에서는 거의 존재하지 않는다. 임상의의 의료 활동은 종종 경험에 기초한다(임상적 증거의 가장 낮은 수준). 증거의 대부분은 결과 또는 결과로 발생하는 신체장애 보다는 손상의 원인에 관한 연구를 위한 것이다. 그리고 인간공학과 작업재활의 진보는 문제를 보다 심도 있게 연구할 수 있는 근거가 된다.

예를 들어, 누적외상성 질환에 대한 연구는 반복적 작업의 영향을 탐구하고(Veiersted와 Westgaard 1993), 수근관 증후군을 예측하며(Matias 등 1998), 승모군 부하와 근골격계 질환 발병(Aaras 1994)을 알 수 있게 되었다. 관심의 초점이 되는 다른 주요 분야는 근육 부하를 측정하기 위한 도구의 개발(Aaras와 Straaemfranden 1998)과 볼티모어 치료기기(Baltimore Therapeutic Equipment(BTE)) 워크 시뮬레이터 평가 같이 타당성 있는 기능적 역량 평가의 수립(Bhambhani 등 1994), 그리고 유용한 운동 목록을 수립하는 것이다(Malzahn 등 1996).

인간공학적 중재의 성과

작업재활을 위한 인간공학적 중재의 성과는 여러 측면을 띠고 있으므로 규정하기 어렵다. 대부분의 연구는 승모근 근육통의 발생을 조사하고(Veiersted 등 1993) 경사계의 측정(Bendis 1984)과 같이 각기 다른 건강증진 프로그램의 물리적 성과를 강조한다. 그것과 비교하여, 장기적인 건강과 작업스타일, 그리고 삶의 질과 같은 생태학적으로 타당성이 높은 데이터는 비교적 흔하지 않다.

조사방법

RCT는 조사의 일차적 방법으로 거의 사용되지 않고 있다. 대신에 대부분의 연구는 비교 그룹이 있는(또는 없이) 유사실험설계(quasi-experimental design)를 사용한다. 이에 대한 좋은 예는 Schuldt 등(1986)의 연구로 단일 그룹의 실험 전, 후 설계를 적용하고 근전도를 성과의 매개변수로 삼는다. 또 다른 예는 Westgaard와 Aaras(1985)의 연구로 작업자의 건강을 증진하기 위한 인간공학적 요소의 효과를 단일 그룹의 실험 전, 후 설계를 통해 연구하였다. 인간공학적 중재의 효율성을 검사하기 위한 RCT의 사용이 어려운 것은 노동법의 보호와 사용자와 노조의 반대가 크기 때문이다.

기술

기술이 연구소에서 임상 현장으로 이전되지 않으며, 특히 재활분야는 더욱 그러하다. Brandt와 Pope(1997)에 따르면, 이같이 정보 이전이 미흡한 원인은 자금의 부족, 형식을 갖춘 이론의 부족, 지식을 이전하는 공식적 메커니즘의 제한, 사용자와 노동자 협회와 같은 연구 결과물과 시장 경제를 한데 묶는 마켓 링크의 부재 때문이다.

인간공학과 작업재활에서의 EBP는 어떻게 일, 물리적, 심리적 환경, 작업자의 능력이 일의 성과에 영향을 주는지를 설명하기 위한 이론적 프레임을 수립해야 한다. 어떤 하나의 특정 요소에만 초점을 두는 대신 인간공학적 중재가 장기적인 직장에서의 건강에 어떤 영향을 미치는지에 대한 더 나은 이해를 활성화시키기 위해 다각적인 측면의 연구가 필요하다. 인간공학적 중재에 대한 영향을 검사하기 위해 더 많은 연구에서 RCT를 사용하여야 한다. 재활 분야에서의 EBP의 이점을 고객, 사용자, 노조에 설명하여야 한다. 더 많은 채널을 수립하여 지식, 방법론, 임상적 실험의 결과를 연구가에서 임상의에게로 더욱 활발히 전이시켜야 한다. 연구가와 임상의 모두는 활발하게 협조하고 지식을 공유하여야 한다.

증거에 기초한 시행과 임상 가이드 라인

증거에 기초한 임상 가이드라인을 개발하는 것이 EBP의 목표이다. 증거를 일상의 임상 활동으로 연결시키는 체계적 방법은 여전히 유아기 수준에 머물러 있다. 임상경로구축(Clinical Pathway Constructor : CPC) 컴퓨터 소프트웨어(Greengold와 Weingaten 1996)는 EBP의 잠재성을 입증하였다. CPC 컴퓨터 소프트웨어는 다양한 임상조건과 인공 고관절 수술 및 뇌졸중과 같은 급성 의료적, 수술적 조건의 의료처치 범주에 대한 수 많은 요약 검토를 담고 있는 데이터베이스로 구성되어 있다. 컴퓨터 네트워크로써 대표적 임상 경로는 표준화된 의료처치 분류(예를 들면, 진단 절차와 퇴원 계획)와 의료 처치가 반드시 시행되어야 하는 타임라인(입원 후 날짜 또는 단계)으로 이루어졌다. 임상의는 가능한 증거를 모두 검토하여야 하며, 다른 임상 경로에서 코드화 될 가이드라인을 결정하여야 한다. 이들 경로는 프린트 할 수 있으며 모든 팀 구성원에게 나누어 주어 가이드라인으로 사용할 수 있다. 가이드라인은 또한 임상 감사에서 질을 보증하는 자료로 제출할 수 있다.

Greengold와 Weingarten의 임상 경로는 급성기의 의료처치에 집중되었다. 다양한 상황에서 다양한 임상 인구를 대상으로 일하는 임상의 EBP의 체계적 검토를 통해 얻어진 정보(또는 증거)를 이용하여 혁신적으로 자신 고유의 시스템을 디자인해야 한다. 이러한 과정을 보다 효과적이고 효율적으로 만들기 위해 기관 및 분야별 협조가 더욱 강하게 이루어져야 한다.

결론

EBP는 건강관리에서 오래된 개념인 동시에 새로운 개념이다. RCT, 세부적 검토, 문헌 평가, 조사, 증거의 종합은 과학적, 비판적 연구 사회에서 새로운 것이 아니다. 그러나 증거의 질을 검토하고 타당한 모델의 사용, 연구가와 임상의 사이의 협조는 EBP만의 독특한 특성이며, 임상적 의사결정과 임상 시행, 전문가적 책임, 고객 선택의 질을 향상시킨다. 비록 EBP가 아직은 많이 발전하지는 않았지만, 인간공학과 작업재활에서의 의료 시행을 촉진시키는 EBP의 이점과 잠재성은 성공적으로 인식되고 있다.

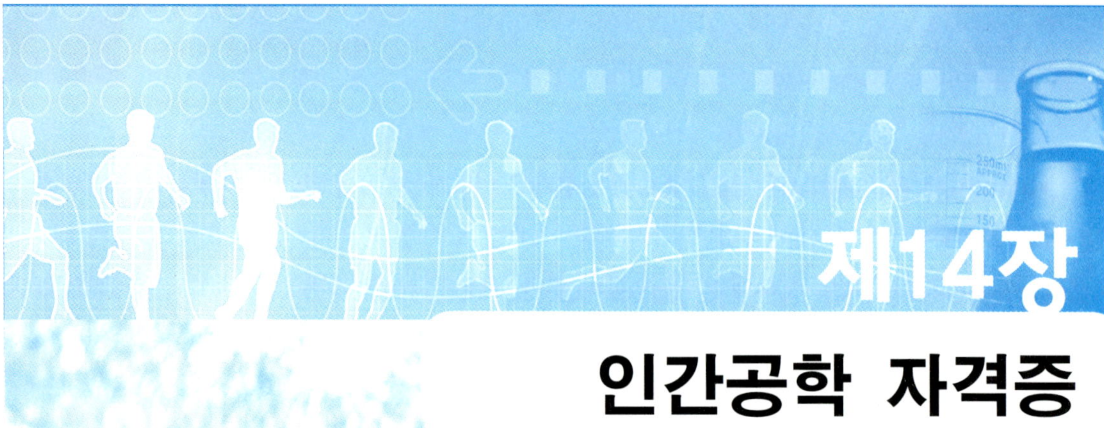

제14장 인간공학 자격증

요약

인간 요소와 인간공학협회(Human Factors and Ergonomics Society)는 인간공학자의 질적 관리와 자격인증 방법을 고민해 오고 있다. 전문 인간공학자격증위원회(Board for Certification in Professional Ergonomics ECPE)와 옥스포드연구소(Oxford Research Institute ORI)는 미국 내 가장 권위 있는 인간공학자격증위원회이다. 본 장은 인간공학 분야에서 각각의 자격증 과정을 간단하게 기술하였다.

전문 인간공학자격증위원회(Board for Certification in Professional Ergonomics ECPE)

BCPE는 1990년 10월에 설립된 독립적, 비영리 자격증 조직(Rice 1994b)으로 인간공학 또는 인간요소 분야에서 3가지 자격증을 발부한다.

1. 공인 인간공학전문가(Certified professional ergonomist ; CPE) 또는 공인 인간요소전문가(Certified human factors professional ; CHEP)
2. 준 인간공학전문가(Associate ergonomics professional ; AEP)
3. 공인 인간공학준회원(Certified ergonomics associate ; CEA)

CPE 또는 CHEP는 인간공학의 전체 스펙트럼 즉 분석, 설계, 테스트, 평가활동 모두에 참가하며 CEA는 바르게 수립된 인간공학 원칙, 방법 그리고 도구를 이용하여 시스템 평가와 중재로 활동 범위를 제한한다(BCPE 1998). 마지막의 것은 가장 최근의 자격증 프로그램으로 1998년 10월에 제1회 시험을 실시하였다.

공인 인간공학전문가(CPE) 또는 공인 인간요소전문가(CHEP)

CPE 또는 CHEP 자격의 필수조건은 다음과 같다.

- 생체역학, 인간 요소/인간공학, 산업 엔지니어링, 산업 위생, 운동학, 심리학 또는 시스템 엔지니어링과 같이 인간공학과 상호 관련된 분야 중 한 분야에서의 석사학위 또는 동급의 학위 소지자.
- 인간공학 분야에서 4년 이상의 경력 증명
- 기술 리포트, 설계서 또는 특허 신청서와 같은 인간공학적 설계에 기여한 증거 자료를 BCPE에 제출
- BCPE 시험에서 합격 점수 획득(BCPE 1998)

최소 필수조건을 만족시키는 개인은 신청서와 함께 10달러를 우편으로 BCPE, P.O. Box 2811, Bellingham, WA 98227-2811로 보냄으로써 자격증을 취득 할 수 있다.

또한 BCPE에 전화 문의도 가능하며 전화번호는 (206) 671-7601, 팩스번호는 (206) 671-7681이다. 또한 인터넷에서 이 메일 BCPEHQ@aol.com로 연락할 수 있으며, BCPE의 인터넷 사이트 http://www.bepe.org를 방문하여 추가적인 정보를 얻을 수도 있다.

신청서의 평가 후 리뷰 패널은 신청자에게 필기시험 응시자격을 줄 것인지의 여부를 BCPE에게 보고한다.

준 인간공학전문가 (AEP)

AEP 자격은 CPE의 전 단계 자격으로 다음의 조건을 만족해야 한다.

- BCPE자격을 위한 학위조건 만족(인간 요소/인간공학 또는 관련 분야에서의 석사학위)
- BCPE 자격증 1차 시험(인간 요소/인간공학에 대한 기초지식) 통과자
- 인간 요소와 인간공학 전문가로써 4년간의 경력을 완수하는 과정에 있는 자(BCPE 1998).

공인 인간공학준회원(Certified ergonomics associate CEA)

CEA의 자격 조건은 다음과 같다.

- 공인된 정규 대학의 학사 학위
- 최소 2년간 인간공학 분야에서의 정규 근무 경력
- 최소 연속 200시간 동안의 인간공학 교육
- 인간공학 기초와 인간공학 실무에 관한 2부로 나누어진 5시간의 단답식 시험에서 만족스런 성적을 취득(BCPE 1998).

CPE 또는 CHEP, AEP, CEA의 3가지 자격 중 하나가 응시자의 전문 지식 영역에 해당되면 BCPE 자격증을 위한 자가 진단 시험을 응시할 것을 조언한다(Rice 1994a, 1994b, 부록 14.1).

"기술과 사회의 역동적 변화는 인간공학을 급속히 성장하는 직업 영역이 되게 하며….BCPE에 의해 개발되는 전문 실무 기준은 계속적으로 향상되는 과정이다. 다양한 교육 배경에 기초하고 있는 인간공학 내에서 "전문 실무 분야", 참가자의 인간공학 기술 수준에 합치하는 여러 단계의 자격증, 자격(기술/지식) 유지를 위한 보수교육, 자격 철회기준 등과 같은 이슈를 활발히 탐구하고 있다" BCPE 1994, p. iii).

옥스포드연구소 (ORI)

ORI는 1993년부터 산업 인간공학전문가 또는 인간요소엔지니어링전문가(CHEP)에게 자격증을 수여하고 있다. 자격증을 위한 요구 조건은 다음과 같다.

1. 학사 학위. 석사 학위 우대
2. 인간공학 전문가 또는 인간 요소 엔지니어로 활동한 직장 경력
   박사학위 소지자 4년
   석사학위 소지자 5년
   학사학위 소지자 6년
3. 출판 서적, 연구 또는 기술 보고서, 발명과 같은 2~3개의 작업 샘플
4. 추천서 2장
5. 전형 수수료 납부 완료

전형료는 300 달러이며, 여기에는 자격증 250달러와 첫회 등록비 50달러가 포함된다. 자격증을 받고 난 후에는 매년 60달러의 갱신료를 지불하여야 한다. ORI 연락처는 주소 10153 Vantage Point Court, New Mrket, MD 21744 ; 전화번호 (301) 865-4506, 이 메일 주소 bbanksori@aol.com 이다.

결론

BCPE 또는 ORI에 의한 자격증이 서비스의 품질과 비용 효율을 향상시키는데 도움이 될 수 있지만, Work : A Journal of Prevention, Assessment and Rehabilitation(Hart 등 1993)과 IOS 출판(the Netherlands)물의 업데이트 자료를 통해 자격증과 관련된 이슈에 뒤떨어지지 않도록 해야 한다.

제15장 마케팅

개요

마케팅은 인간공학을 전파하는데 중요한 역할을 수행한다. 이 장에서는 인간공학 컨설팅에 초점을 맞추어 마케팅에 대한 개관을 제시하고 신상품 개발에 있어 마케팅 전략을 제공하기 위한 사례연구를 살펴본다.

질문: 전자레인지와 인간공학 컨설팅의 공통점은 무엇인가?

해답: 둘 다 소비자의 필요에 대응하여 개발된 상품이다.

전자레인지는 음식물을 준비할 시간이 별로 없는 맞벌이 부부의 필요를 충족하기 위하여 발명되었다. 전자레인지처럼 인간공학도 소비자의 필요에 대한 반응으로 개발되었다.

작업치료와 물리치료에서의 인간공학 컨설팅은 작업장에서 손상을 예방하는 방법을 제공함으로써 늘어나는 건강관리 및 근로자 보상비용에 대응하고 있다. 대중의 변화에 대응하여 시작된 상품 개발은 마케팅 접근 방법의 일환이다. 1980년대 초기 이후 마케팅은 건강관리에서 더욱 일반적인 것이 되어 왔다. 사실 마케팅은 경쟁적인 시장 환경에서 살아남기 위해 필요한 것이다. 따라서 모든 치료사는 마케팅에 대해 알고 있어야 한다. 치료사는 자기 직업에서 사용하는 도구와 기법을 배웠듯이 마케팅을 어떻게 사용해야 되는 지를 배워야 한다. 작업치료학과 물리치료학 커리큘럼에는 마케팅이 거의 포함되지 않기 때문에 치료사는 워크숍, 평생교육과정, 경영학 학위 등을 통해 마케팅에 대한 지식을 얻을 필요가 있다. 일반적으로 치료사들은 비즈니스를 이해할 필요가 있다.

마케팅의 정의

마케팅은 자주 오해를 일으키는 단어로써, 광고, 판매, 기금 모집, 전략적 계획 혹은 개발을 포함하는 과정을 규명하는데 가장 많이 사용된다. 코틀러(Kotler 1975, p. 5)에 따르면, 마케팅은 조직의 목적을 달성하기 위한 의도로 목표 시장의 가치를 수의적으로 전환시키기 위한 분석, 계획, 주의 깊은 프로그램의 실행과 통제이다. 마케팅은 제공자의 입장이 아니라 목표 시장의 필요와 욕구의 관점을 설계하는 것을 대단히 강조하고 있다. 그리고 효율적인 가격, 커뮤니케이션, 유통을 이용하여 시장의 동기부여를 일으키고 서비스를 제공하고 있다.

이러한 관점에서 최고의 것은 필요와 욕구이다. 시장(개인 혹은 그룹)에서 부족한 것으로 판단되는 뭔가가 필요를 반영한다.

욕구는 바램과 개인적인 선호이다. 재화와 서비스(필요)의 부족이 반영되고 있는지의 여부 혹은 뭔가를 틀린 모양, 형태, 시간, 장소(욕망)로 선호하는지의 여부를 판단하기 위해 시장을 조사하고 분석한다. 키에르난 등(Kiernan et al. 1989, p.50) 에 따르면, 한번 필요와 욕구가 생기면 잠재적인 구매자는 다른 재화나 서비스보다 필요와 욕구를 충족시켜 주는 재화나 서비스를 추구한다. 재구매의 목적과 다른 잠재 구매자들의 최초 구매에 영향을 미친다는 점에서 소비자와 지속적인 관계를 맺는 것이 중요하다.

마케팅은 필요를 성공적으로 분석하고, 필요를 만족하는 재화와 서비스를 디자인하고, 잠재 사용자와 재화 및 서비스의 통합, 그리고 소비자에 의한 재화와 서비스의 사용을 포함하는 역동적인 행동이다. 이상적인 상황에서는 마케팅은 제품이 개발되기 이전에 실시된다. 이것은 항상 그렇다. 특히 판매 관점으로 시작한 많은 산업 재활 프로그램(예를 들면, 모의 작업)이 이제 폐기처분될 위기에 처해 있다. 왜냐하면 이들 프로그램은 이제는 쓸모 없는 위치와 형태의 상품으로 개발되었기 때문이다 (Jacobs 1991).

마케팅 접근법

시장 접근법에는 네 가지 구성요소가 있다. (1) 시장 기회의 분석 (2) 목표 시장과 시장 분할의 연구와 선택 (3) 마케팅 전략의 개발 (4) 마케팅 계획의 실행과 평가

시장 기회의 분석

마케팅 접근법에서 첫 번째 단계는 시장의 다양한 요소를 분석하는 것이다. 시장 그 자체는 규명될 필요가 있으며 지정학적으로 선택될 수도 있다. 시장에는 상품, 재화, 아이디어에 대한 모든 실제 혹은 잠재 구매자가 있다. 인간공학 컨설팅의 경우 표본 시장은 사업과 산업계, 직업 건강 또는 재활 간호사, 보험 회사, 안전 사무관, 변호사, 손상을 입은 근로자 그리고 다른 건강 관련 전문가들이다. 유력한 목표시장을 규명하는 것에는 자체 감사를 의미하는 시장 기회의 분석, 소비자 분석, 경쟁 분석, 환경 평가가 포함된다(Jacobs 1989).

자체 감사

자체 감사는 개별의 치료사, 서비스 혹은 비즈니스에 대한 강점과 약점, 기회, 위협요인을 평가한다(SWOT 분석).

평가 요소는 다음과 같다

1. 커뮤니티 내에서 조직 또는 치료사의 명성
2. 치료사의 자격요건 : 치료사가 석사학위 혹은 인간공학, 인간 요소 혹은 바이오 공학에서 특별 과정을 이수하였는가? 모든 치료사가 전문 인간공학사로 인증을 받았거나 혹은 자격증에 해당하는 실력을 갖추고 있는가?
3. 재원 : 작업상 분석을 위해 최신의 장비를 있는가? 또는 필요하면 구매를 할 수 있는가? 자금이 개인 또는 회사에게 적합한가? (예를 들면, 지정 작업장에서 "트레이너 훈련" 워크숍을 개발하기 위하여)

이러한 자체 감사는 잘 준비되거나 그렇지 않은 개인 혹은 사업체가 시장의 수요를 이해할 수 있도록 도와준다. 개인이나 사업체가 잘하는 것이 무엇이고, 상품과 서비스를 최적 수준에서 유지하는 것은 마케팅의 중요한 측면이다.

소비자 분석

제공자는 제품에 대한 필요와 욕구를 이해하기 위해 잠재적인 소비자를 규명해야 한다. 인간공학 컨설팅을 필요로 할지도 모르는 소비자의 예는 사업체와 산업계, 직업 건강 혹은 재활 간호사, 보험회사, 기술자, 변호사, 안전 사무관, 손상당한 근로자, 건강 전문가들이다.

경쟁 분석

유사한 서비스를 제공하는 다른 경쟁자를 확인하는 것은 특정 지역에서 제공되는 그러한 종류의 서비스를 조망할 수 있게 해준다. 이러한 서비스를 분석하는 것은 중첩될 가능성을 줄여주고 서비스가 제공되지 않는 지역을 파악할 수 있게 해준다. 협동과 합동 벤처를 위한 기회는 경쟁 분석을 통해 확인할 수 있다.

환경 평가

환경 평가는 효과적인 인구 통계, 정략적 규제 시스템, 문화적 · 경제적 환경, 사이코그래픽스, 그리고 서비스 될 수 있는 기술 등을 예측할 수 있게 해준다. 다음 요인은 인간공학에 영향을 미칠 수 있다.

인구 통계

경제적 필요나 선호도 때문에 나이 든 많은 미국인들은 통상적인 은퇴 연령 이후에도 계속해서 일을 한다. 미국 인구의 11% 또는 2400만 명이 65세 이상이다. 이 비율은 2034년에 18%까지 올라가고, 2050년에는 미국 인구의 1/4이 65세를 넘을 것으로 보인다. 이 활동 가능 인구를 활동할 수 있게 하기 위해서 작업치료사와 물리치료사는 노화 과정을 알아야 되고 노령작업자의 특수한 요구사항을 인식해야 한다.

노화의 생리적인 영향을 알게 됨으로써 치료사는 인간공학을 이용한 중재와 예방 전략을 개발할 수 있고, 따라서 이 인구가 노동인구에 활동적으로 참여할 수 있도록 도와줄 수 있게 된다(Coy and Davenport 1991).

정략적 규제 기관

직업안전위생관리국(OSHA)은 포장육 산업에 대한 지침을 출판하였는데, 이것은 대부분의 작업장에서 전반적인 인간공학 프로그램을 위해 유용하다(OSHA 1991). OSHA는 또한 "인간공학 예방 표준(Ergonomics Protection Standard)" (OSHA 1995)이라는 산업 전반에 걸친 인간공학 표준서를 제안하였다. 이 표준서의 초안이 승인되면, 산업에서 조언자 역할을 할 자격 있는 컨설턴트에 대한 필요가 증가할 것이다. 또한 만약 육체적·정신적 장애가 현저하게 직무 수행에 필요한 필수적인 능력을 저해할 경우에, 노동부는 미국 장애인법에 언급된 인간공학적 장애로부터 고통 받는 사람들을 위해 쓰인 "인간공학과 미국장애인법"이라는 문서를 출간하였다.

인간공학에 대한 정부 차원의 지침이나 표준을 확립하려는 움직임은 활발하게 진행되어 왔다. 예를 들면, 1997년 7월 3일 캘리포니아 OSHA에서 작업과 관련된 반복적인 긴장에 의한 손상(캘리포니아 법률 1997)으로부터 근로자를 보호하기 위한 인간공학 표준을 도입하였다. 산업계에서 컨설팅에 관심 있는 치료사는 지침을 이해하고 표준에 대해 잘 알고 있어야 한다. 최신 정보는 OSHA에서 전화(1-800-321-OSHA)나 인터넷(www.inquire@ergoweb.com)을 통해 얻을 수 있다.

경제적 · 재정적 요인

21세기에는 노동력의 50%가 어떤 형태로든 직업병을 앓을 것으로 보여진다. 이에 대한 사회 비용은 매년 수십억 달러에 달할 것이다(Sutherland and Counihan 1990). 요통만으로도 작업 손실 일수가 수백만 일에 달하고 생산성 손실과 근로자의 보상 클레임으로 수십억 달러가 지출된다. 명확한 작업장 손상 방지와 건강 증진은 손상 관리에서 탁월한 대안이다(Jacobs 1992). 손상 방지 프로그램의 경제적·재정적 이득에는 작업 손실 일수의 감소, 안전과 생산성의 증대, 실수 감소, 서비스 질의 개선, 나아진 종업원 관계(Sehnal and Christopher 1993) 등이 있다. 인간공학의 성공적 수행은 건강한 경제 환경을 의미할 수 있다(Bloswick 1993).

목표시장의 조사와 선택

마케팅 기회가 분석된 이후, 시장의 필요는 관찰, 설문, 심지어 실험을 포함한 연구를 통하여 결정될 수 있다. 연구가 완료된 후 시장은 목표시장으로 분할된다(예를 들면, 유사한 필요, 욕구, 관심을 가진 소비자 그룹).

그룹은 더욱 자세히 차별화된 소비자 그룹으로 분할되어 각 그룹마다 서로 다른 제품과 판촉활동을 개발하게 된다. 예를 들면, 산업은 여러 형태의 비즈니스로 나누어질 수 있다(예를 들면, 서비스 산업과 제조 산업). 서비스 산업은 지정학적으로 더욱 세분화 될 수 있다. 시장의 목표를 설정하는 것은 진입할 하나 혹은 그 이상의 시장을 평가하고 선택하는 것을 말한다.

마케팅 전략의 개발

마케팅 접근법은 잘 세분된 목표시장의 필요, 욕구, 관심을 충족하는 혼합 마케팅을 개발한다. 마케팅은 제품이나 서비스 수요에 영향을 미치는 것을 포함한다. 혼합 마케팅에는 다음 네 가지로 구성된다. (1) 제품, (2) 장소, (3) 가격, (4) 판촉

제품

제품은 특정 목표시장을 위해 만들어진 필요에 대한 변수이다. 이상적으로 제품 라인이 개발되어야 한다. 예를 들면, 병원에 대한 인간공학 컨설팅을 위해 제품은 현장 분석, 미국 장애인법의 Title II, III와 일치하는 감사, 스플린팅 또는 작업장의 재설계와 같은 손상 근로자에 대한 중재, 스트레스 관리나 육체적 운동과 같은 작업 현장에서의 건강관리 판촉과 같은 예방 프로그램의 실시 등이 있다.

장소

제품이나 서비스가 제공되는 곳은 마케팅이 이루어지는 곳이기도 하다. 인간공학 컨설팅은 일반적으로 작업 현장에서 제공되며, 치료사는 자신의 사무실에서 상담을 하거나 법정에서 전문 증언을 한다.

가격

서비스에 대한 가격이나 수수료 등은 비용, 경쟁 요인, 지정학, 그리고 소비자가 기꺼이 지불하려고 하는 비용에 근거를 두어야 한다. 수수료를 책정하는 네 가지 중요한 방법은 (1) 단위 가치 시스템 (2) 비용 플러스 혹은 간접비 (3) 지역 설문 혹은 통상적이고 관습적인 수수료, (4) 주 정부 코드. 어떠한 방법이 선택되더라도 가격은 인지된 가치와 상응해야 한다.

판촉

판촉은 상품의 장점, 장소, 그리고 상품의 가격에 관해 소비자와 정보를 교환하는 매개체이다.

폴트 등(1993, p. 13)에 따르면, 작업 프로그램은 서비스를 파는 것이 아니라 오히려 그러한 서비스의 혜택을 파는 것이다. 고객들은 도구를 이용한 치료와 운동 또는 합목적인 활동을 원하는 것이 아니다. 대신에 고객은 통증 감소와 업무로 복귀할 수 있는 능력의 획득과 같은 치료 혜택을 바라는 것이다.

인간공학의 가치는 판촉 되어야 한다. 판촉의 도구는 광고, 판매 판촉, 대중화 그리고 개별 판매가 있다.

광고

광고는 알리고 설득하고 일깨워주기 위한 목적으로 확실한 스폰서에 의해 잘 알려진 대중 매체에서 유료 메시지를 나타내는 것을 말한다. 일부 광고 수단에는 브로셔, 우편, 회사 월간 소식지의 프린트 광고 등이 있다. 그림 15.1은 미국작업치료협회에서 개발한 전국적 인지도의 캠페인 포스터이다. 이 포스터는 인간공학에서 작업치료를 촉진하기 위해 사용되었다.

판매 판촉

판매 판촉은 다양한 범위의 단기 인센티브를 사용하여 제품의 구매를 권장하는 것이다. 이러한 접근법은 광고와 함께 사용될 때 최고의 효과를 얻을 수 있다. 예를 들면, 산업 재활 프로그램을 위한 오픈 하우스에서 신규 대상자를 늘리기 위한 성공적인 판매 판촉은 무료로 인간공학적 작업장 분석을 해준다는 광고 명함을 돌리는 것이다(Jacobs 1994, p. 40).

대중화

자주 사용되지 않는 마케팅 전략이다. 대중성은 무료 판촉활동이다(Kotler 1983). 긍정적인 면에도 불구하고 제대로 통제가 되지 않는다. 따라서 목표시장에 메시지를 직접 보내기는 힘들다. 인간공학 컨설팅을 촉진하는 대중화의 예는 신문 기사나 라디오 방송에서 작업환경에서의 스트레스 관리나 누적외상성 질환 예방에 관한 주제를 놓고 얘기하는 것 등이다. 그림 15.2는 인간공학에서 작업치료사의 역할을 촉진시키기 위한 언론의 기사이다. 1998년 7월 8일 현재 이 기사는 50개 주의 744개 라디오에서 나왔고, 26개의 서로 다른 주에서 436개의 신문기사로 작성되었으며, 1998년에 전체 63,951,736명이 방송을 청취하였다.

개별 판매

개별 판매는 가장 효과적인 판촉 활동이며 치료사와 소비자가 얼굴을 맞대고 대화를 나누는 것을 말한다. 개별 판매의 예는 회의에서의 프레젠테이션, 평생교육 워크숍, 전문 집단에의 강연이다. 또한 인간공학 컨설팅을 받은 사람의 입소문으로 전해지는 방법도 강력한 마케팅 도구이다.

마케팅 계획의 실행과 평가

목표시장이 설정되면 혼합 마케팅이 개발되고 마케팅 계획이 시행되어야 한다. 마케팅은 역동적인 행위이기 때문에 끊임없이 마케팅 계획의 효과에 대한 평가가 이루어져야 한다. 목적과 목표가 달성되었는지를 판단하기 위해 12개월과 같은 타임 프레임을 설정해야 한다. 새로운 기회와 문제가 출현함에 따라 변화될 수 있도록 마케팅 계획은 유연해야 한다.

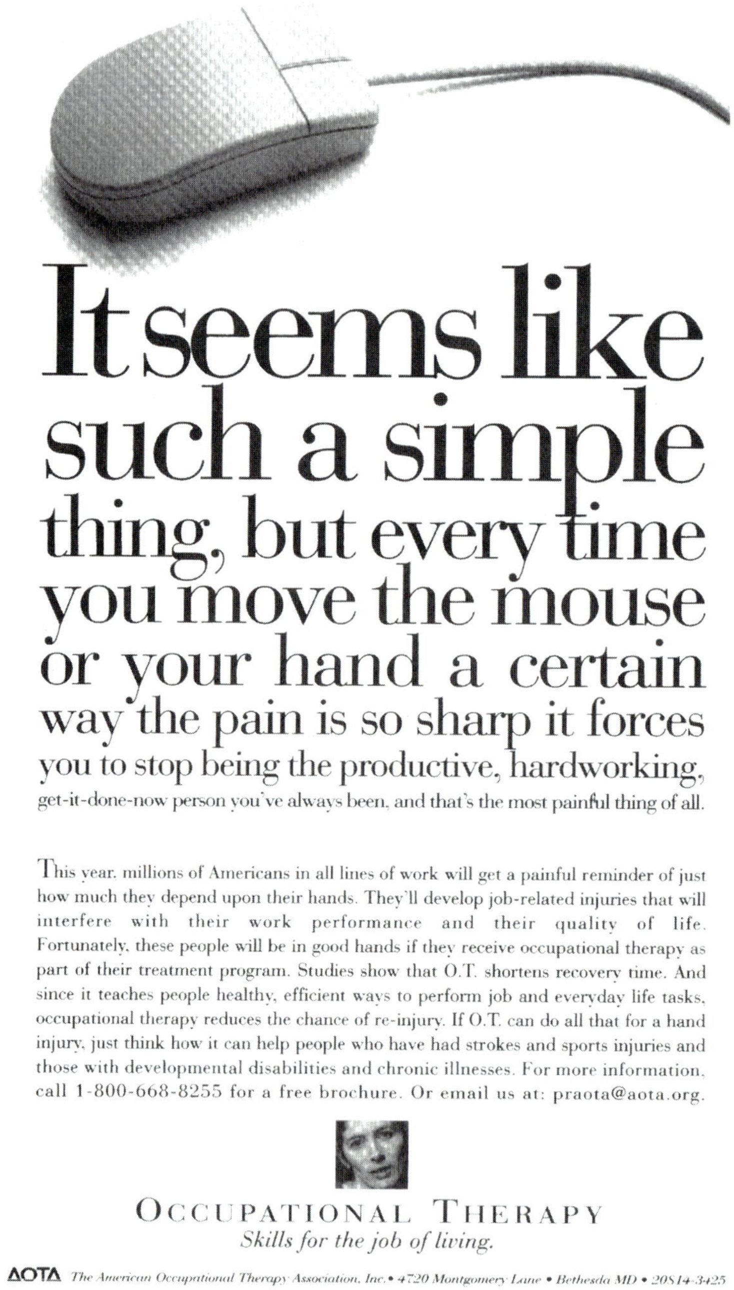

[그림 15.1] Advertisement developed by the American Occupational Therapy Association to promote occupational therapy's role in ergonomics. (Reprinted with permission from the American Occupational Therapy Association. Bethesda, MD.)

AOTA **YOUR HEALTH**

Facts From The American Occupational Therapy Association, Inc.

Preventing Carpal Tunnel Syndrome

by Karen Jacobs, EdD, OTR/L

(NAPS)—Here's some encouraging news: there are ways you may be able to help prevent repetitive motion injuries to your hands, wrists and fingers while on the job.

The American Occupational Therapy Association, Inc., offers the following advice:

Check your position

Keep shoulders erect, but relaxed, while sitting, place work close to you where it is easily accessible. Most work should be performed with elbows close to the body. Elbows should be bent to a 90 degree angle while working at your desk. Wrists should be only slightly bent, as they would look when you are holding a pencil.

If you use the telephone a lot, you may want to get a headset or speaker phone. Try not to cradle the telephone between your head and shoulder.

Check your equipment

The computer monitor should be placed about 26 inches from your eyes with the top of the screen at eye level.

You may be able to prevent shoulder, neck, and elbow problems by lowering the keyboard so its lowest point is positioned about an inch above your legs.

Give your body a break

Take a 10 minute break for every hour you spend at a computer terminal.

One of the better known workplace injuries is carpal tunnel syndrome. It affects the hands, wrists and fingers. It is most often seen in keyboard operators and assembly line workers.

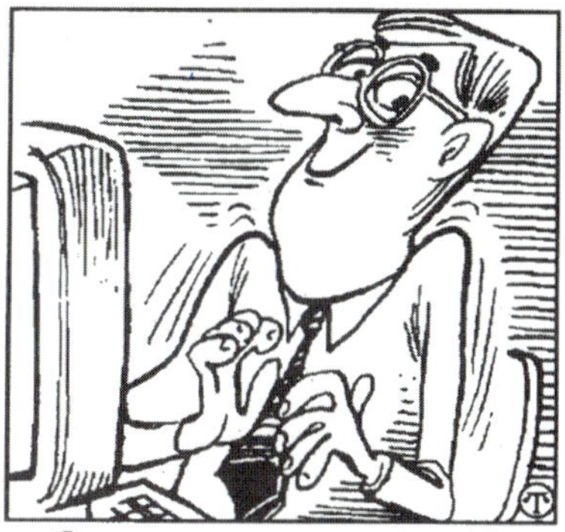

Some ways you may be able to help prevent repetitive motion injuries is by keeping shoulders erect, but relaxed, and taking 10 minute breaks every hour.

If you are experiencing any symptoms of carpal tunnel—such as numbness, weakness, pain and difficulty in moving your hands, wrists and fingers—you may want to see your doctor.

For more information about repetitive motion injuries, call The American Occupational Therapy Association, Inc., toll-free at 1-800-668-8255. Or you can visit www.aota.org on the Internet.

• *Dr. Jacobs is a faculty member at Boston University and currently president-elect of The American Occupational Therapy Association.*

[그림 15.2] Press release developed by the American Occupational Therapy Association to promote occupational therapy's role in ergonomics. (Reprinted with permission from the American Occupational Therapy Association. Bethesda, MD, 1998.)

사례조사

다음은 서비스를 확장하기 이전에 마케팅의 실제 사용을 보여주는 사례조사이다.

잘 정비되고 독립적인 산업 재활센터는 인간공학 상담을 서비스 내용에 포함시키기로 결정하였다. 센터 책임자는 이러한 확장 가능성을 결정하기 위하여 시장 분석을 실행하기로 결심하였다. 목표시장을 설정하는 첫 번째 단계에서 시장의 기회를 분석하였다. 이 분석에는 자체 감사, 소비자 분석, 경쟁도 분석 그리고 환경 평가가 포함되었다.

자체 감사

센터의 장점과 약점, 기회, 위협 요인을 파악하기 위해 SWOT 분석이 실시되었다.

장점

- 석사 학위가 있는 세 명의 작업치료사와 물리치료사 ; 이 중 두 명의 치료사는 CPE이다.
- 사회에서 뛰어난 명성 보유
- 플라스틱과 종이 제조업자들이 밀집되어 있는 지역에 위치

단점

- 현장 분석에 필요한 장비 구매에 필요한 자금의 제한

기회

- 센터의 의료 담당 책임자는 지역 플라스틱 제조 회사의 의료 이사로 지명되었다.
- 센터는 누적외상성 질환의 위험이 있는 근로자가 근무하는 회사에 인간공학적 훈련 계획을 개발하기 위한 산업재해부의 재정 지원을 받을 수 있다.

위협

- 개업하고 있는 두 명의 지역 물리치료사가 인간공학 컨설팅을 포함한 서비스를 확장하려 하고 있다.

소비자 분석

소비자 분석은 인간공학 컨설팅의 잠재적인 수요자로써 다음의 시장이 있음을 보여주었다.

- 지역 산업, 특히 종업원들이 반복적인 상지 작업과 장비 취급을 하는 제조회사
- 보험 대리인과 같이 컴퓨터를 지속적으로 사용하는 종업원

경쟁 분석

경쟁 분석을 통하여 센터로부터 30마일 반경 이내에 경쟁 업체가 두 곳이 있다는 것을 알게 되었다. 이 경쟁자들은 자체 감사에서 확인되었고 "위협" 범주로 분류되었다.

환경 평가

환경평가에서 동 센터는 노령 인력을 보유한 산업지역에 위치하고 있음이 나타났다. 한 플라스틱 제조 회사는 과거 2년 동안 지속적으로 누적외상성질환 근로자가 증가하고 있음을 알 수 있었다. 동시에 근로자 100명당 작업 손실 일수도 꾸준히 증가하였다.

시장 분할

2주 동안의 시장 분석이 완료된 후, 시장 분할이 제안되었다. 인간공학 컨설팅의 잠재 고객은 차별적인 그룹으로 나누어졌다. 예를 들면, 의사들은 정형외과 의사, 직업건강 개업의, 정신과 의사 등으로 구분되었다. 이들 시장은 인간공학 컨설팅에 대한 예정된 주요 참고 자원으로써 오직 직업건강 의사의 선택에 의해서 더욱 자세하게 분할된다. 시장 분할은 또한 산업 현장을 위해서도 행해진다.

분석의 다음 단계는 제품, 장소, 가격, 판촉의 최적안을 고안하여 목표시장에 특정 마케팅 전략을 개발하는 것이다. 목표시장 중의 하나는 지역 플라스틱 제조업체이다. 이 제조회사를 위한 센터의 상

품에는 인간공학 심사 설문조사, 현장 분석, 주문형 교육과 훈련 프로그램, 작업장 수정, 제품 디자인과 평가 등이 있다(제품 디자인과 평가에 대해서는 7장 참조).

인간공학 컨설팅은 현장에서 제공될 것이고 서비스의 가격은 원가에 경쟁 업체가 부과하고 있는 비용을 고려해서 책정될 것이다.

판촉은 플라스틱 산업을 목표로 할 것이다. 개인적인 판매가 판매 방법 중에서 가장 효과적인 것으로 판단되었다. 센터의 치료사 중 한 명은 플라스틱 제조업체의 인사 담당 이사를 만나서 인간공학 컨설팅의 판촉을 위한 약속을 얻어 내었다. 브로셔의 개발은 동 센터의 인간공학 컨설팅의 확장된 서비스 상품들을 묘사하기 위해 제안되었다. 이들 전략이 인간공학 컨설팅의 계약을 성사시킬지의 여부를 결정하기 위해 제안되었다.

시장 분석이 완료되면 센터의 서비스 상품을 시범 기간(12개월) 동안 사용할 수 있도록 한다. 이사는 6개월 후에 그 전략을 평가하였고, 그 해 말에는 목표와 목적이 달성되었는지를 평가하였다.

결론

마케팅 접근법의 사용은 치료사가 건강관리 환경에서 적극적인 접근 방법을 택하도록 하였고, 변화하는 필요를 충족시킬 수 있도록 준비하였다. 슈왓츠(Schwartz 1991, p. 365)에 따르면, 작업치료는 전략적으로 작업장 손상 예방에서 선도적인 역할을 수행하도록 배치된다. 작업치료사가 제공하는 예방 서비스는 직업 건강의와 다른 주요 관리 제공자가 전통적으로 부과하는 비용보다 훨씬 저렴한 비용으로 장애 발생율과 중증도를 최소화한다.

Index

ㄱ

ㄴ

ㅇ

ㅈ

Q

S

T

V

Z

치료사를 위한 인간공학

ISBN 978-89-8016-635-0 93510
값 20,000원

2007년 3월 2일 초판발행

저　자　Karen Jacobs
역　자　정동훈 · 손병창
발행인　윤 진 영
발행소　도서출판 대학서림

110-530
서울특별시 종로구 혜화동 78-2
전화 / (02) 745-1220, 763-1220
FAX / (02) 744-1210
등록 / 1965. 1. 20
번호 / 1-88